Platform to choose the surgical procedure for gastrointestinal cancer

Key論文を紐解き，理解する

消化管癌に対する外科治療選択のPlatform

■ 編集

白石憲男 大分大学医学部総合外科・地域連携学講座 教授

二宮繁生 臼杵市医師会立コスモス病院 第二外科部長

嵯峨邦裕 大分県厚生連鶴見病院消化器外科

MEDICAL VIEW

本書では，厳密な指示・副作用・投薬スケジュール等について記載されていますが，これらは変更される可能性があります。本書で言及されている薬品については，製品に添付されている製造者による情報を十分にご参照ください。

Platform to choose the surgical procedure for gastrointestinal cancer
(ISBN978-4-7583-1538-8 C3047)

Editors : Norio Shiraishi，Shigeo Ninomiya，Kunihiro Saga

2019. 12. 25　1st ed

©MEDICAL VIEW, 2019
Printed and Bound in Japan

Medical View Co., Ltd.
2-30　Ichigayahonmuracho, Shinjuku-ku, Tokyo, 162-0845, Japan
E-mail　ed@medicalview.co.jp

序文

　臨床判断に臨床研究は欠かせない。しかしながら，エビデンスレベルの高い研究は，それほど多くはない。それゆえ，医師の経験や裁量権も必要である。

　ご存知のように，臨床研究が盛んに始められたのは，20世紀の後半である。「患者本位の医療」，「インフォームドコンセント」，「根拠に基づいた医療」などが提唱され，患者視線に立つ多くの研究がなされてきた。臨床研究においても，研究のバイアスを除くため，多施設での無作為化比較試験やメタアナリシスなどの数々の手法が取り入れられている。その結果，これらの研究成果に基づいて，1990年代以降，多くの領域で「ガイドライン」が出版されてきた。驚くことに，我々に関連する「消化器」関連領域だけでも，150種類以上のガイドラインが存在している。

　ガイドラインは，その領域における医療水準を確認するという意味で，実臨床に役立つものである。しかしながら，ガイドラインのもとになる論文を読まず，ガイドラインの記載を過剰に偏重し，盲信している若き臨床家も多いように思う。研究目的は時代背景や学問背景から生じたものであり，その研究対象も除外症例を設けるなど厳しく制限されている。その点，時代の変化とともに実臨床にそぐわない状況も存在する。それゆえ，今一度，消化器外科関連のガイドラインのKey論文を皆で再吟味する勉強会を始めた。研究背景にある社会のニーズや研究担当の医師たちの思いを振り返ってみたいと考えたからである。

　勉強会では，消化器外科の診療（化学療法は最小限とする）に直接関係するガイドラインをとりあげ，その中の比較的エビデンスレベルの高い項目の引用文献を抽出した。その結果，目次で示されるように，①治療手技選択，②外科的切除範囲，③リンパ節郭清，④術後補助化学療法などに関するものが多くなった。それぞれの研究の意義とともに，研究の負の側面を明確にすることこそが，次の臨床研究に繋がるものと信じている。本書「Key論文を紐解き，理解する 消化管癌に対する外科治療選択のPlatform」を通じ，ガイドラインを支える研究論文に興味を持っていただき，これまでの研究者たちが，どのようなことを臨床現場で考え，どのような医療を夢みていたかを少しでも共有できれば幸いである。また，論文を紐解くきっかけになれば幸いである。なお，抽出論文に関して不十分な点があれば，ご容赦いただきたい。

　最後に，情熱を失わず，ともに勉強してきた17名の若き外科医の執筆者たちに心から感謝いたします。また，事務業務やイラスト描きを手伝ってくれた教室秘書の中島里奈さんにも心から感謝いたします。本書の作成にご理解をいただき，本書を出版していただいたメジカルビュー社編集部の吉田富生氏，宮澤進氏，長沢慎吾氏，小澤祥子氏に心から感謝申し上げます。

令和元年12月

編集　白石憲男
　　　二宮繁生
　　　嵯峨邦裕

目 次
本書で扱う Key 論文の位置づけ

食道癌

内視鏡治療

1. 食道表在癌（T1）に対する治療方針 *2*

Key 論文

食道表在癌（T1）の深達度亜分類による臨床病理学的特徴を提示した先がけの論文（2014年）である。その後，食道表在癌（T1）に対する内視鏡治療の適応や内視鏡治療後の追加切除の適応要件が論じられるようになった。

三領域リンパ節郭清

2. 食道癌根治術における頸部リンパ節郭清の意義 *10*

Key 論文

胸部食道癌に対する頸部リンパ節郭清の意義を示した先がけの論文（1998年）である。その後，病変の局在や進行度など，頸部リンパ節郭清の適応について議論されるようになった。

周術期化学療法

3. 食道癌に対する周術期化学療法 *20*

Key 論文

食道癌に対する周術期（術前 or 術後）の化学療法のタイミングに関する論文（2012年）である。術前化学療法（CDDP + 5-FU）が標準治療となった基礎論文である。

食道胃接合部癌に対する手術

4. 食道胃接合部癌に対するリンパ節郭清：組織型と郭清範囲 *31*

Key 論文

食道胃接合部癌の組織型とリンパ節転移状況を検討した後ろ向き多施設共同研究の結果を報告した論文（2016年）である。組織型にかかわらず，胃切除と下部食道切除が必要であることを示した。現在，まだ議論のあるテーマである。

5. 食道胃接合部癌に対する至適リンパ節郭清と胃切除の範囲 *40*

Key 論文

食道胃接合部癌に対する至適リンパ節郭清範囲を明らかにするため，日本胃癌学会・日本食道学会合同のワーキンググループが全国的に行った後ろ向き多施設共同研究の結果を示した論文（2017年）である。腫瘍径 4cm 以下の食道胃接合部癌に対する胃切除術は噴門側胃切除術が適応となることを示した。

胃癌

内視鏡治療
1. 早期胃癌に対する内視鏡治療の適応 *56*

Key論文

　早期胃癌に対する内視鏡的粘膜下層剥離術（ESD）の手技の発展とともに，内視鏡治療の適応拡大が検討された。本論文は高分化腺癌に対する ESD の適応拡大の可能性を示した論文（2018 年）である。分化型，UL（−）の粘膜内癌は腫瘍径を問わず，また UL（＋）の場合は腫瘍径 3cm 以下の病変が ESD の適応となることを示した。

早期癌に対する手術
2. 胃上部早期癌に対する手術 *67*

Key論文

　胃上部の早期胃癌に対する術式について，わが国では噴門側胃切除術が行われているが，欧米では胃全摘術が行われることが多く議論も多い。本論文は，胃癌治療ガイドラインに引用されてはいないものの，Gastric Cancer に掲載されたイタリアからの論文であり（2018 年），予後，手技上の安全性，患者 QOL から胃全摘術を勧めている。

3. 早期胃癌に対する幽門保存胃切除術（PPG）の適応 *77*

Key論文

　胃幽門輪から 4cm 以上離れた早期胃癌に対する幽門保存胃切除術（PPG）の手術成績を幽門側胃切除術（DG）と比較した多施設によるコホート研究の結果を示した論文（2017 年）である。PPG の腫瘍学的安全性は DG と同等であり，幽門機能を温存することができることを示している。

進行癌に対するリンパ節郭清

4. 進行胃癌に対する至適リンパ節郭清 ················· *89*

> **Key論文**
>
> 日本では，長期予後（術後15年）の観点から，進行胃癌に対する標準的なリンパ節郭清はD2リンパ節郭清と考えられている。本論文は，進行胃癌の治療としての至適リンパ節郭清範囲について検討した最初の多施設共同無作為化比較試験（1999年）であり，オランダ試験（Dutch trial）とよばれている。腫瘍学的にD1とD2リンパ節郭清群は同等であり，D2リンパ節郭清群で合併症の発症率が高いことを示した。

5. 胃上部進行癌に対する拡大リンパ節郭清：脾摘の意義 ········· *101*

> **Key論文**
>
> 胃大彎に浸潤を認めない上部胃癌に対する胃全摘術において，リンパ節郭清のために行われる脾摘術の臨床的意義を多施設共同無作為化比較試験にて検討したJCOG 0110の研究結果を示した論文（2017年）である。脾摘により全生存期間を改善せず，合併症発症率を上げるため，脾摘術を併施すべきではないことを示した。

6. 進行胃癌に対する拡大リンパ節郭清：予防的大動脈周囲リンパ節郭清の意義 ·············· *110*

> **Key論文**
>
> 根治手術が可能な進行胃癌に対し，予防的大動脈周囲リンパ節郭清を併施することで予後が改善するかを多施設共同無作為化比較試験にて検討したJCOG 9501の研究結果を示した論文（2008年）である。予防的大動脈周囲リンパ節郭清の併施による予後改善効果を認めず合併症の増加を認めたため，予防的大動脈リンパ節郭清は行うべきでないことを示した。

食道胃接合部癌へのアプローチ

7. 食道胃接合部癌に対する外科的アプローチ ··········· *119*

> **Key論文**
>
> 食道浸潤3cm以内の食道胃接合部癌に対するアプローチとしての開腹・経横隔膜的アプローチと左開胸・開腹連続切開アプローチの是非を多施設共同無作為化比較試験にて検討したJCOG 9502の研究結果を示した論文（2006年）である。食道浸潤3cm以内の病変であれば，開腹・経横隔膜的アプローチのほうが合併症の発症率が少ないことを示した。

腹腔鏡下手術

8. 早期癌に対する腹腔鏡下幽門側胃切除術の評価 ……………………………129

Key論文

早期胃癌に対する腹腔鏡下幽門側胃切除術の安全性に関する多施設共同研究（JCOG 0703）の Secondary endpoint である長期成績について検討した研究結果を示した論文（2018年）である。腹腔鏡下幽門側胃切除術後の長期予後は開腹下幽門側胃切除後と同等であることを示した。

9. 進行癌に対する腹腔鏡下幽門側胃切除術の評価 ……………………………140

Key論文

進行癌に対する腹腔鏡下幽門側胃切除術（D2リンパ節郭清）の妥当性を検討した韓国の多施設共同無作為化比較試験（COACT 1001）の研究結果を示した論文（2018年）である。進行胃癌に対する腹腔鏡下幽門側胃切除術の妥当性を示した。

根治手術不能な胃癌に対する手術

10. 非治癒切除因子を有する胃癌に対する癌の減量手術 ……………………152

Key論文

非治癒因子を1つ有する胃癌に対して，化学療法単独治療に比べ癌の減量手術（胃切除術）＋化学療法の優越性があるかを多施設共同無作為化比較試験にて検討した韓国と日本の共同研究（JCOG 0705; REGATTA 試験）の結果を示した論文（2016年）である。癌の減量手術により全生存期間の延長を認めず，中間解析で中止となった。

周術期化学療法

11. 胃癌に対する術後補助化学療法 ……………………………………………162

Key論文

治癒切除を受けた Stage II, III 胃癌症例に対する S-1 を用いた術後補助化学療法の有用性について多施設共同無作為化比較試験にて検討した ACTS-GC 試験の研究結果を示した論文（2007年）である。S-1 を用いた術後補助化学療法は全生存期間や無再発生存期間を延長させることを示した。

大腸癌

大腸癌に対する内視鏡治療

1. 大腸癌に対する内視鏡治療後の追加切除 172

Key論文

内視鏡治療を行った pT1（SM）大腸癌の追加治療の適応を明らかにするために行われた多施設共同の後ろ向き研究の論文（2004 年）である。追加治療の要否の判断は，切除断端の状況，腫瘍の悪性度，脈管侵襲の有無，腫瘍簇出の有無，粘膜下浸潤の程度によることを示した。

結腸癌に対するリンパ節郭清

2. 結腸癌に対する全結腸間膜切除（CME）の意義 184

Key論文

結腸癌に対する全結腸間膜切除（CME）の有用性を明らかにするため，オランダのデータベースを用いて従来の腸管近傍での間膜切離（Non-CME）と CME を後ろ向きに比較した研究論文（2015 年）である。Stage I ～ III 結腸癌に対する CME は Non-CME と比べ無病生存率を改善した。

3. 結腸癌に対する手術術式：日本の D3 リンパ節郭清と欧州の CME + CVL の比較 196

Key論文

結腸癌に対する欧州（ドイツ）の CME+CVL と日本の結腸切除術＋ D3 リンパ節郭清の相違点を切除標本から明らかにした研究結果の論文（2012 年）である。欧州の CME+CVL のほうが，切離間膜面積が広く，切離腸管長も長かったが，転移陽性リンパ節個数は有意差がないことを示した。

結腸癌に対する腹腔鏡下手術

4. 結腸癌に対する腹腔鏡下手術の有用性 208

Key論文

治療切除可能な結腸癌に対する腹腔鏡下手術の有用性を明らかにするために，開腹下手術と比較した第三相多施設共同無作為化比較試験（JCOG 0404）の研究論文（2017 年）である。腹腔鏡下手術の非劣性は証明されなかったが，腹腔鏡下手術も良好な手術成績を示した。

結腸癌に対する術後補助化学療法

5. 結腸癌に対する術後補助化学療法（1） ································ *218*

> **Key論文**
>
> 　結腸癌に対する術後補助化学療法として 5-FU+LV 療法に Oxaliplatin を加えた FOLFOX 療法の有用性を検証した第三相多施設共同無作為化比較試験（MOSAIC 試験）の研究論文（2004 年）である。FOLFOX 療法は 5-FU+LV 療法と比べて，75 歳以下の Stage II, III 結腸癌症例の 3 年無病生存率を改善した。

6. 結腸癌に対する術後補助化学療法（2） ································ *228*

> **Key論文**
>
> 　Stage II 結腸癌と高齢者結腸癌（70 歳以上）に対する術後補助化学療法としての FOLFOX（5-FU+LV+Oxaliplatin）療法の有用性を明らかにするために行われた第三相多施設共同無作為化比較試験（MOSAIC 試験）のサブグループ解析結果の論文（2012 年）である。5-FU+LV 療法に勝る結果は得られなかった。

直腸癌に対する肛門側切離断端長

7. 直腸癌手術における肛門側切離マージン ···························· *237*

> **Key論文**
>
> 　肛門括約筋温存可能な直腸癌に対する肛門側の適切な切離マージンを決定するために単施設で行われた後ろ向き研究の論文（2002 年）である。肛門括約筋温存可能な直腸癌に対しては，直腸間膜は腫瘍から 3cm 肛門側まで処理すれば十分であることを示した。

直腸癌に対するリンパ節郭清

8. 直腸癌に対する total mesorectal excision（TME） ··············· *246*

> **Key論文**
>
> 　直腸癌手術において，局所再発率の低下に TME（total mesorectal excision）が有用であることを単一施設の観察研究から提唱した論文（1982 年）である。従来の直腸間膜の blunt dissection や forceful dissection に比べ，TME は著明に局所再発率を減少させることを示した。

9. 直腸癌に対する側方リンパ節郭清の意義 ························· *255*

> **Key論文**
>
> 　直腸癌に対する直腸間膜切除（ME）＋側方リンパ節郭清（LLND）に対する直腸間膜切除単独の非劣性を検証した多施設共同無作為化比較試験（JCOG 0212）の論文（2017 年）である。非劣性を示すことができず，ME+LLND では局所再発率（特に骨盤側方）が低いことを示した。

直腸癌に対する腹腔鏡下手術

10. 直腸癌に対する腹腔鏡下手術の有用性 ················· *264*

> Key論文
>
> 　肛門縁から 15cm 以内の切除可能な単発直腸癌に対する腹腔鏡下手術の長期成績を明らかにするため，開腹下手術と比較した欧州 8 カ国による多施設共同無作為化比較試験（COLOR Ⅱ study）の論文（2015 年）である。腹腔鏡下手術の長期成績は開腹下手術と同等であることを示した。

直腸癌に対する周術期化学放射線療法

11. 局所進行直腸癌に対する術前化学放射線療法 ··········· *276*

> Key論文
>
> 　肛門縁から 16cm 以内の局所進行直腸癌に対する術前化学放射線療法（CRT）の長期成績における有用性を明らかにするため，術後 CRT の長期成績と比較したドイツでの多施設共同無作為化比較試験の論文（2012 年）である。術前 CRT は術後 CRT と比べ，局所制御に有効であったが，生存率に影響を与えないことを示した。

根治手術不能な大腸癌に対する手術

12. 遠隔転移を有する大腸癌に対する原発腫瘍切除の意義 ········· *289*

> Key論文
>
> 　遠隔転移を有する大腸癌や切除不能な無症候性大腸癌に対する最適な治療方針を明らかにするために行われたメタアナリシス研究の論文（2010 年）である。遠隔転移を有する大腸癌や切除不能な無症候性大腸癌に対する最適な治療は，原発腫瘍（大腸癌）の切除後に化学療法を行うことであることを示した。

本書籍で紹介する有名な研究グループの臨床試験

JCOG 9907 試験	食道癌：3	p. 20
JCOG 0607 試験	胃癌：1	p. 56
Dutch trial	胃癌：4	p. 89
JCOG 0110 試験	胃癌：5	p. 101
JCOG 9501 試験	胃癌：6	p. 110
JCOG 9502 試験	胃癌：7	p. 119
JCOG 0703 試験	胃癌：8	p. 129
COACT 1001 試験	胃癌：9	p. 140
JCOG 0705；REGATTA 試験	胃癌：10	p. 152
ACTS-GC 試験	胃癌：11	p. 162
JCOG 0404 試験	大腸（結腸）癌：4	p. 208
MOSAIC 試験	大腸（結腸）癌：5,6	p. 218, 228
JCOG 0212 試験	大腸（直腸）癌：9	p. 255
COLOR II 試験	大腸（直腸）癌：10	p. 264
CAO/ARO/AIO-94 第三相試験	大腸（直腸）癌：11	p. 276

執筆者一覧

◆編集

白石　憲男	大分大学医学部総合外科・地域連携学講座 教授
二宮　繁生	臼杵市医師会立コスモス病院 第二外科部長
嵯峨　邦裕	大分県厚生連鶴見病院消化器外科

◆執筆者 (五十音順)

上田　貴威	大分大学医学部総合外科・地域連携学講座
小川　雄大	大分大学医学部消化器・小児外科学講座
嵯峨　邦裕	大分県厚生連鶴見病院消化器外科
蔀　　由貴	大分岡病院外科
白石　憲男	大分大学医学部総合外科・地域連携学講座 教授
其田　和也	豊後大野市民病院外科
田島　正晃	新別府病院外科
多田　和裕	大分大学医学部消化器・小児外科学講座
中沼　寛明	大分大学医学部消化器・小児外科学講座
長澤由依子	大分大学医学部消化器・小児外科学講座
錦　　耕平	大分中村病院外科
二宮　繁生	臼杵市医師会立コスモス病院 第二外科部長
原　　貴生	大分大学医学部消化器・小児外科学講座
藤島　　紀	大分県立病院外科
藤永　淳郎	大分大学医学部消化器・小児外科学講座
麓　　祥一	大分中村病院外科
増田　　崇	大分大学医学部総合外科・地域連携学講座

◆学術アドバイザー

猪股　雅史	大分大学医学部消化器・小児外科学講座 教授

◆協力者 (五十音順)

板井　勇介	大分大学医学部消化器・小児外科学講座
白坂　美哲	大分大学医学部消化器・小児外科学講座

食道癌

内視鏡治療
  1. 食道表在癌（T1）に対する治療方針

三領域リンパ節郭清
  2. 食道癌根治術における頸部リンパ節郭清の意義

周術期化学療法
  3. 食道癌に対する周術期化学療法

食道胃接合部癌に対する手術
  4. 食道胃接合部癌に対するリンパ節郭清：組織型と郭清範囲
  5. 食道胃接合部癌に対する至適リンパ節郭清と胃切除の範囲

食道癌：内視鏡治療

1. 食道表在癌（T1）に対する治療方針

Q1. あなたの臨床判断は？

症例問題

77歳の男性。胃癌に対する幽門側胃切除術後，定期検査目的で上部消化管内視鏡検査を施行した（図1）。切歯列から30cmの位置の食道に20×30mm大の粘膜塑像と発赤した粘膜を認め，NBIにてbrownish area，拡大内視鏡検査にてB1血管を認めた。転移性病変は認めず，食道表在癌と診断のうえ，内視鏡的粘膜下層剥離術（endoscopic submucosal dissection：ESD）を施行した。病理組織学的検査にてpT1a-MM，INFb，ly（−），v（−），pHM0，pVM0，pR0と診断された。

次のうち最も正しいものを1つ選べ。

a. 経過観察として定期的なサーベイランスを行う。
b. 追加治療として三領域郭清を伴う食道癌根治術を施行する。
c. 局所コントロール目的で追加治療として放射線療法を施行する。
d. 追加治療として化学放射線療法を施行する。
e. 追加治療として全身化学療法を施行する。

食道表在癌に対して内視鏡治療を行い，pT1a-MMであった場合，追加治療を行うことを推奨するか？

（正解は9ページ）

図1 上部消化管内視鏡検査

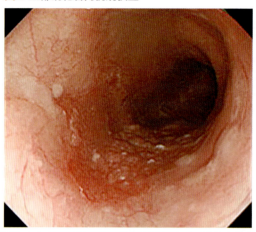
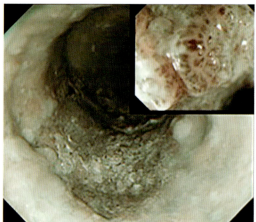

食道表在癌（T1）に対する治療方針

Q2. 臨床判断のための Key 論文および周辺知識にチャレンジ！

問）本項の Key 論文（久留米大学外科から 2014 年に Ann Surg Oncol に報告）から注目されるようになった T1 食道癌の亜分類について正しい記載に〇，誤った記載に×をつけよ。

1. 治療前深達度診断にて T1a-MM と診断されれば，手術療法が第一選択となる。
2. 治療前深達度診断で粘膜下層癌（T1b）には約 50％の症例にリンパ節転移を認めるため，進行癌に準じた治療を行う。
3. 内視鏡治療後のリンパ管侵襲陽性例はリンパ節転移を認める可能性が高い。
4. cStage I に対する化学放射線療法は手術療法と同等の治療効果を認め，有害事象はほとんど認めない。
5. 深達度 T1b 食道癌は，T1a 食道癌と比較して，リンパ節転移や再発の可能性が高く予後不良である。

Q2 正解：1. ✕　　2. 〇　　3. 〇　　4. ✕　　5. 〇

病理組織学的診断

- pT1a-MM, INFb, ly (−), v (−), pHM0, pVM0, pR0。
- リンパ節転移や遠隔転移を認めない。
- 参考として，図2 に食道表在癌（粘膜下層までにとどまるもの）の深達度亜分類を示した。

図2 食道表在癌の深達度亜分類

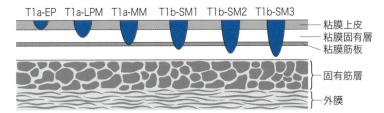

（日本食道学会編：臨床・病理 食道癌取扱い規約第 11 版，金原出版，2015, p.10. より引用改変）

内視鏡治療後に求められる臨床判断

- 食道表在癌（T1）に対する内視鏡治療後の追加治療の必要性は，何で決まるのだろうか？
- 追加治療が必要な場合には，何を選択すればいいのだろうか？
  － 手術？（化学）放射線療法？
- 追加治療せずに経過観察する場合の再発の危険性は？
- 追加治療に伴う有害事象のリスクは？

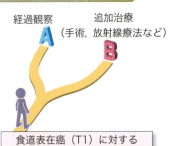

食道表在癌（T1）に対する内視鏡治療後のアプローチは？

本項のテーマ

食道表在癌に対して内視鏡治療を行った。
組織学的深達度亜分類に基づいてどのような追加治療を行うことを推奨するか？
- A. 経過観察
- B. 追加治療（手術，化学放射線療法など）

臨床判断のための Key 論文はこれだ !

Ann Surg Oncol 2014; 21: 932-8.

T1 squamous cell carcinoma of the esophagus: long-term outcomes and prognostic factors after esophagectomy.

Tanaka T, Matono S, Mori N, Shirouzu K, Fujita H.

Quick Review 久留米大学外科から 2014 年に発表された論文である。
- ●**研究デザイン**：単施設の追跡調査（観察期間中央値 108 カ月）。
- ●**目的**：これまでは，食道扁平上皮癌で深達度 T1 の食道表在癌について臨床病理学的検討が行われてきた。しかしながら，食道表在癌の深達度亜分類に基づいて検討した報告はきわめて少ない。本研究の目的は，深達度亜分類（T1a，T1b）による臨床病理学的特徴を明らかにし，その臨床的意義を検討することである。
- ●**対象（比較群）**：T1a，T1b の食道扁平上皮癌。
- ●**結論**：深達度 T1b 食道癌は，T1a 食道癌と比較して予後不良であった。T1 食道癌における SM 浸潤は唯一の予後不良因子であった。

論文を読み解く !

1 研究背景

- ●食道表在癌（T1）に対する内視鏡治療が増加してきたものの，表層拡大型腫瘍や粘膜下層浸潤を疑う病巣に対しては，根治目的での手術療法が主流である。
- ●UICC/TNM 分類では T1a（粘膜癌），T1b（粘膜下層癌）の治療成績が T1 分類として示されており，T1a と T1b の厳密な臨床病理学的検討はなされていない。さらに，T1 症例に対する外科的切除後の予後に関しての報告はきわめて少ない。
- ●本研究は，一次治療として外科的切除を施行された T1a 症例と T1b 症例の臨床病理学的特徴を明らかにすることを目的とした研究である。

2 研究目的

Primary Endpoint
- 外科的切除を行った T1a, T1b 食道扁平上皮癌を対象とし，それぞれの臨床病理学的特徴を検討し，食道表在癌（T1）の予後因子を明らかにする。

3 対象

(1) 治療内容

1) 対象症例
- 胸部食道癌にて手術を行った症例 145 例（図3）。
- 期間：1988 年 1 月～ 2010 年 12 月。
- 選択基準
  - ①治療歴のない胸部食道扁平上皮癌。
  - ②深達度：pT1 症例
- 除外基準
  - ①深達度：pT2 以深症例
  - ②遠隔臓器転移症例

2) 施行術式
- 145 例中 134 例に二領域もしくは三領域郭清を伴う食道切除術を施行した。
- 三領域郭清は 70 歳以下の胸部上部，中部食道癌に施行した。
- 心肺機能障害を伴っていた胸部下部食道癌 11 例に対して，経裂孔食道切除術を施行した。
- 再建臓器は 131 例に胃管，13 例に結腸，1 例に空腸を用いた。

(2) 予後調査
- 術後 1 年目は毎月，2 年目は 2 カ月ごと，3 年目は 3 カ月ごと，以後 5 年目まで半年ごとに定期通院にて経過観察した。
- 定期検査として 5 年目までは半年ごとに上部消化管内視鏡検査，腹部超音波検査，CT 検査を施行した。
- 2012 年 10 月時点での予後調査を行った。

図3 対象症例（Key 論文を基に作図）

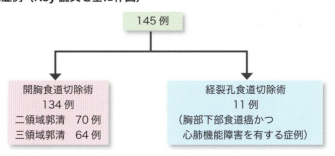

4 結果

(1) 臨床病理学的所見

1) 手術内容
- 全例145例にR0切除術を施行していた。
- 134例（92.4％）に開胸下食道切除を施行，そのうち64例（47.8％）に三領域郭清を施行した。
- 2例（1.4％）の手術関連死亡を認めた。

2) 臨床病理所見
- 深達度の内訳は，pT1a：35例（24.1％），pT1b：110例（75.9％）であった。
- 45例（31.0％）にリンパ節転移［pT1a：3/35例（8.6％），pT1b：42/110例（38.2％）］を認めた。

(2) 再発・予後

1) 再発
- 26例（18.0％）に再発を認めた。
- 深達度別では，pT1a：2例（35例中），pT1b：24例（64例中）に再発を認めた。
- 再発形式としては，21例は領域内再発であり，5例は遠隔再発であった。

2) 予後
- 5年全生存率：pT1a；94.3％，pT1b；71.9％（SM1；72％，SM2；77％，SM3；70％，**図4**）。
- 5年癌関連生存率：pT1a；100％，pT1b；85.4％。
- 死亡原因：19例は食道癌関連死。
  16例は他癌死（頭頸部癌：7例，肝臓癌：5例，その他：3例）。
  19例は癌関連死以外（肺炎：6例，心血管系：5例，肝硬変：2例，その他：6例）。
- 予後因子：深達度pT1bのみが多変量解析で独立予後不良因子であった（**表1**）。

図4 pT1a症例とpT1b症例の生存曲線（Key論文より）

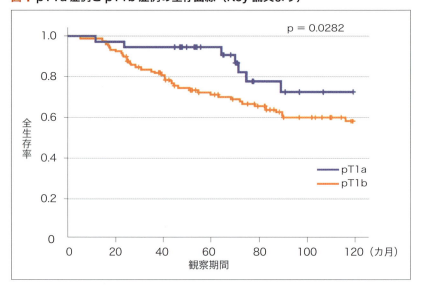

食道表在癌（T1）に対する治療方針

表1 予後因子に関する多変量解析（Key 論文より）

因子	HR	95% CI	p 値
腫瘍サイズ （< 4.0cm vs. ≧ 4.0cm）	0.640	0.348 − 1.179	0.1524
組織学的分類 （grade 1 vs. grade2/3）	1.417	0.752 − 2.672	0.2813
深達度 （pT1a vs. pT1b）	2.358	1.009 − 5.513	0.0477
リンパ管・脈管侵襲 （not present vs. present）	1.092	0.591 − 2.018	0.7789

HR：ハザード比，95% CI：95%信頼区間

5 まとめと結論

- 既報の多くは，食道癌の T1 N0 M0 症例の予後について深達度亜分類（T1a，T1b）の区別なしに検討されている。さらに，扁平上皮癌，腺癌も区別せずに，一括して検討していたものが多かった。
- 本研究では，組織型を扁平上皮癌に限り，深達度亜分類別（T1a，T1b）に臨床病理所見や予後について検討した。
- 予後因子に関する単変量解析では，腫瘍の深達度のみが統計学的有意差を示した。さらに，多変量解析でも腫瘍の深達度が独立予後規定因子であった。
- すなわち，深達度 T1b 食道癌は，T1a 食道癌と比較して予後不良であった。T1 食道癌における SM 浸潤は唯一の予後不良因子であった。

執筆者からのコメント

- 本研究は食道扁平上皮癌のなかで，深達度 T1 病変だけを対象とした研究である。
- 食道扁平上皮癌のなかで粘膜下層癌（T1b）は，40%近い症例でリンパ節転移を認めることや，再発率も低くはないことが示された。
- 一方，深達度 T1a 食道癌は予後良好であり，外科的切除での根治が期待される。ただし，手術関連死亡の可能性もあり，外科的切除の治療選択を熟慮する必要がある。

Key 論文の影響−ガイドラインやその他の研究

食道癌診療ガイドライン 2017 年版の記載

- 内視鏡治療の項目として，「食道表在癌に対して内視鏡治療を行い pT1a-MM であった場合，追加治療を行うことを推奨するか？」という Clinical Question（CQ 18）を挙げている。追加治療の有用性を明らかにしたランダム化比較試験や対照研究の報告はなく，「pT1a-MM かつ脈管侵襲陽性である」場合，追加治療を強く推奨する（エビ

デンスレベルD) とされている。

- ●T1 食道癌のリンパ節転移は 20 〜 40% と報告されているが，本 Key 論文では T1a で
  は 8.6%，T1b では 38.2% であった。
- ●また，pT1a-MM 50 例での解析では，リンパ管侵襲陽性例で有意にリンパ節転移の頻
  度が高いと報告されている（「読んでおきたい関連文献」3)。
- ●現状では内視鏡切除例のうちリンパ管侵襲陽性症例に対しては，主に化学放射線療法
  による追加治療が行われており，pT1a-MM は pT1a-EP/LPM と比較して転移再発の
  リスクが高く，リスク因子としてリンパ管侵襲陽性が挙げられる。
- ●一方，手術療法による術後合併症，化学放射線療法による晩期合併症のリスクもある
  ので，追加治療は再発リスクの高い症例に行うべきと考える。

読んでおきたい関連文献

1) Akutu Y, et al: The overall prevalence of metastasis in T1 esophageal
   squamous cell carcinoma. Ann Surg 2013; 257: 1032-8.
2) Yamashina T, et al: Long term outcome and metastatic risk after endoscopic
   resection of surperficial esophageal squamous cell carcinoma. Am J
   Gastroenterol 2013; 108: 544-51.
3) Eguchi T, et al: Histological criteria for additional treatment after endoscopic
   mucosal resection for esophageal cancer: analysis of 464 surgically resected
   cases. Modern Patho 2006; 19: 475-80.

今後の課題と論点

- ●食道表在癌において，臨床的に治療前深達度診断で T1a-EP/LPM と T1a-MM もしく
  は T1a-MM と T1b-SM を正確に診断することが困難であり，ガイドラインにおいて
  も超音波内視鏡検査もしくは拡大内視鏡検査による精査を弱く推奨する（エビデンス
  レベル C) とされている。
- ●pT1a-EP/LPM であれば内視鏡治療が標準治療となるが，pT1a-MM であれば診断的
  治療として内視鏡治療を施行し，病理診断にてリンパ管・脈管侵襲の有無により追加
  治療を選択することが多くなっている。
- ●JCOG 0508「粘膜下層浸潤臨床病期 I 期（T1 N0 M0）食道癌に対する内視鏡的粘
  膜切除術（EMR）と化学放射線併用治療の有効性に関する非ランダム化検証的試験」
  において，「粘膜癌（pM3 以浅）かつ脈管侵襲陰性かつ断端陰性」の場合の追加治療
  なく経過観察されたグループと，「粘膜癌（pM3 以浅）かつ脈管侵襲陽性かつ断端陰性」
  ならびに「粘膜下層浸潤癌（pSM1-2）かつ断端陰性」の場合の予防的化学放射線療
  法を追加したグループにおいて，3 年生存率はそれぞれ 97.3%，90.7% とこれまで標
  準治療とされていた外科的切除術に比べ，同等以上の成績が得られている。
- ●今後，SM 浸潤癌の疑われる食道扁平上皮癌に対し，内視鏡治療を先行し，病理診断
  結果によって追加治療の必要性を判断するということが標準治療となる可能性がある。

食道表在癌（T1）に対する治療方針

食道癌 1

Q1 に対する臨床判断：私はこう考える！

- 問題の画像は，食道表在癌であり，壁深達度 MM/SM1 を疑う（図1）。
- 遠隔転移を認めず，ESD が施行された。
- 病理組織学的所見にて pT1a-MM，INFb，ly（−），v（−），pHM0，pVM0，pR0 と診断された。
- 選択肢 a：リンパ管侵襲陰性であり，再発リスクも高くない。年齢，胃癌術後など全身状態を考慮して，追加治療せずに定期的なサーベイランスで経過観察可能であり，正解。
- 選択肢 b：深達度 pT1a-MM の標準的治療は手術療法であるものの，ESD 後の組織診断にて，リンパ節転移の可能性も低いため，追加手術は過大侵襲と考えられる。不正解。
- 選択肢 c，d：内視鏡切除後の追加治療としてリンパ節転移の可能性が高いリンパ管侵襲陽性例に対して放射線療法や化学放射線療法が考慮される。本症例では脈管侵襲陰性であり，追加治療は強く推奨されないため，不正解。また，追加治療に関しては放射線療法単独より化学放射線療法のほうが予後が期待されるという報告が多い。
- 選択肢 e：追加治療として全身化学療法は推奨されず，不正解。

Q1 正解：a

Q3. 臨床判断のための Key 論文および周辺知識の確認！

問）本項の Key 論文（久留米大学外科から 2014 年に Ann Surg Oncol に報告）から注目されるようになった T1 食道癌の亜分類について正しい記載に〇，誤った記載に✕をつけよ。

1. 深達度 pT1b 食道癌は pT1a の食道癌と比較して予後不良である。
2. 内視鏡治療後 pT1-MM と診断されれば，すべて経過観察でよい。
3. 内視鏡治療後の脈管侵襲の有無はリンパ節転移の有無に関与する。
4. 内視鏡治療後の追加治療としての手術や化学放射線療法には術後合併症のリスクや，化学放射線療法による晩期合併症のリスクもあり，再発リスクの高い症例に行うべきである。
5. 内視鏡治療後，pT1a-MM かつリンパ管・脈管侵襲陰性であれば，追加治療せずに経過観察とする。

Q3 正解：1.〇　2.✕　3.〇　4.〇　5.〇

【錦　耕平，麓　祥一】

食道癌：三領域リンパ節郭清

2. 食道癌根治術における頸部リンパ節郭清の意義

Q1. あなたの臨床判断は？

症例問題

77歳の男性。検診の上部消化管内視鏡検査（図1）で門歯から25cmの部位に進行食道癌の所見を認め、精査・加療目的にて紹介となった。生検では扁平上皮癌との診断であった。胸部CT検査（図2）では、リンパ節転移を認めるものの、遠隔転移を認めず、根治手術可能と判断した。なお病変は、胸部CT検査で外膜浸潤を認めるものの、周囲臓器への浸潤所見は認めなかった。

本症例に関する以下の問いで適切でないものを1つ選べ。

a. 胸部中部食道癌である。
b. 深達度はT3病変である。
c. 胸部中部食道傍リンパ節転移を認める。
d. 術前化学療法が標準治療である。
e. リンパ節郭清は胸・腹部のみ行い、頸部リンパ節郭清は推奨されない。

（正解は19ページ）

図1 上部消化管内視鏡検査

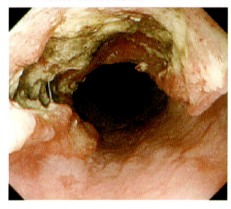

図2 胸部CT検査

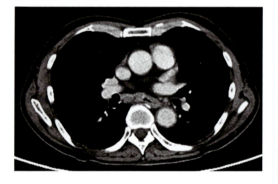

Q2. 臨床判断のための Key 論文および周辺知識にチャレンジ！

問）本項の Key 論文（Am J Surg 1998）に関して正しい記載に〇，誤った記載に×をつけよ．

1. 胸部食道癌における頸部リンパ節郭清に関しては，ヒストリカル・コントロール研究結果に基づき行われてきた背景がある．
2. 胸部食道癌におけるリンパ節転移において，上縦隔リンパ節転移の頻度は低い．
3. 胸部食道癌における頸部リンパ節郭清は，再発リスクを減少させる可能性がある．
4. 頸部リンパ節郭清施行群の5年全生存率は，同リンパ節郭清非施行群と比べて，有意に良好であった．
5. 頸部リンパ節郭清に伴う手術関連合併症として，横隔神経麻痺および気管切開が増加する．

Q2 正解：1. 〇　2. ×　3. 〇　4. ×　5. 〇

術前診断

- 胸部中部進行食道癌である．
- 胸部中部食道傍リンパ節転移（No.108）を認めるが，遠隔転移を認めない．
- 術前診断は，cT3 N1 M0 cStage Ⅲであり，根治手術は可能である．

治療前に求められる臨床判断

- リンパ節郭清の範囲は？
- 胸部食道癌に対する頸部リンパ節郭清は必要か？
    - A　食道切除術＋胸・腹部リンパ節郭清＋頸部リンパ節郭清
    - B　食道切除術＋胸・腹部リンパ節郭清
- 頸部リンパ節郭清は予後に寄与するか？
- 頸部リンパ節郭清を行うことで合併症は増えるか？

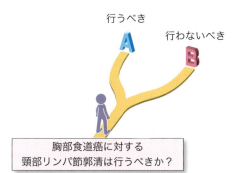

本項のテーマ

食道癌根治術における頸部リンパ節郭清の意義を吟味する！
胸部食道癌に対して頸部リンパ節郭清を行うことは推奨されるか？
　　A．食道切除術＋胸・腹部リンパ節郭清＋頸部リンパ節郭清
　　B．食道切除術＋胸・腹部リンパ節郭清

臨床判断のための Key 論文はこれだ

Am J Surg 1998; 175: 47-51.

A prospective randomized trial of extended cervical and superior mediastinal lymphadenectomy for carcinoma of the thoracic esophagus.

Nishihira T, Hirayama K, Mori S.

Quick Review
- 東北大学医学部第2外科から1998年に発表された論文である。
- **研究デザイン**：単施設の無作為化比較試験。
- **目的**：無作為化比較試験により，胸部食道癌に対する頸部リンパ節郭清の意義を検証すること。
- **対象（比較群）**：胸部食道癌症例において頸部リンパ節郭清施行群と非施行群の手術成績を比較した。
- **結論**：胸部食道癌に対する頸部リンパ節郭清は，再発リスクを減少させ，全生存期間を延長させる傾向であった。

論文を読み解く

1 研究背景

- 胸部食道癌における頸部リンパ節転移再発は頻度も高く，また再発した場合の予後は不良であるため，頸部リンパ節郭清を行うことが支持されている。
- しかしながら，胸部食道癌に対する頸部リンパ節郭清は，ヒストリカル・コントロール研究の結果に基づき行われてきた背景がある。
- 本研究は，胸部食道癌に対する頸部リンパ節郭清施行群と非施行群の無作為化比較試験を行い，頸部リンパ節郭清の意義を明らかにする目的でデザインされた臨床試験である。

2 研究目的

(1) Primary Endpoint
- 頸部リンパ節郭清非施行群に対する同リンパ節郭清施行群の全生存期間（overall survival：OS）における優越性を証明する。

(2) Secondary Endpoint
- 頸部リンパ節郭清非施行群に対する同リンパ節郭清施行群の手術関連合併症を検証する。

3 対象

治療内容

1）適格症例
- 胸部食道癌症例のうち，下記の条件を満たす症例。
- 登録期間：1987 年 1 月～ 1993 年 12 月。
- 対象症例
  - ① 70 歳未満
  - ②肺，心臓，腎臓，肝臓の臓器機能が維持されていること
- 除外症例
  - ① cStage 0 症例
  - ②治癒切除困難が予想される T4，M1 症例

2）登録状況
- 上記期間で適応となる 73 例（**表1**）を対象とし，頸部リンパ節郭清施行群 32 例と同リンパ節郭清非施行群 30 例の 2 群に分け治療成績を比較した。

3）検討項目
- 下記項目に関し，2 群間の比較を行った。
  - －リンパ節転移頻度
  - － OS
  - －手術関連合併症

表1 頸部リンパ節郭清施行群と非施行群の患者背景（Key論文より）

		頸部リンパ節郭清施行群 （n = 32）	頸部リンパ節郭清非施行群 （n = 30）	p値
年齢（歳）		58.8±5.2	58.2±8.1	NS
性別	男性	26（81%）	26（87%）	NS
	女性	6（19%）	4（13%）	
腫瘍の局在	上部	1（3%）	0（0%）	NS
	中部	20（63%）	23（77%）	
	下部	11（34%）	7（23%）	
T分類*	T1	4（13%）	6（20%）	NS
	T2	27（84%）	22（73%）	
	T3	1（3%）	2（7%）	
	N0	14（44%）	12（40%）	
	N1	12（38%）	13（43%）	
	pM1（LYM）	6（19%）	5（17%）	
Stage	0	0（0%）	0（0%）	NS
	I	2（6%）	2（7%）	
	IIA	12（38%）	10（33%）	
	IIB	12（38%）	11（34%）	
	III	0（0%）	2（6%）	
	IV	6（19%）	5（17%）	
病理診断				NS
扁平上皮癌	高分化型	10	9	
	中分化型	18	18	
	低分化型	4	3	
未分化癌		0	0	
腺癌		0	0	

*本研究ではTis症例を除外した。
NS：有意差なし

4 結果

（1）Primary Endpoint に対する結果

1）リンパ節郭清と転移頻度

- 全73例において，胸・腹部リンパ節郭清が施行された。
- 頸部リンパ節郭清施行群においては，No.101，102，104リンパ節を追加郭清した。
- 各群のリンパ節転移頻度を**図3**に示す。
- 両群ともに上縦隔ではNo.left 106, right 106, 105リンパ節に高頻度に転移を認めた。

2）OS

- 2年OSは，頸部リンパ節郭清施行群では83.3%であったのに対して，同リンパ節郭清非施行群では64.8%であった（**図4**）。
- 一方，5年OSは，頸部リンパ節郭清施行群では66.2%，同リンパ節郭清非施行群では48.0%であった（**図4**）。
- OSにおいて両群間に有意差は認めなかったが（p = 0.192），頸部リンパ節郭清施行群において，予後良好な傾向が示された。

食道癌根治術における頸部リンパ節郭清の意義

図3 頸部リンパ節郭清施行群と非施行群のリンパ節転移頻度の比較（Key 論文より）

頸部リンパ節郭清施行群：32 例　　　頸部リンパ節郭清非施行群：30 例

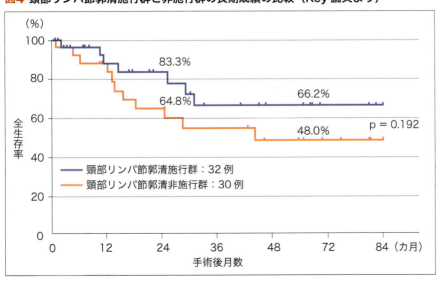

図4 頸部リンパ節郭清施行群と非施行群の長期成績の比較（Key 論文より）

- 術後再発率は，頸部リンパ節郭清施行群が 12.9%（4 例），同リンパ節郭清非施行群が 24.1%（7 例）であった。
- 頸部リンパ節郭清施行群における再発部位は，縦隔あるいは頸部リンパ節，骨，胸膜であった。

(2) Secondary Endpoint に対する結果

手術関連合併症

- 頸部リンパ節郭清施行群（32 例）と非施行群（30 例）における手術関連合併症を**表2**に示す。

表2 手術関連合併症の比較（Key 論文より）

	頸部リンパ節郭清施行群（n=32）	頸部リンパ節郭清非施行群（n=30）
呼吸器合併症	6 (19%)	5 (17%)
反回神経麻痺	18 (56%)	9 (30%)
横隔神経麻痺	4 (13%) *	0 (0%)
気管切開	17 (53%) *	3 (10%)
縫合不全	2 (6%) *	6 (20%)

*$P < 0.001$

- **表2**より頸部リンパ節郭清に伴う手術関連合併症として，横隔神経麻痺の増加，気管切開の増加を認めたが，反回神経麻痺，呼吸器合併症，縫合不全の増加を認めなかったと結論づけている。

5 結論

- 症例数が少なく有意差を認めなかったが，胸部食道癌に対して頸部リンパ節郭清を行うことで OS が延長される傾向が示された。
- 頸部リンパ節郭清に伴う手術関連合併症として，横隔神経麻痺の増加，気管切開の増加を認めたが，反回神経麻痺，呼吸器合併症，縫合不全の増加を認めなかった。
- これらの結果より，胸部食道癌に対しては頸部リンパ節郭清を行うことが推奨される。

予想外の結果

- 適格条件が厳しく対象施設で外科的治療が施行された症例のうち 23.5%の症例しか本試験の対象とならなかった。最も多かった不適格理由は心電図異常であった。
- その結果，胸部食道癌に対して頸部リンパ節郭清を行うことで OS が延長される傾向が示されたが，症例数が少なくなり有意差を示すことができなかった。

Key 論文の影響－その後のガイドラインやその他の研究

- 食道癌診療ガイドライン 2017 年版の外科治療（胸部食道癌に対する手術）の項目として，「食道癌根治術において頸部リンパ節郭清を行うことを推奨するか？」という Clinical Question（CQ22）を挙げており，「胸部上中部食道癌に対しては頸部リンパ節郭清を行うことを強く推奨する（エビデンスレベル B）」としている。
- 食道癌取扱い規約第 11 版（2015 年）にて，頸部郭清の範囲が変更され，胸部中部食道癌（Mt）では鎖骨上リンパ節（No.104）が 3 群から 2 群に変更され，また胸部下部食道癌（Lt）では頸部食道傍リンパ節（No.101）が 3 群から 2 群，No.104 リンパ節が 4 群から 3 群に変更された。胸部上部食道癌（Ut）はもとより，Mt や Lt においても頸部郭清の重要性が認識されるようになった。
- 頸部郭清による生存期間の延長を認めたとするわが国の観察研究は 3 編あり[1-3]，1 編は胸部下部食道癌では生存期間の延長を認めなかったものの，胸部上中部食道癌では生存期間の延長を認めたという報告であった[2]。また，もう 1 編は胸部下部食道癌のみを対象とした観察研究であったが，上縦隔リンパ節または中縦隔にリンパ節転移を認めた場合には頸部リンパ節郭清により，生存期間の延長を認めたという報告であった[3]。
- 頸部リンパ節郭清は胸部上部中部食道癌に対して比較的高い郭清効果指数［転移リンパ節頻度（%）× 5 年生存率（%）/100］を示していたという報告[4]があり，また胸部下部食道癌での郭清効果指数は，No.101 リンパ節では 0.8 ～ 2.7 を示し，No.104 リンパ節では 0 ～ 0.6 と比較的低値であったが，No.101 リンパ節の転移陽性率は 4.7 ～ 12.4%，No.104 リンパ節の転移陽性率は 3.7 ～ 7% であったと報告されている[4,5]。
- わが国および海外の 2 編の観察研究では，頸部リンパ節郭清により，反回神経麻痺，縫合不全等の増加を認めると報告されていたが[2,6]，わが国の報告では術後合併症の発症率に差を認めなかったと報告している[1-3,7]。また，術後在院死亡に関してわが国で報告されている 4 つの観察研究においては頸部郭清によりその増加を認めないとされている[1-3,7]。

読んでおきたい関連文献

1) Kato H, et al: Evaluation of neck lymph node dissection for thoracic esophageal carcinoma. Ann Thorac Surg 1991; 51: 931-5.
2) Fujita H, et al: Optimal lymphadenectomy for squamous cell carcinoma in the thoracic esophagus: comparing the short and long-term outcome. World J Surg 2003; 27: 571-9.
3) Igaki H, et al: Improved survival for patients with upper and/or middle mediastinal lymph node metastasis of squamous cell carcinoma of the lower thoracic esophagus treated with 3-field dissection. Ann Surg 2004; 239: 483-90.

4) Tachimori Y, et al: The Registration Committee for Esophageal Cancer of the Japan Esophageal Society: Efficacy of lymph node dissection for each station based on esophageal tumor location. Esophagus 2016; 13: 138-45.

5) Udagawa H, et al: The importance of grouping of lymph node stations and rationale of three-field lymphoadenoetomy for thoracic esophageal cancer. J Surg Oncol 2012; 106: 742-7.

6) Fang WT, et al: Selective three-field lymphadenectomy for thoracic esophageal squamous carcinoma. Dis Esophagus 2007; 20: 206-11.

7) Noguchi T, et al: Two-step three-field lymph node dissection is beneficial for thoracic esophageal carcinoma. Dis Esophagus 2004; 17: 27-31.

今後の課題と論点

- 胸部上中部食道癌に対する頸部リンパ節郭清が生存期間の延長を示したとする報告は多いが，下部食道癌については頸部リンパ節郭清が生存期間の延長を示さなかったとする報告もみられる。

- 胸部下部食道癌において，上縦隔リンパ節または中縦隔リンパ節にリンパ節転移を認めた場合には，頸部リンパ節郭清を行うことにより生存期間の延長を認めたとする報告がある。

- 胸部上中部食道癌における頸部リンパ節郭清の郭清効果指数［転移リンパ節頻度（%）×５年生存率（%）/100］は比較的高く，胸部下部食道癌における郭清効果指数は比較的低値であったという報告もある。一方，頸部食道傍リンパ節（No.101）の転移陽性率は 4.7 ～ 12.4% であり，鎖骨上リンパ節（No.104）の転移陽性率は 3.7 ～ 7% であったとの報告もある。

- 食道癌診療ガイドラインには，「胸部下部の食道表在癌については頸部リンパ節郭清を省略可能とする報告もある」，「頸部郭清の有無による RCT はなく，二領域郭清で十分である，もしくは三領域郭清が必要である十分な根拠がない」とあり，個々の症例ごとに十分議論し，術式選択することが肝要である。

Q1 に対する臨床判断：私はこう考える！

- 症例問題の画像は，胸部中部食道癌（Mt），胸部中部食道傍リンパ節（No.108）転移を認めるが，遠隔転移を認めず根治切除可能な症例であった。
- 術前診断は，cT3 N1 M0 cStage Ⅲであった。
- 選択肢 a：正解。
- 選択肢 b：正解。
- 選択肢 c：正解。
- 選択肢 d：正解。
- 選択肢 e：胸部上中部食道癌における頸部リンパ節郭清は，再発リスク軽減および予後改善につながるので，郭清することが強く推奨されている。

Q1 正解：e

Q3. 臨床判断のための Key 論文および周辺知識の確認！

問）本項の Key 論文（Ann J Surg 1998）に関して正しい記載に〇，誤った記載に ✖ をつけよ。

1. 胸部食道癌におけるリンパ節転移において，上縦隔リンパ節転移の頻度は高い。
2. 胸部食道癌における頸部リンパ節郭清施行群の2年全生存率，5年全生存率ともに同リンパ節郭清非施行群と比べて，良好な傾向であった。
3. 頸部リンパ節郭清施行群における再発部位は，縦隔・頸部リンパ節，骨，胸膜であった。
4. 頸部リンパ節郭清に伴う手術関連合併症として，反回神経麻痺，呼吸器合併症，縫合不全の増加は認めなかった。

Q3 正解：1. 〇　　2. 〇　　3. 〇　　4. 〇

【錦　耕平，麓　祥一】

食道癌：周術期化学療法

3. 食道癌に対する周術期化学療法

Q1. あなたの臨床判断は？

症例問題

生来健康な68歳の男性。食物のつかえ感を主訴に近医を受診した。
上部消化管内視鏡検査（図1）にて胸部中部食道に腫瘍性病変を認めたため紹介となった。
生検では高分化扁平上皮癌の診断であり、CT検査（図2）では壁外浸潤の所見を認め、PET-CT検査（図3）では所属リンパ節に転移の所見を認めた。遠隔転移の所見は認めなかった。臨床病期 T3 N1 M0 Stage III と診断した。
治療方針として推奨されるものを1つ選べ。

a. 術前化学療法を行う。
b. 術後補助化学療法を行う。
c. 術前化学放射線療法を行う。
d. 術後化学放射線療法を行う。
e. 手術単独療法を行う。

（正解は30ページ）

図1 上部消化管内視鏡検査

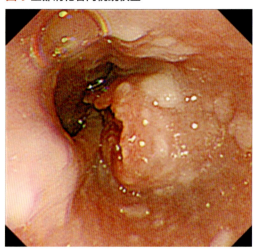

図2 CT検査

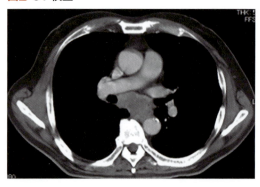

図3 PET-CT検査

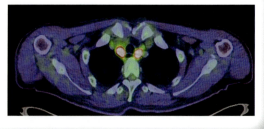

Q2. 臨床判断のための Key 論文および周辺知識にチャレンジ！

問）本項の Key 論文「JCOG 9907 試験」について正しい記載に○，誤った記載に✗をつけよ．

1. JCOG 9907 試験は，Stage Ⅱ，Ⅲ（T4 病変を除く）食道扁平上皮癌に対する術前化学療法＋手術と，手術＋術後補助化学療法の予後延長効果を比較するために行われた臨床試験である．
2. JCOG 9907 試験の結果より，Stage Ⅱ，Ⅲ（T4 病変を除く）食道扁平上皮癌に対する標準治療として，術前化学療法＋手術が推奨される．
3. JCOG 9907 試験の結果より，Stage Ⅱ，Ⅲ（T4 病変を除く）食道扁平上皮癌に対する標準治療として，手術＋術後補助化学療法が推奨される．
4. JCOG 9907 試験のサブグループ解析では，Stage Ⅲ（T4 病変を除く）食道扁平上皮癌において術前化学療法＋手術は，手術＋術後補助化学療法よりも有意に無増悪生存期間を延長した．
5. JCOG 9907 試験サブグループ解析では，T3 病変の食道扁平上皮癌において術前化学療法＋手術は，手術＋術後補助化学療法よりも有意差をもって予後延長効果を認めた．

Q2 正解：1．○　2．○　3．✗　4．○　5．✗

術前診断

- 胸部中部食道癌であり，肉眼型は 2 型病変である．
- 組織型は扁平上皮癌である．
- 画像診断では，壁外浸潤の所見は認めない．
- 所属リンパ節転移を認めるが，遠隔転移は認めておらず，根治切除可能病変と判断する．

術前に求められる臨床判断

- 腫瘍の深達度は？
    - 壁外浸潤あり？　なし？
- リンパ節転移の範囲は？
    - 縦隔内？　頸部・腹部は？
- リンパ節郭清の範囲は？
    - 二領域郭清？　三領域郭清？

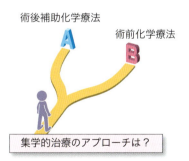

本項のテーマ

本項では，食道癌に対する集学的治療の方法を吟味する！
Stage Ⅱ, Ⅲ食道扁平上皮癌の周術期治療として，どちらが推奨されるか？
- A. 術後補助化学療法
- B. 術前化学療法

臨床判断のための Key 論文はこれだ

Ann Surg Oncol 2012; 19: 68-74.

A randomized trial comparing postoperative adjuvant chemotherapy with cisplatin and 5-fluorouracil versus preoperative chemotherapy for localized advanced squamous cell carcinoma of the thoracic esophagus (JCOG9907).

Ando N, Kato H, Igaki H, Shinoda M, Ozawa S, Shimizu H, Nakamura T, Yabusaki H, Aoyama N, Kurita A, Ikeda K, Kanda T, Tsujinaka T, Nakamura K, Fukuda H.

Quick Review
- 日本臨床腫瘍研究グループ（JCOG）から 2012 年に発表された論文である（JCOG 9907 試験）。
- **研究デザイン**：第三相多施設共同無作為化比較試験（RCT）。
- **目的**：胸部食道癌手術における 5-FU とシスプラチンによる補助化学療法のより効果的な施行時期（術前 or 術後）を確立すること。
- **対象（比較群）**：cStage Ⅱ, Ⅲ（T4 病変を除く）の胸部食道扁平上皮癌症例で開胸開腹により根治が可能と判断した患者において，術前化学療法群 vs 術後化学療法群の治療成績を比較。
- **結論**：術前化学療法群が術後補助化学療法群に比べて全生存期間で有意に良好であり，両群間において術後合併症に差が認められなかったことから，cStage Ⅱ, Ⅲ胸部食道癌症例ではシスプラチン，5-FU による術前化学療法が強く推奨される。

論文を読み解く

1 研究背景

- 胸部食道癌に対する外科手術としてリンパ節郭清範囲を頸・胸・腹三領域まで行うことにより，JCOG 食道癌グループの成績では手術単独で 50％以上の 5 年生存率を得られるようになった。

- 一方で，三領域郭清による手術侵襲は許容限界に近く，外科手術のみではこれ以上の予後改善が望めない状況であり，より有効な集学的治療の開発が求められていた。
- JCOG 食道癌グループではさまざまな第三相試験を経て，特にリンパ節転移陽性例において，手術単独と比較して術後補助化学療法により再発抑制効果が得られることが明らかとなった［JCOG 9204：手術単独 vs 術後化学療法（5-FU＋シスプラチン）］。
- 一方，欧米では術前化学療法の指向が強く，手術単独 vs 術前化学療法＋手術の臨床試験が数多く行われたが，術前化学療法の手術単独に対する生存期間延長の効果は明らかにならなかった。
- そこで，JCOG 食道癌グループが補助化学療法（5-FU＋シスプラチン）を，術前または術後のどの時期に行うのがより有効かを検証するために本研究を行った（JCOG 9907）。

2 研究目的

(1) Primary Endpoint
- 術後補助化学療法群（A 群）に対する術前化学療法群（B 群）の無増悪生存期間（progression-free survival：PFS）における有効性を明らかにする。

(2) Secondary Endpoint
- A 群に対する B 群の全生存期間（overall survival：OS），化学療法に伴う有害反応の程度と頻度，根治切除割合，手術合併症発生割合における有用性を明らかにする。

3 対象：どのようにして症例選択バイアスを回避しているか

適格症例と登録状況

1）適格症例
- 内視鏡下生検で"扁平上皮癌"の診断が得られた胸部食道癌の初発例。
- TNM 分類（UICC）による cStage II（T2,T3 N0 or T1,T2 N1）または cStage III のうち T3 N1（T4N any は除く）。
- 75 歳以下，performance status（PS）が 0，1，2。
- 術前に化学療法あるいは放射線療法を受けていない症例。
- 登録前 14 日以内の臨床検査値が以下の条件を満たした症例。
  血清クレアチニン≦1.2mg/dL，BUN≦25mg/dL，クレアチニンクリアランス≧60mL/min，総ビリルビン≦1.2mg/dL，GOT & GPT≦施設基準値上限の 2 倍，WBC≧4,000/mm^3，Hb≧10g/dL，Plt≧10×10^4/mm^3，PaO$_2$≧70torr
- 開胸・開腹による食道癌根治手術が可能と判断しうる。
- 患者本人より文書でインフォームドコンセントが得られている。

2）登録状況（図4）
- 330 例が登録された（A 群：166 例，B 群：164 例）。

図4 研究プロトコール（Key論文より）

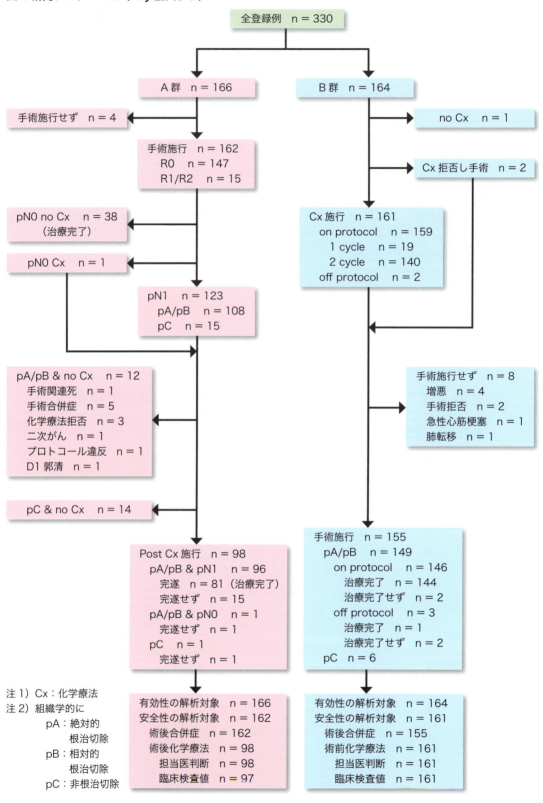

4 結果

(1) Primary Endpoint に対する結果

1) 第2回中間解析：2007年3月
- PFS の中央値は，A 群 2.0 年に対して B 群 3.0 年であり，有意差は認めなかったが良好な結果であった。

2) 最終解析：2009年5月（図5）
- 術後 5 年の PFS は A 群 39％（95％ CI 31.3-46.3）に対して B 群 44％（95％ CI 34.6-51.8），p＝0.22 で有意差は認めなかった。

(2) Secondary Endpoint に対する結果

1) 全生存期間【最終解析：2009年5月】（図6）
- 術後 5 年 OS は A 群 43％（95％ CI 34.6-50.5）に対して，B 群 55％（95％ CI 46.7-62.5）であり，B 群が有意に優れていることが確認された（ハザード比 0.73, 95% CI 0.54-0.99；p＝0.04）。

2) 化学療法に伴う薬物有害反応の程度と頻度，根治切除の頻度，手術合併症発症の頻度

ⅰ）化学療法に伴う薬物有害反応の程度と頻度
- 化学療法に伴う有害事象はほとんどが中等度であり，A 群でわずかに頻度が高かった。
- Grade 3/4 の有害事象を**表1**に示す。
- 化学療法関連死は認めなかった。

ⅱ）根治切除の頻度
- R0 切除率は A 群 91％に対し B 群 96％であり，B 群が上回っていた（p＝0.04）。

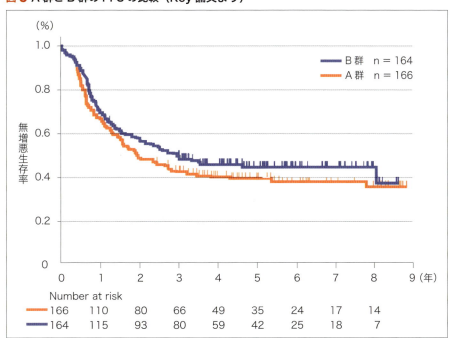

図5 A 群と B 群の PFS の比較（Key 論文より）

iii）手術合併症発症の頻度
- 術中出血量（中央値）は A 群 446mL，B 群 450mL であり有意差を認めなかった。
- 術中循環不全やその他の術中合併症にも両群間で差を認めなかった。
- 術後肺炎，急性呼吸促迫症候群（ARDS），縫合不全などに両群間で差を認めなかったが，術後腎機能障害は B 群 9 例（6％），A 群 4 例（3％）であり，B 群でわずかに多く認めた。
- 治療関連死は両群に 1 例ずつ認めた。A 群の 1 例は，術後 12 日目に右主気管支縦隔瘻を生じ呼吸不全となり再手術を施行したが急性腎不全，および気道出血を発症し死亡した。B 群の 1 例は，術後 8 日目の大動脈穿孔による出血死であった。

(3) サブグループ解析の結果
1) 5 年 OS（図 7）
- cStage, cT, cN, PS, 腫瘍の局在について術後 5 年 OS のサブグループ解析が行われた。
- 術後 5 年 OS は，cN0 では A 群 49.4％，B 群 54.5％，cN1 では A 群 39.5％，B 群 55.3％だった。
- 術前化学療法は，cStage Ⅱ，Ut/Mt，深達度が浅い症例においてより効果的であった。

図 6 A 群と B 群の OS の比較（Key 論文より）

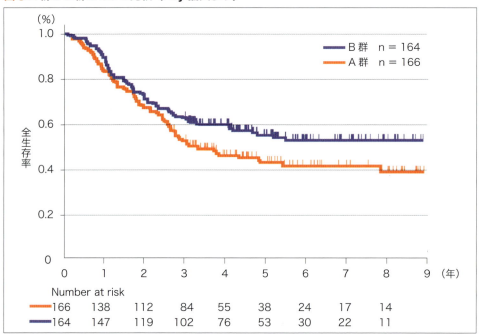

表 1 A 群と B 群の化学療法に伴う有害事象の頻度（Key 論文より）

	A 群	B 群
化学療法に伴う有害事象（Grade 3/4）		
白血球減少	5％	3％
血小板減少	2％	1％
下痢	2％	1％
粘膜炎	8％	3％
化学療法関連死	0％	0％

食道癌に対する周術期化学療法

2）治療効果（Downstaging に関する解析）（図8）
● ベースラインの cStage は両群とも同じような分布だった。

図7 A群とB群の術後5年OSのサブグループ解析（Key 論文より）

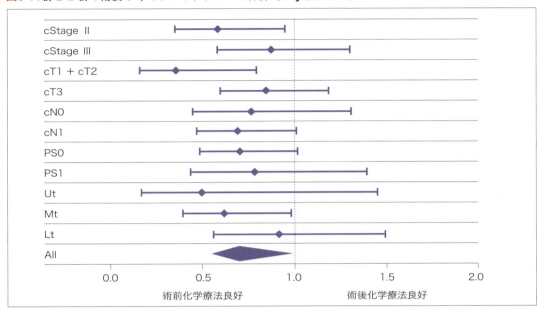

図8 Downstaging に関するサブグループ解析（Key 論文より）

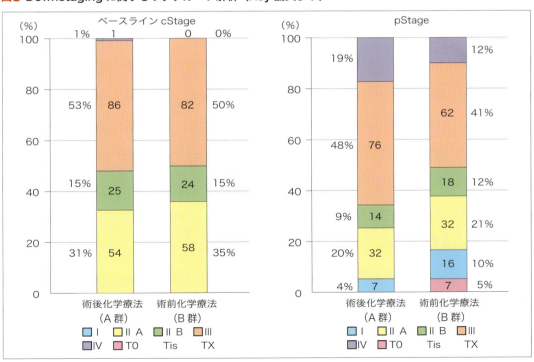

27

- pStage では，pStage Ⅱ以下の割合が A 群 33%，B 群 48%であった（p＝0.01）。
- cN0 の割合は両群ほぼ一致していた（A 群 33%，B 群 35%，p＝0.64）。
- pN0 の割合は，A 群 24%，B 群 35%であった（p＝0.05）。
- 遠隔リンパ節転移による pStage Ⅳの割合は，B 群 12%，A 群 19%であった（p＝0.09）。

5 結論

- Primary endpoint の PFS では両群間に差を認めなかった。
- 術前化学療法群が術後補助化学療法群に比べて OS で有意に良好であった。
- 両群間において術後合併症に差が認められなかった。
- 以上の結果から，cStage Ⅱ/Ⅲ胸部食道癌症例ではシスプラチン，5-FU による術前化学療法が標準治療と考えられた。

予想外の結果

Primary Endpoint である PFS と Secondary Endpoint の OS の結果の乖離について

- 理由として再発後の治療の影響が考えられた。
- 再発後に外科的切除（同時に化学療法や放射線治療施行例を含む）を受けた患者は A 群 6 例，B 群 12 例であった。
- 再発後に適切に salvage された症例が B 群に多かったことが，B 群の再発後の予後を延長したと考えられた。
- もともと，OS の surrogate endpoint（代用エンドポイント）という位置づけで PFS を Primary endpoint に設定していた。
- 結果では PFS よりも OS での生存曲線の開きが大きいという，想定とは異なる結果になった。
- 食道癌の領域では PFS は OS に対する代用は証明されていない。
- 非根治切除の場合の PFS のイベントをどの時点にするかという問題もあり，結果に影響を及ぼした可能性がある。
- 本試験では Primary endpoint を PFS ではなく OS にするべきであった。

Key 論文の影響－ガイドラインやその他の研究

1）食道癌診療ガイドライン 2017 年版での記載

- 「cStage Ⅱ，Ⅲ食道癌に対して手術療法を中心として治療を行う場合，術前化学療法と術後補助化学療法の比較では術前化学療法を強く推奨する。（合意率 89.5%，エビデンスの強さ B）」とされている。
- JCOG 9907 試験において，術前化学療法群が術後補助化学療法群に比べて OS で有意に良好であった。また，両治療において術後合併症に差が認められなかった。この

結果を受けて，「cStage II，III胸部食道癌症例ではシスプラチン，5-FU による術前化学療法が強く推奨される。」とされている。

2) 術前化学療法と術前化学放射線療法の比較

- わが国では術前化学放射線療法の意義を検討したランダム化比較試験は行われていないため，欧米の臨床試験を参考に検討が行われた。
- その結果，術前化学放射線療法に予後向上効果がある一方で，術後死亡率や治療関連死，合併症の割合が高くなるという報告も認めた。
- 以上のことから，食道癌診療ガイドラインでは，「術前化学療法と術前化学放射線療法の比較では術前化学療法を弱く推奨する。（合意率 100％，エビデンスの高さ C)」と記載されている。

読んでおきたい関連文献

1) Shapiro J, et al: Neoadjuvant chemoradiotherapy plus surgery versus surgery alone for oesophageal or junctional cancer (CROSS): long-term results of a randomised controlled trial. Lancet Oncol 2015; 16: 1090-8.

2) Klevebro F, et al: Morbidity and mortality after surgery for cancer of the oesophagus and gastro-oesophageal junction: A randomized clinical trial of neoadjuvent chemotherapy vs. neoadjuvant chemoradiation. Eur J Surg Oncol 2015; 41: 920-6.

今後の課題と論点

- シスプラチンと 5-FU（CF）による化学療法は術後よりも術前施行のほうが有効であることが証明されたが，サブグループ解析では cStage III において OS の群間差が小さい傾向にあり，より強力なレジメンが望まれる状況である。
- 近年，CF にドセタキセルを加えた DCF 療法が新規レジメンとして期待されている。
- そこで，標準治療となった術前 CF 療法と，術前 DCF 療法，術前化学放射線療法の 3 治療群によるランダム化比較試験（JCOG 1109）が行われ，その結果が待たれる状況である。

Q1 に対する臨床判断：私はこう考える！

- ●**上部内視鏡検査**：胸部食道癌（高分化扁平上皮癌）である。
- ●**CT 検査**：壁外浸潤を示唆している。
- ●**CT 検査**：遠隔転移を認めず，根治手術が可能である。
- ●**PET-CT 検査**：所属リンパ節に転移を示唆する所見を認め，N1 と判断されている。
- ●**T3 N1 M0 Stage III** と判断されている。
- ●選択肢 a：正解。JCOG 9907 試験結果から，cStage II / III 食道癌に対する標準治療として，術前化学療法が強く推奨されている。
- ●選択肢 b：JCOG 9907 試験結果から術前化学療法が推奨されているため不正解。
- ●選択肢 c：ガイドラインでは術前化学放射線療法よりも術前化学療法が推奨されているため不正解。
- ●選択肢 d：術後補助療法としての化学放射線療法の有用性についてはガイドラインでは記載されていないため不正解。
- ●選択肢 e：ガイドラインにて手術単独に比べて術前化学療法または術前化学放射線療法を施行したほうが予後向上効果があることが論じられている。よって不正解。

Q1 正解：a

Q3. 臨床判断のための Key 論文および周辺知識の確認！

問）JCOG 9907 試験について正しい記載に〇，誤った記載に✕をつけよ。

1. JCOG 9907 試験は，Stage II，III（T4 病変を除く）食道扁平上皮癌に対する術前 CF 療法，術前 DCF 療法，術前化学放射線療法の 3 群における予後延長効果を検討するために行われた臨床試験である。
2. JCOG 9907 試験の結果より，Stage II，III（T4 病変を除く）食道扁平上皮癌に対する標準治療として，術前 CF 療法＋手術が標準治療として推奨されている。
3. JCOG 9907 試験では，Primary endpoint は全生存期間に設定されていた。
4. JCOG 9907 試験のサブグループ解析では，Stage II食道扁平上皮癌において術前化学療法＋手術は，手術＋術後補助化学療法よりも有意差をもって予後（OS）延長効果を認めた。
5. JCOG 9907 試験では，R0 切除率は術後補助化学療法群が術前化学療法群よりも高かった。

Q3 正解：1. ✕　　2. 〇　　3. ✕　　4. 〇　　5. ✕

【藤島　紀】

食道癌：食道胃接合部癌に対する手術

4. 食道胃接合部癌に対する
リンパ節郭清：組織型と郭清範囲

Q1. あなたの臨床判断は？

症例問題

生来健康な68歳の男性。つかえ感を主訴に受診した。

上部消化管内視鏡検査（図1）で食道胃接合部癌（腺癌）を認めた。

腫瘍の主座は食道胃接合部から1cmほど口側であり、腫瘍の肛側は食道胃接合部から3cmだった。

CT検査では所属リンパ節転移、遠隔転移の所見を認めなかった。

治療方針として推奨されるものを選べ。

a. 下縦隔郭清を行う。
b. 下縦隔郭清を行わない。
c. 下部食道切除＋噴門側胃切除術を行う。
d. 下部食道切除＋胃全摘術を行う。
e. 左開胸＋開腹アプローチで手術を行う。

（正解は39ページ）

図1 上部消化管内視鏡検査
食道側

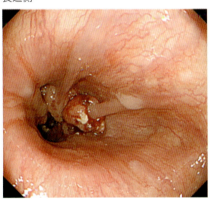

胃側　見上げ像

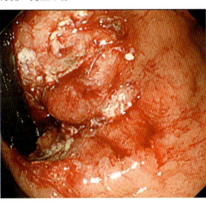

胃側　見下ろし像

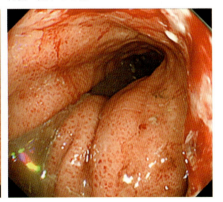

Q2. 臨床判断のための Key 論文および周辺知識にチャレンジ！

問）2016 年に Gastric Cancer に掲載された，日本の若手胃外科研究グループで行われた「食道胃接合部癌に対するリンパ節郭清」に関する多施設共同研究（Yoshikawa T, et al）について正しい記載に〇，誤った記載に × をつけよ。

1. 食道胃接合部癌（腺癌）では，下縦隔のリンパ節郭清が推奨される。
2. 食道胃接合部癌（腺癌）では，胃全摘を伴う下部食道切除術が強く推奨される。
3. 食道胃接合部癌（腺癌）では，高頻度に脾門部リンパ節転移を認めるので，脾摘が推奨される。
4. 食道胃接合部癌（腺癌）では，高頻度に大彎リンパ節転移を認める。
5. 食道胃接合部癌（腺癌）における郭清効果指数が最上位のリンパ節は，腺癌では左噴門リンパ節，扁平上皮癌では下縦隔リンパ節であった。

Q2 正解：1. 〇　2. ×　3. ×　4. ×　5. ×

術前診断

- 食道胃接合部に局在する腺癌。
- 主座は胃側。
- 食道浸潤長は食道胃接合部から 3cm 以内。
- 所属リンパ節転移，遠隔転移は認めておらず，根治切除可能病変。

術前に求められる臨床判断

- 腫瘍の主座の局在は？
    - 食道側？　胃側？
- 腫瘍の組織型は？
    - 扁平上皮癌？　腺癌？
- 食道浸潤長は？
    - 食道浸潤長 3cm 以内？
- リンパ節郭清の範囲は？
    下縦隔リンパ節郭清を行う？
- 集学的治療のアプローチは？

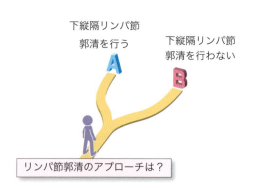

食道胃接合部癌に対するリンパ節郭清：組織型と郭清範囲

食道癌 4

本項のテーマ

手術中心のアプローチを吟味する！
食道胃接合部癌（腺癌）に対するリンパ節郭清は，どちらを選択するか？
    A．下縦隔リンパ節郭清を行う
    B．下縦隔リンパ節郭清を行わない

臨床判断のための Key 論文はこれだ！

Gastric Cancer 2016; 19: 143-9.

Theoretical therapeutic impact of lymph node dissection on adenocarcinoma and squamous cell carcinoma of the esophagogastric junction.

Yoshikawa T, Takeuchi H, Hasegawa S, Nozaki I, Kishi K, Ito S, Ohi M, Mine S, Hara J, Matsuda T, Hiki N, Kurokawa Y.

Quick Review
- わが国の若手胃外科研究グループ主導で行われた多施設共同研究。
- **研究デザイン**：後ろ向き多施設共同研究。
- **目的**：食道胃接合部癌における郭清リンパ節の治療効果指数を比較し，至適術式を明らかにする。
- **対象（比較群）**：R0 切除が施行された食道胃接合部癌において，各リンパ節転移の頻度と 5 年生存率を用いた治療効果指数（therapeutic value index）を算出する。
- **結論**：噴門側胃切除術および下部食道切除術で郭清されるリンパ節の治療効果指数が上位 5 番目までを占めており，組織型にかかわらず少なくとも同範囲のリンパ節郭清（下縦隔郭清を含む）を行う必要がある。

論文を読み解く！

1 研究背景

- 食道胃接合部癌の組織型は，欧米では腺癌が多く，アジアでは扁平上皮癌が多い。
- 欧米では，腺癌は下部食道に生じることが多く，アジアでは噴門直下に生じることが多い。一方，扁平上皮癌は胸部食道に生じることが多いが，しばしば食道胃接合部近傍の下部食道に生じることがある。
- 食道胃接合部癌に対する術式は，腺癌の場合は胃切除＋下部食道切除術が行われることが多く，扁平上皮癌に対しては食道亜全摘術が行われることが多い。
- 食道胃接合部癌に対するリンパ節郭清は，術式によって左右されるが，組織型により

33

至適リンパ節郭清範囲が異なるか否かは明らかではない。
- 本研究の目的は，食道胃接合部癌において，組織型によってリンパ節郭清の治療効果が異なるかを検証することである。

2 研究目的

- 食道胃接合部癌の腺癌と扁平上皮癌の郭清リンパ節ごとのリンパ節転移頻度と5年生存率を用いた治療効果指数を算出し，至適術式を検討する。

3 対象：どのようにして症例選択バイアスを回避しているか

適格症例と登録状況

1）適格症例
- 1986年3月〜2010年10月に各施設でR0手術が施行された食道胃接合部癌症例。
- 組織学的に腺癌または扁平上皮癌。
- 腫瘍の中心が食道胃接合部から1cm口側〜2cm肛門側に位置するもの。
- 腫瘍が食道胃接合部に浸潤しているもの。
- 術式は食道切除術，胃切除術を問わない。
- 遠隔リンパ節郭清を行う拡大郭清は各施設の方針に一任する。

2）登録状況
- 適格条件を満たす431例が登録された（腺癌：381例，扁平上皮癌：50例）。

3）本試験の限界（limitation）
- 後ろ向き試験であり，ランダム化比較試験ではない。
- 扁平上皮癌の症例が少なく，治療効果指数の信頼性が低くなる。
- 術前化学療法を受けた症例もあり，リンパ節転移率や治療効果指数に影響した可能性がある。
- 胃外科医が手術を行った症例のみ登録され，食道外科医が手術を行った症例は登録されておらず，症例選択バイアスがかかっている。
- 食道胃接合部の設定が困難な症例もあり，その設定に診断医の主観が介入している可能性がある。

4 結果

（1）患者背景に関する結果（腺癌と扁平上皮癌の比較）
- 表1に患者背景を示す。
- 食道胃接合部から腫瘍中心までの距離に両群間で有意差を認めた。
- pT1症例は，腺癌では20.7%（79/381），扁平上皮癌では4.0%（2/50）だった。
- リンパ節転移率は，腺癌で64.3%（245/381），扁平上皮癌で76.0%（38/50）だった。
- 腺癌ではM1を6.8%（26/381）に認め，その内訳は非所属リンパ節転移23例，肝転移3例，腹膜播種3例だった。
- 扁平上皮癌ではM1を4.0%（2/50）に認め，その内訳は肺転移1例，不明1例だった。

食道胃接合部癌に対するリンパ節郭清：組織型と郭清範囲

表 1 患者背景（Key 論文より）

	腺癌 (n = 381)		扁平上皮癌 (n = 50)		p 値
	患者数*	%	患者数*	%	
年齢（歳）					0.402
中央値（範囲）	63（18 ～ 88）	－	66（42 ～ 78）	－	
性別					0.734
男性	305	80.1	39	78.0	
女性	76	19.9	11	22.0	
腫瘍径（mm）					
中央値（範囲）	50（10 ～ 180）	－	47（5 ～ 125）	－	0.348
食道胃接合部から腫瘍中心までの距離（mm）					
中央値（範囲）	＋7.5（－10 ～＋20）	－	0（－10 ～＋17.5）	－	＜ 0.001
組織型					0.717
分化型	259	68.0	35	70.0	
非分化型	117	30.3	14	28.0	
不明	5	1.3	1	2.0	
pT 分類					＜ 0.001
pT1	79	20.7	2	4.0	
pT2	56	14.7	7	14.0	
pT3	137	36.0	36	72.0	
pT4	109	28.6	5	10.0	
pN 分類					0.111
pN0	136	35.7	12	24.0	
pN1	79	20.7	17	34.0	
pN2	86	22.6	13	26.0	
pN3	80	21.0	8	16.0	
M 分類					
M0	355	93.2	48	96.0	0.446
M1	26	6.8	2	4.0	
リンパ節転移数					0.686
中央値（範囲）	2（0 ～ 52）	－	2（0 ～ 18）	－	
アプローチ					＜ 0.001
右開胸	34	8.9	40	80.0	
左開胸	99	26.0	5	10.0	
経裂孔	248	65.1	5	10.0	
食道切除法					＜ 0.001
食道全摘 / 亜全摘	27	7.1	38	76.0	
下部 / 腹部食道切除	354	92.2	12	24.0	
胃切除法					＜ 0.001
全摘	264	69.3	6	12.0	
噴門側胃切除	117	30.7	44	88.0	
脾摘					＜ 0.001
あり	215	56.4	6	12.0	
なし	166	43.6	44	88.0	
術前化学療法					＜ 0.001
あり	41	10.8	28	56.0	
なし	340	89.2	22	44.0	
術後補助化学療法					0.773
あり	122	32.0	15	30.0	
なし	259	68.0	35	70.0	

*年齢，腫瘍径，食道胃接合部から腫瘍中心までの距離，リンパ節転移数を除く。

- 術式は，腺癌では胃全摘術と経裂孔的下部食道切除術が最も多く，扁平上皮癌では右開胸食道全摘/亜全摘術と噴門側胃切除術が最も多かった。
- 腺癌では56.4％（215/381）に脾摘が施行されていた。
- 扁平上皮癌では56.0％（28/50）に術前化学療法が行われていた。

（2）各リンパ節の治療効果指数に関する結果（腺癌と扁平上皮癌の比較）

- **表2**に各リンパ節の転移頻度，5年生存率，治療効果指数を示す。
- 治療効果指数は，郭清される頻度が低いリンパ節では信頼性が低くなるため，20例

表2 各リンパ節の転移頻度，5年生存率，治療効果指数（Key論文より）

	転移頻度（%）		リンパ節転移患者の5年生存率（95% CI）		治療効果指数	
	腺癌	扁平上皮癌	腺癌	扁平上皮癌	腺癌	扁平上皮癌
No. 1	147/369 (39.8)	21/47 (44.7)	40.7 (32.1-49.3)	38.3 (16.0-60.6)	16.2	17.1
No. 2	122/364 (30.8)	12/48 (25.0)	44.3 (34.7-53.9)	29.6 (0-61.0)	13.6	7.4
No. 3	156/376 (41.5)	17/49 (34.7)	47.8 (39.4-56.2)	20.8 (0-52.2)	19.8	7.2
No. 4sa	14/326 (4.3)	0/8 (0)	23.1 (0.2-46.0)	NA	1.0	NA
No. 4sb	8/298 (2.7)	0/7 (0)	12.5 (0-35.4)	NA	0.3	NA
No. 4d	8/280 (2.9)	1/6 (16.7)	37.5 (4.0-71.0)	NA	1.1	NA
No. 5	4/239 (1.7)	0/6 (0)	0	NA	0	NA
No. 6	2/258 (0.8)	0/6 (0)	50.0 (0-100)	NA	0.4	NA
No. 7	98/367 (26.7)	8/46 (17.4)	43.9 (33.5-54.3)	25.0 (0-55.0)	11.7	4.4
No. 8a	16/325 (4.9)	1/4 (2.4)	13.6 (0-31.0)	0	0.7	0
No. 9	35/300 (11.7)	3/42 (7.1)	14.4 (2.1-26.7)	33.3 (0-86.6)	1.7	2.4
No. 10	21/221 (9.5)	0/6 (0)	19.0 (2.1-35.9)	NA	1.8	NA
No. 11p	53/309 (17.2)	1/34 (2.9)	27.4 (14.1-40.7)	0	4.7	0
No. 11d	11/176 (6.3)	0/7 (0)	26.5 (0-56.7)	NA	1.7	NA
No. 12a	1/72 (1.4)	1/4 (25.0)	0	0	0	NA
No. 16a2	18/125 (14.4)	1/9 (11.1)	16.7 (0-33.9)	0	2.4	NA
No. 16b1	6/32 (18.8)	1/6 (16.7)	0	0	0	NA
No. 19	7/143 (4.9)	1/16 (6.3)	0	0	0	NA
No. 20	2/137 (1.5)	0/23 (0)	0	0	0	0
下縦隔リンパ節	34/188 (18.1)	12/48 (25.0)	33.2 (16.0-50.4)	16.7 (0-44.9)	6.0	4.2
中縦隔リンパ節	8/40 (20.0)	8/42 (19.0)	25.0 (0-55.0)	0	5.0	0
上縦隔リンパ節	3/19 (15.8)	3/36 (8.3)	0	0	NA	0
頸部リンパ節	2/10 (20.0)	3/19 (15.8)	0	0	NA	NA

NA：解析不能（5年生存率が算出不可能であった場合）

以上の症例で郭清されたリンパ節を対象として算出した。
- そのため，腺癌では上縦隔と頸部リンパ節を除外した。また，扁平上皮癌では大彎リンパ節，右胃動脈リンパ節，脾動脈周囲と脾門リンパ節，固有肝動脈リンパ節，大動脈周囲リンパ節，頸部リンパ節を除外した。
- 腺癌では，小彎リンパ節，右噴門リンパ節，左噴門リンパ節，左胃動脈リンパ節，下縦隔リンパ節において治療効果指数が上位だった。
- 扁平上皮癌では，右噴門リンパ節，左噴門リンパ節，小彎リンパ節，左胃動脈リンパ節，下縦隔リンパ節において治療効果指数が上位だった。

5 結論

- 腺癌，扁平上皮癌の組織型にかかわらず，No.1，2，3，7リンパ節と下縦隔リンパ節の治療効果指数が上位だった。
- したがって，食道胃接合部癌では少なくとも上記リンパ節の郭清を行う必要があり，噴門側胃切除術と下部食道切除術が最低限必要な術式である。

予想外の結果

組織型にかかわらず治療効果指数が上位のリンパ節は同様であった

- 食道胃接合部癌において，腺癌であれば胃切除術＋下部食道切除術，扁平上皮癌であれば食道切除術が行われることが多いが，リンパ節郭清における治療効果指数が上位のものは組織型にかかわらず同様であった（左右噴門リンパ節，小彎リンパ節，左胃動脈リンパ節，下縦隔リンパ節が上位）。

  ⇒さらなる検討にて，組織型における特徴を明らかにする必要がある。

Key 論文の影響－ガイドラインやその他の研究

1）食道癌診療ガイドライン 2017 年版での記載－エビデンスについて

- 「食道胃接合部癌に対する手術において下縦隔リンパ節郭清を行うことを弱く推奨する。（合意率 95％，エビデンスの強さ C）」とされている。
- しかしながら，食道胃接合部癌の至適リンパ節郭清範囲に関して大規模なランダム化比較試験は行われておらず，エビデンスがないのが現状である。
- 術式についての大規模ランダム化比較試験としては JCOG 9502 試験があり，腫瘍の中心が接合部または食道側にある場合は組織型にかかわらず下縦隔郭清が推奨されている。しかしながら，本試験は下縦隔郭清の意義を検討したものではなく，食道胃接合部癌に対する下縦隔リンパ節郭清の臨床的意義はいまだに明らかではない。

2) 食道癌診療ガイドライン 2017 年版での記載－システマティックレビューの結果

- 食道胃接合部癌に対する下縦隔郭清の有無で予後を比較したランダム化比較試験は行われておらず，大部分が単施設による症例集積研究であり，20 編の症例集積研究に対してシステマティックレビューが行われた。
- 下縦隔リンパ節転移率は 4.3 ～ 31.3 %（No.110：3.3 ～ 30.4 %，No.111：0 ～ 11.1%，No.112：0 ～ 15.3%）であった。
- 下縦隔リンパ節郭清の生存延長の評価としての郭清効果指数は 2.8 ～ 17.6 %（No.110：1.1 ～ 14.3%，No.111：0 ～ 6.7%，No.112：0 ～ 5.4%）であった。
- 下縦隔リンパ節郭清施行の有無での比較研究による術後合併症，手術時間や術後 QOL についてのエビデンスは存在しなかった。
- したがって，下縦隔リンパ節郭清の是非について結論を導くのは困難であったが，益と害のバランス，下縦隔リンパ節転移率および郭清効果指数のデータを考慮したエビデンスの強さ，患者の希望などを勘案し，「食道胃接合部癌に対する手術において下縦隔リンパ節郭清を行うことを弱く推奨する。」とされた。

3) 胃癌治療ガイドライン第 5 版（2018 年）での記載

- 胃癌治療ガイドラインでは食道胃接合部癌において，組織型が腺癌であれば下縦隔郭清を，扁平上皮癌であれば下縦隔郭清に加えて中・上縦隔郭清を推奨している。
- 双方のガイドラインの内容を加味して，組織型により郭清範囲を考慮するのが現実的であると考えられる。

読んでおきたい関連文献

1) Sasako M, et al: Left thoracoabdominal approach versus abdominal-transhiatal approach for gastric cancer of the cardia or subcardia: a randomised controlled trial. Lancet Oncol 2006; 7: 644-51.
2) Hosokawa Y, et al: Clinicopathological features and prognostic factors of adenocarcinoma of the esophagogastric junction according to Siewert classification: experience at a single institution in Japan. Ann Surg Oncol 2012: 19: 677-83.

今後の課題と論点

- 下縦隔郭清の予後への寄与に関しての大規模な臨床試験が行われておらず，エビデンスが得られていない。
- 食道外科と胃外科がオーバーラップするため，術式や術前・術後補助療法に関しての統一が困難な領域である。
- エビデンスを示すためには，下縦隔郭清の有無による治療効果の比較試験が必要である。

食道胃接合部癌に対するリンパ節郭清：組織型と郭清範囲

食道癌 4

Q1 に対する臨床判断：私はこう考える！

- ●上部消化管内視鏡検査：胃側を主座とした食道胃接合部癌（腺癌）。
- ●CT 検査：遠隔転移を示唆する所見は認めず，根治手術が可能である。
- ●選択肢 a：正解。本試験やガイドラインにて食道胃接合部癌に対する下縦隔郭清が弱いながら推奨されている。
- ●選択肢 b：上述により不正解。
- ●選択肢 c：本試験やガイドラインに引用されている文献において，左右噴門リンパ節，小彎リンパ節，左胃動脈リンパ節，下縦隔リンパ節が食道胃接合部癌でのリンパ節郭清効果指数の上位であり，少なくとも本術式が必要と考えられるため正解。
- ●選択肢 d：食道癌診療ガイドラインには「食道胃接合部癌に対する手術において胃全摘は行わないことを弱く推奨する。」と記載されているため不正解（胃癌治療ガイドラインでは，胃全摘術も選択可能）。
- ●選択肢 e：食道癌診療ガイドライン内に，JCOG 9502 試験結果と胃癌治療ガイドラインの記載を基にした記載があり，「食道浸潤 3cm 以内の食道胃接合部癌では非開胸・経裂孔アプローチが標準治療とされる。」と記載があるため不正解。

Q1 正解：a，c

Q3. 臨床判断のための Key 論文および周辺知識の確認！

問）2016 年に Gastric Cancer に掲載された，日本の若手胃外科研究グループで行われた「食道胃接合部癌に対するリンパ節郭清」に関する多施設共同研究（Yoshikawa T, et al）について正しい記載に〇，誤った記載に✕をつけよ。

1. 下縦隔郭清の有無による予後延長効果を比較した試験である。
2. 腺癌と扁平上皮癌ともに，リンパ節転移頻度が最も高いのは右噴門リンパ節だった。
3. 腺癌と扁平上皮癌ともに，リンパ節郭清効果指数が最も高いのは右噴門リンパ節だった。
4. 腺癌と扁平上皮癌ともに，リンパ節郭清効果指数が最も高いのは下縦隔リンパ節だった。
5. 食道胃接合部癌に対するリンパ節郭清のために，下部食道切除＋噴門側胃切除術が最低限必要な術式である。

Q3 正解：1. ✕　　2. ✕　　3. ✕　　4. ✕　　5. 〇

【藤島　紀】

食道癌：食道胃接合部癌に対する手術

5. 食道胃接合部癌に対する至適リンパ節郭清と胃切除の範囲

Q1. あなたの臨床判断は？

症例問題

74歳の男性。体重減少と嚥下時のつかえ感を主訴に受診した。上部消化管内視鏡検査（**図1**）と生検時の病理組織学検査（**図2**）を示す。病変の最大径は4cmであり，胸腹部CT検査では所属リンパ節転移や遠隔転移は認めなかった。

治療方針として最も推奨されるものを1つ選べ。

a. 胃全摘術を行う。
b. 胃全摘術＋脾摘術を行う。
c. 下部食道切除＋噴門側胃切除術を行う。
d. 左開胸＋開腹アプローチで手術を行う。
e. 手術適応はない。

（正解は54ページ）

図1 上部消化管内視鏡検査
食道側

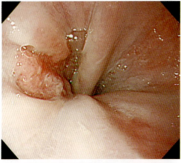

胃側　見上げ像

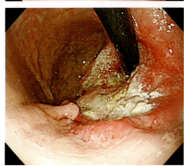

図2 病理組織学検査

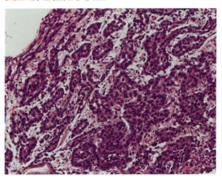

Q2. 臨床判断のための Key 論文および周辺知識にチャレンジ！

問）日本胃癌学会・日本食道学会合同の食道胃接合部癌ワーキンググループが行った至適リンパ節郭清範囲についての全国調査の結果（Gastric Cancer 2017）について正しい記載に○，誤った記載に×をつけよ。

1. 食道側に中心をもつ食道胃接合部癌では，高頻度に上・中縦隔のリンパ節郭清が行われている。
2. 胃側に中心をもつ食道胃接合部癌では，組織型にかかわらず縦隔郭清はあまり行われていない。
3. 食道胃接合部癌（腺癌）では，進行癌になると No.4d，5，6 リンパ節の郭清頻度が上昇した。
4. 胃側に中心をもつ食道胃接合部癌では深達度にかかわらず No.4，5，6 の転移陽性頻度がきわめて低かった。
5. 食道胃接合部癌における郭清効果指数が高いリンパ節は，組織型により違いがみられた。

Q2 正解：1. ×　2. ○　3. ○　4. ○　5. ×

術前診断

- 食道胃接合部に腫瘍径 4cm の病変がある。病理組織学検査では腺癌であり，食道胃接合部癌と診断。
- 腫瘍の中心は胃側。
- 食道胃接合部を越える進展は認めない（バレット食道あり）。規約上 G と分類される。
- 所属リンパ節転移，および遠隔転移は認めず，根治切除可能病変。

術前に求められる臨床判断

- 腫瘍の主座の局在は？
  - 胃側
- 腫瘍の組織型は？
  - 腺癌
- 食道浸潤長は？
  - 食道浸潤は認めない。
- リンパ節郭清の範囲は？
  - 胃の切除範囲は？
- 腫瘍学的に妥当な手術術式は？

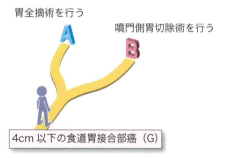

本項のテーマ

手術のアプローチ法を吟味する！
リンパ節郭清の観点から食道胃接合部癌（腺癌）に対する手術術式は，どちらを選択するか？
  A．胃全摘術
  B．噴門側胃切除術

臨床判断のための Key 論文はこれだ

Gastric Cancer 2017; 20: 69-83.

Results of a nation-wide retrospective study of lymphadenectomy for esophagogastric junction carcinoma.

Yamashita H, Seto Y, Sano T, Makuuchi H, Ando N, Sasako M; Japanese Gastric Cancer Association and the Japan Esophageal Society.

Quick Review
- 本論文は日本胃癌学会・日本食道学会合同の食道胃接合部癌ワーキンググループが行った「至適リンパ節郭清範囲についての全国調査」の結果に基づいて行われた研究である。
- **研究デザイン**：後ろ向き多施設共同研究。
- **目的**：食道胃接合部癌における至適リンパ節郭清範囲を検証すること。
- **対象**：前治療歴がなく，R0 切除が施行された食道胃接合部の上下 2cm 以内に中心をもつ長径 4cm 以下の食道胃接合部癌（2001 年 1 月～2010 年 12 月，2,807 例）。
- **結論**：4cm 以内の食道胃接合部癌に対しては予防的な No.4，5，6 リンパ節郭清は不要であり，胃全摘術は必ずしも必要ではない。

論文を読み解く

1 研究背景

- 世界中で食道腺癌が増加している。食道腺癌は，下部食道や食道胃接合部に多く，逆流性食道炎やバレット食道と関連があると考えられている。
- 日本では食道癌の大部分が扁平上皮癌であるが，近年，食道胃接合部癌が増加してきた。
- 食道胃接合部癌に対しては，施設によって食道癌に準じた治療や，胃癌に準じた治療が行われてきており，手術術式としていまだ定まったものはない。

- 食道胃接合部癌に対する理想的な治療戦略は腫瘍の局在やリンパ流を考慮したものであるべきである。
- 本研究の目的は，全国調査という大きな集団から得られる結果を基に食道胃接合部癌における，腫瘍の局在，組織型による至適リンパ節郭清範囲を検証することである。

2 研究目的

- 食道胃接合部癌を腫瘍の局在と組織型で分類し，リンパ節ごとの郭清頻度と転移頻度，および5年生存率を用いて治療効果指数を算出し，至適リンパ節範囲を明らかにする。

3 対象：どのようにして症例選択バイアスを回避しているか

適格症例と除外症例

1）適格症例
- 2001年1月〜2010年12月に273施設でR0手術が施行された食道胃接合部癌症例。
- 腫瘍径が4cm以下で，腫瘍の中心が食道胃接合部から2cm以内に位置するもの。

2）除外症例
- 胃切除術の既往　51例
- 前治療例（化学療法：235例，化学放射線治療：42例，放射線治療：2例）
- 前治療の記載なし　2例
- リンパ節郭清および転移リンパ節に関するデータが欠損　36例

3）本試験の限界（limitation）
- 後ろ向き試験であり，ランダム化比較試験ではない。
- 食道胃接合部の腺癌は，従来胃癌として治療がなされており，上・中縦隔郭清の郭清頻度が少ないため，リンパ節郭清の効果に対する評価が困難である。

4 結果

（1）登録患者
- 273施設から3,175例の患者が登録された。
- 除外症例計368例を除く2,807例に対して検討が行われた。

（2）患者背景（表1）
- 組織型は2,384例（84.9%）が腺癌で，370例（13.2%）が扁平上皮癌であった。
- 観察期間の中央値は4.5年であった。
- 術後補助化学療法は2,222例（79.2%）に対して行われていなかった。
- 腫瘍の中心は，腺癌では胃側（GE，G）に多く（73.4%），扁平上皮癌では食道側（E，EG，E＝G）に多かった（88.4%）。

表 1 患者背景（Key 論文より）

	腺癌 (n = 2,384)		扁平上皮癌 (n = 370)		その他 (n = 53)		合計 (n = 2,807)	
		(%)		(%)		(%)		(%)
年齢（歳）								
中央値（範囲）	68 (18〜93)		67 (31〜85)		69 (40〜85)		68 (18〜93)	
平均（SD）	67.2 (10.6)		66.9 (9.2)		67.5 (9.9)		67.1 (10.4)	
性別								
男性	1,931	81.0	278	75.1	41	77.4	2,250	80.2
女性	453	19.0	92	24.9	12	22.6	557	19.8
術後補助療法								
なし	1,914	80.3	263	71.1	45	84.9	2,222	79.2
化学療法	376	15.8	88	23.8	6	11.3	470	16.7
化学放射線療法	6	0.3	5	1.4	1	1.9	12	0.4
放射線療法	0	0	2	0.5	0	0	2	0.1
不明	88	3.7	12	3.2	1	1.9	101	3.6
腫瘍の中心								
食道側または食道胃接合部	634	26.6	327	88.4	28	52.8	989	35.2
(E，EG，E = G)								
胃側（GE，G）	1,750	73.4	43	11.6	25	47.1	1,818	64.8
腫瘍の中心（Siewert 分類）								
Ⅰ	86	3.6	166	44.9	7	13.2	259	9.2
Ⅱ	1,474	61.8	186	50.3	31	58.5	1,691	60.2
Ⅱ（食道胃接合部浸潤なし）	820	34.4	9	2.4	15	28.3	844	30.1
分類不能	4	0.2	9	2.4	0	0	13	0.5
リンパ節郭清個数								
中央値（25〜75%分位）	25 (15〜38)		29 (20〜45)		28 (14〜43)		25 (16〜39)	
腫瘍径（mm）								
≦10	156	6.5	11	3.0	2	3.8	169	6.0
≦20	651	27.3	77	20.8	13	24.5	741	26.4
≦30	808	33.9	111	30.0	20	37.7	939	33.5
≦40	769	32.3	171	46.2	18	34.0	958	34.1
腫瘍深達度								
pT1a	354	14.8	49	13.2	5	9.4	408	14.5
pT1b	1,046	43.9	116	31.4	20	37.7	1,182	42.1
pT2	461	19.3	61	16.5	18	34.0	540	19.2
pT3/4	523	21.9	144	38.9	10	18.9	677	24.1
pN 分類								
pN0	1,708	71.6	208	56.2	35	66.0	1,951	69.5
pN1	363	15.2	93	25.1	14	26.4	470	16.7
pN2	202	8.5	48	13.0	2	3.8	252	9.0
pN3	111	4.7	21	5.7	2	3.8	134	4.8
リンパ節転移								
陰性	964	40.4	120	32.4	18	34.0	1,102	39.3
陽性	1,393	58.4	245	66.2	35	66.0	1,673	59.6
不明	27	1.1	5	1.4	0	0	32	1.1

（3）腫瘍の局在，組織型によるリンパ節郭清頻度に関する結果

- 図3 に各リンパ節の郭清頻度を示す。
- 食道側の腫瘍では胃周囲のリンパ節（No.1，2，3，7）は郭清頻度が高く，次いで下縦隔（No.110，111），膵上縁（No.8a，9，11p），胃周囲大彎側（No.4sa，4sb）の郭清頻度が高かった。頸部や上・中縦隔，胃遠位のリンパ節（No.4d，5，6）は40％以下の郭清頻度であった（図3a）。
- 胃側の腫瘍では，食道裂孔周囲や縦隔の郭清頻度は低かった（図3b）。
- 食道側の扁平上皮癌では上・中縦隔の郭清頻度が高いが，同じ局在でも組織型が腺癌の場合には上・中縦隔の郭清頻度は20％以下であった（図3c, d）。
- 腺癌では進行癌になると No.4d，5，6 リンパ節の郭清頻度が上昇した。扁平上皮癌では同様の傾向はみられなかった。

（4）腫瘍の局在，組織型によるリンパ節転移陽性頻度に関する結果

- 図4 に各リンパ節の転移陽性頻度を示す。
- 食道側の腫瘍では No.1，2，3，7 の転移陽性頻度が高く，次いで No.8a，9，11p，110 の転移陽性頻度が高かった。また，陽性率は高くないものの，T3/4 の深達度においては No.106r や No.108，109，111 などの縦隔リンパ節への転移も認めた（図4a）。
- 胃側の腫瘍では縦隔リンパ節の転移陽性頻度がきわめて低いが，これはそもそもの郭清頻度が低いことも影響している（図4b）。
- 胃側の腫瘍では深達度にかかわらず No.4，5，6 の転移陽性頻度がきわめて低かった。

（5）腫瘍の局在，組織型による治療効果指数に関する結果

- 表2 に各リンパ節の転移陽性頻度，転移陽性症例の5年生存率，治療効果指数を示す。
- 食道側の腺癌では No.3，1，2，7 の順に治療効果指数が高かった。これらのリンパ節での治療効果指数は局在，組織型によらず高かった。また，深達度 T1 では上記のリンパ節以外への転移は少なかった。T2 以深の腫瘍では No.9，11p，11d，110 の治療効果指数が次いで高かった。No.107 も一見同等に高いと思われるが，郭清頻度が低いため評価は困難と考えられる（表2a）。
- 食道側の扁平上皮癌では，進行癌において頸部と上・中縦隔も郭清頻度が高く，No.101，104，106r や No.109 などの治療効果指数は No.110 下縦隔リンパ節や No.8a，9，11p などの腹腔内リンパ節と同等の治療効果指数であった（表2b）。
- 胃側の腫瘍は扁平上皮癌が43例しかないため，腺癌，扁平上皮癌がまとめられて集計している。
- 食道側の腫瘍と同様，No.3，1，2，7 の治療効果指数が高かった。明確なカットオフ値は定義されていないものの，No.8a，9，11p の転移頻度が高い割には，No.8a，9 の治療効果指数は低く，必ずしも長期生存に寄与していないという結果であった（表2c）。

図3 各リンパ節の郭清頻度(Key 論文より)

a 食道側の腫瘍

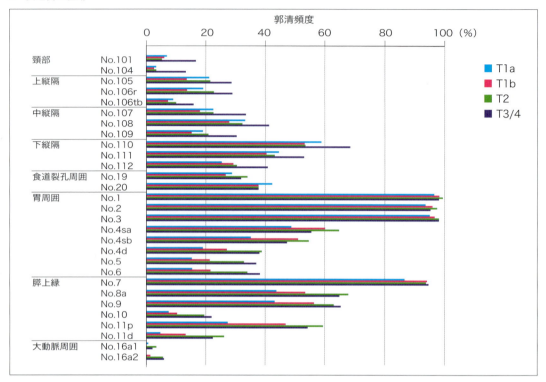

b 胃側の腫瘍

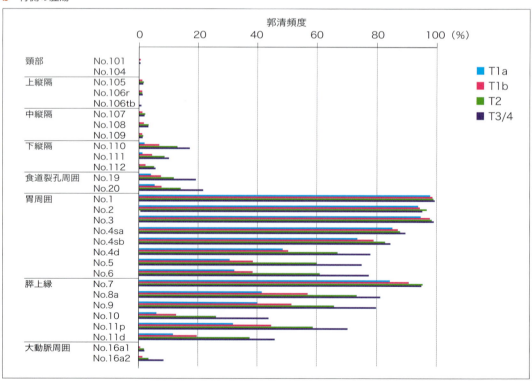

c 食道側の扁平上皮癌

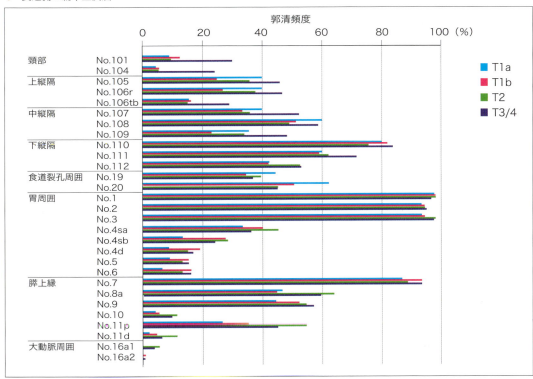

d 食道側の腺癌

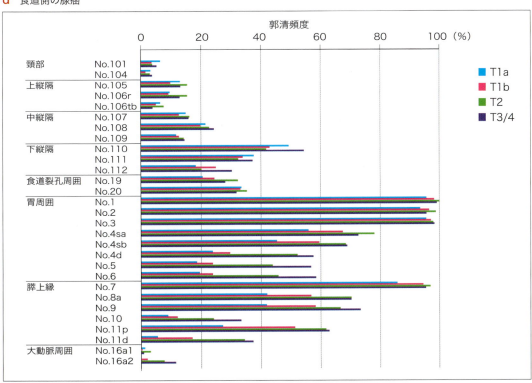

図4 各リンパ節の転移陽性頻度（Key 論文より）

a 食道側

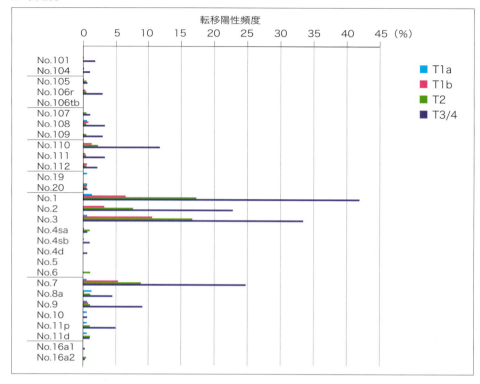

b 胃側

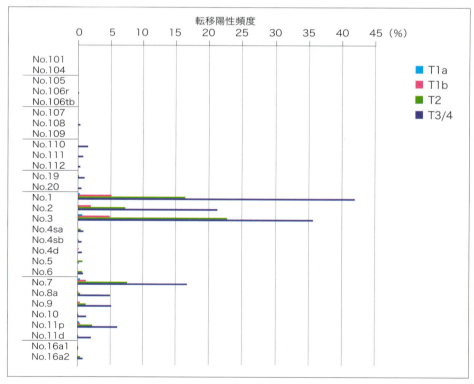

表2 各リンパ節の転移陽性頻度，5年生存率，治療効果指数（Key 論文より）

a 食道側の腺癌

リンパ節	転移陽性症例数		転移陽性頻度（%）		転移陽性症例の5年生存率(%)		治療効果指数	
	T1 n＝397	T2 n＝237	T1 n＝397	T2 n＝237	T1 n＝397	T2 n＝237	T1 n＝397	T2 n＝237
No.101	0	0	0.0	0.0	NA	NA		
No.104	0	0	0.0	0.0	NA	NA		
No.105	1	1	0.3	0.4	NR	NR		
No.106r	1	0	0.3	0.0	0	NA	0.0	
No.106tb	0	0	0.0	0.0	NA	NA		
No.107	0	1	0.0	0.4	NA	100		2.6
No.108	3	3	0.8	1.3	66.7	0	2.5	0.0
No.109	0	4	0.0	1.7	NA	0		0.0
No.110	2	12	0.5	5.1	100	18.3	1.1	1.9
No.111	1	4	0.3	1.7	0	25	0.0	1.2
No.112	2	3	0.5	1.3	50	0	1.1	0.0
No.19	1	0	0.3	0.0	0	NA	0.0	
No.20	3	0	0.8	0.0	33.3	NA	0.8	
No.1	20	82	5.0	34.6	68.3	26.5	3.5	9.2
No.2	8	39	2.0	16.5	68.6	33.9	1.4	5.7
No.3	28	68	7.1	28.7	68.2	45.8	5.0	13.4
No.4sa	1	3	0.3	1.3	NR	NR		
No.4sb	1	3	0.3	1.3	0	66.7	0.0	1.2
No.4d	0	2	0.0	0.8	NA	NR		
No.5	0	0	0.0	0.0	NA	NA		
No.6	0	2	0.0	0.8	NA	NR		
No.7	15	42	3.8	17.7	69.2	26.0	2.8	4.8
No.8a	2	9	0.5	3.8	50	16.7	0.5	0.9
No.9	4	16	1.0	6.8	75	40.6	1.4	3.9
No.10	1	2	0.3	0.8	0	0	0.0	0.0
No.11p	1	10	0.3	4.2	0	49.2	0.0	3.3
No.11d	1	5	0.3	2.1	0	40	0.0	2.4
No.16a1	0	0	0.0	0.0	NA	NA		
No.16a2	0	2	0.0	0.8	NA	NR		

NA：解析不能，NR：追跡期間5年未満

表2

b　食道側の扁平上皮癌

リンパ節	転移陽性症例数		転移陽性頻度（%）		転移陽性症例の5年生存率（%）		治療効果指数	
	T1 n = 150	T2 n = 177	T1 n = 150	T2 n = 177	T1 n = 150	T2 n = 177	T1 n = 150	T2 n = 177
No.101	1	5	0.7	2.8	100	80	5.9	9.5
No.104	1	3	0.7	1.7	100	66.7	12.5	6.1
No.105	0	2	0.0	1.1	NA	NR		
No.106r	1	9	0.7	5.1	100	42.9	2.2	5.0
No.106tb	0	0	0.0	0.0	NA	NA		
No.107	0	3	0.0	1.7	NA	33.3		1.2
No.108	2	7	1.3	4.0	NR	28.6		2.0
No.109	0	5	0.0	2.8	NA	60		3.8
No.110	4	21	2.7	11.9	100	53.2	3.3	7.8
No.111	1	6	0.7	3.4	100	0	1.1	0.0
No.112	0	4	0.0	2.3	NA	25		1.1
No.19	0	0	0.0	0.0	NA	NA		
No.20	1	3	0.7	1.7	0	NR	0.0	
No.1	10	53	6.7	29.9	87.5	45.3	6.0	14.0
No.2	6	34	4.0	19.2	100	62	4.3	12.5
No.3	16	43	10.7	24.3	92.9	53.8	10.5	13.4
No.4sa	0	1	0.0	0.6	NA	NR		
No.4sb	0	0	0.0	0.0	NA	NA		
No.4d	0	0	0.0	0.0	NA	NA		
No.5	0	0	0.0	0.0	NA	NA		
No.6	0	0	0.0	0.0	NA	NA		
No.7	9	38	6.0	21.5	77.8	45.3	5.1	10.6
No.8a	1	5	0.7	2.8	NR	60		2.8
No.9	1	10	0.7	5.6	0	63.5	0.0	6.4
No.10	0	0	0.0	0.0	NA	NA		
No.11p	0	4	0.0	2.3	NA	50		2.4
No.11d	0	0	0.0	0.0	NA	NA		
No.16a1	0	1	0.0	0.6	NA	100		12.5
No.16a2	0	0	0.0	0.0	NA	NA		

NA：解析不能, NR：追跡期間5年未満

c 胃側の腫瘍

リンパ節	転移陽性症例数		転移陽性頻度（%）		転移陽性症例の5年生存率(%)		治療効果指数	
	T1 n = 1,018	T2 n = 775	T1 n = 1,018	T2 n = 775	T1 n = 1,018	T2 n = 775	T1 n = 1,018	T2 n = 775
No.101	0	0	0.0	0.0	NA	NA		
No.104	0	0	0.0	0.0	NA	NA		
No.105	0	0	0.0	0.0	NA	NA		
No.106r	0	1	0.0	0.1	NA	0		0.0
No.106tb	0	0	0.0	0.0	NA	NA		
No.107	0	0	0.0	0.0	NA	NA		
No.108	0	2	0.0	0.3	NA	0		0.0
No.109	0	0	0.0	0.0	NA	NA		
No.110	0	7	0.0	0.9	NA	0		0.0
No.111	0	4	0.0	0.5	NA	0		0.0
No.112	0	2	0.0	0.3	NA	NR		
No.19	0	6	0.0	0.8	NA	62.5		3.1
No.20	0	3	0.0	0.4	NA	0		0.0
No.1	41	236	4.0	30.5	72.4	43.5	3.0	13.4
No.2	16	116	1.6	15.0	93.8	46.3	1.6	7.2
No.3	40	229	3.9	29.5	77.2	50.7	3.1	15.2
No.4sa	1	6	0.1	0.8	NR	62.5		0.5
No.4sb	0	4	0.0	0.5	NA	NR		
No.4d	2	3	0.2	0.4	100	66.7	0.4	0.4
No.5	0	4	0.0	0.5	NA	0		0.0
No.6	1	7	0.1	0.9	NR	42.9		0.6
No.7	11	97	1.1	12.5	85.7	35.5	1.0	4.7
No.8a	2	23	0.2	3.0	NR	27.5		1.1
No.9	3	27	0.3	3.5	100	16.2	0.6	0.8
No.10	1	7	0.1	0.9	100	42.9	0.9	1.1
No.11p	5	35	0.5	4.5	50	39.4	0.6	2.8
No.11d	0	10	0.0	1.3	NA	53.3		1.7
No.16a1	0	2	0.0	0.3	NA	50		6.7
No.16a2	0	5	0.0	0.6	NA	0		0.0

NA：解析不能，NR：追跡期間5年未満

5 結論

- 腫瘍径4cm以下の食道胃接合部癌ではNo.4, 5, 6リンパ節郭清による延命効果はごくわずかである。すなわち，上記の腫瘍においては深達度にかかわらず胃全摘術は必ずしも必要ではない。
- 食道側の扁平上皮癌において上・中縦隔のリンパ節にも腹腔内のリンパ節と同等の郭清効果が示された。胃側の腫瘍，食道側の腺癌における上・中縦隔のリンパ節については郭清頻度が低いため，今後の検討が必要である。

予想外の結果

腫瘍の局在，組織型にかかわらず治療効果指数が上位のリンパ節は同様であった

- 食道胃接合部癌において，腫瘍の局在，組織型にかかわらずNo.3, 1, 2, 7の治療効果指数が高かった。腺癌であれば胃切除＋下部食道切除術，扁平上皮癌であれば食道切除術が行われることが多かったが，リンパ節郭清における治療効果指数が上位のものは組織型にかかわらず同様であった（左右噴門リンパ節，小彎リンパ節，左胃動脈リンパ節，下縦隔リンパ節）。

Key論文の影響－ガイドラインやその他の研究

1）食道癌診療ガイドライン2017年版での記載－エビデンスについて

- 「食道胃接合部癌に対する手術において胃全摘を行うことを弱く推奨する。（合意率90％，エビデンスの強さD）」とされている。
- 食道胃接合部癌に対する至適リンパ節郭清範囲に関して大規模なランダム化比較試験は行われておらず，エビデンスがないのが現状である。
- 一般的に食道胃接合部癌の胃の切除範囲は，噴門側胃切除術または胃全摘術のいずれかが選択されることが多いが，これはNo.4, 5, 6リンパ節の郭清の有無により規定されている。日本胃癌学会・日本食道学会合同作業部会による全国調査（273施設，3,177例）では，長径4cmまでの食道胃接合部癌におけるNo.4, 5, 6リンパ節転移頻度は腫瘍の中心や組織型にかかわらずきわめて少ないと報告されているものの，現状では胃切除範囲に関して明確な術式の推奨規定はない。

2）食道癌診療ガイドライン2017年版での記載－システマティックレビューの結果

- 西分類およびSiewert Type IIに該当する食道胃接合部癌を対象に胃全摘術と噴門側胃切除術について生存予後を比較したランダム化比較試験は行われておらず，大部分が単施設による症例集積研究であった。そこで15編の症例集積研究に対してシステマティックレビューが行われた。
- No.4d, 5, 6リンパ節の転移率および郭清効果指数を抽出して胃全摘の妥当性についての評価を行った。

- No.4d，5，6リンパ節転移率は，No.4d：0〜6.3％，No.5：0〜3.5％，No.6：0〜5.0％であり，郭清効果指数はNo.4d：0〜1.5，No.5：0〜1.8，No.6：0〜1.6であった。
- 食道胃接合部癌に対する胃全摘術または噴門側胃切除術の術後合併症，手術時間，術後体重減少や術後QOLについてのエビデンスは存在しなかった。
- 上記システマティックレビューから食道胃接合部癌に対する胃全摘の妥当性について結論を導くのは困難であったが，益と害のバランス，No.4d，5，6リンパ節の転移率および郭清効果指数のデータを考慮したエビデンスの強さ，患者の希望などを勘案し，「食道胃接合部癌に対する手術において胃全摘術を行わないことを弱く推奨する。」とされた。

3）胃癌治療ガイドライン第5版（2018年）での記載

- 胃癌治療ガイドライン第5版（2018年）では食道胃接合部癌に対する至適リンパ節郭清範囲について，噴門側胃切除・下部食道切除術で郭清されるリンパ節（No.1，2，3，7，下縦隔）を基本とし，組織型，腫瘍長径，食道胃接合部から腫瘍口側縁の距離に応じて上・中縦隔郭清を含めた食道亜全摘術の選択も考慮すると記載されている。
- 4cm以下の腫瘍であれば深達度にかかわらず胃全摘術は必ずしも必要ないとされている。
- また，組織型が腺癌であれば下縦隔郭清を，扁平上皮癌であれば下縦隔郭清に加えて上・中縦隔郭清を推奨している。

読んでおきたい関連文献

1) Sasako M, et al: Left thoracoabdominal approach versus abdominal-transhiatal approach for gastric cancer of the cardia or subcardia: a randomised controlled trial. Lancet Oncol 2006; 7: 644-51.
2) Sano T, et al: Randomized Controlled Trial to Evaluate Splenectomy in Total Gastrectomy for Proximal Gastric Carcinoma. Ann Surg 2017; 265: 277-83.

今後の課題と論点

- 腺癌における上・中縦隔郭清や4cmを超える腫瘍に対するリンパ節郭清範囲については今後の検討課題となっている。
- 後ろ向き研究により得られた結果であり，今後前向き試験による結果が待たれる。

Q1 に対する臨床判断：私はこう考える！

- **上部消化管内視鏡検査**：胃側を主座とした腫瘍径 4cm の食道胃接合部癌である。肉眼的に進行癌と考える。
- **病理組織学検査**：腺癌である。
- **CT 検査**：遠隔転移を示唆する所見は認めず，根治手術が可能である。
- **選択肢 a**：不正解。本試験により胃全摘術は必ずしも必要でないとされた。
- **選択肢 b**：不正解。JCOG 0110 試験により，腫瘍口側縁が接合部から 3cm 以下で腫瘍が大彎線に及んでいない場合には予防的リンパ節郭清を目的とした脾摘は不要とされている。
- **選択肢 c**：本試験により必要最低限なリンパ節郭清範囲（左右噴門リンパ節，小彎リンパ節，左胃動脈リンパ節，下縦隔リンパ節）とされ，正解。
- **選択肢 d**：JCOG 9502 試験結果と，胃癌治療ガイドラインの記載より「食道浸潤 3cm 以内の食道胃接合部癌では非開胸・経裂孔アプローチが標準治療とされる。」と記載されており，不正解。
- **選択肢 e**：非切除因子は認めないため，不正解。

Q1 正解：c

Q3. 臨床判断のための Key 論文および周辺知識の確認！

問）日本胃癌学会・日本食道学会合同の食道胃接合部癌ワーキンググループが行った至適リンパ節郭清範囲についての全国調査の結果（Gastric Cancer 2017）について正しい記載に〇，誤った記載に✕をつけよ。

1. 多施設ランダム化比較試験である。
2. 食道側に中心をもつ腫瘍では深達度が深くなると，少ないながら縦隔リンパ節への転移を認めた。
3. 食道側に中心をもつ扁平上皮癌では，上・中縦隔リンパ節の治療効果指数が，下縦隔や腹腔内のリンパ節よりも高かった。
4. 胃側に中心をもつ腫瘍では No.8a，9，11p リンパ節の転移頻度が高いが，No.8a，9 の治療効果指数は低く，必ずしも長期生存に寄与していない。
5. 食道胃接合部癌に対するリンパ節郭清のために，下部食道切除＋噴門側胃切除術が最低限必要な術式である。

Q3 正解：1. ✕　　2. 〇　　3. ✕　　4. 〇　　5. 〇

【田島正晃】

胃癌

内視鏡治療
1. 早期胃癌に対する内視鏡治療の適応

早期癌に対する手術
2. 胃上部早期癌に対する手術
3. 早期胃癌に対する幽門保存胃切除術（PPG）の適応

進行癌に対するリンパ節郭清
4. 進行胃癌に対する至適リンパ節郭清
5. 胃上部進行癌に対する拡大リンパ節郭清：脾摘の意義
6. 進行胃癌に対する拡大リンパ節郭清：予防的大動脈周囲リンパ節郭清の意義

食道胃接合部癌へのアプローチ
7. 食道胃接合部癌に対する外科的アプローチ

腹腔鏡下手術
8. 早期癌に対する腹腔鏡下幽門側胃切除術の評価
9. 進行癌に対する腹腔鏡下幽門側胃切除術の評価

根治手術不能な胃癌に対する手術
10. 非治癒切除因子を有する胃癌に対する癌の減量手術

周術期化学療法
11. 胃癌に対する術後補助化学療法

胃癌：内視鏡治療

1. 早期胃癌に対する内視鏡治療の適応

Q1. あなたの臨床判断は？

症例問題

70歳の男性。上腹部痛を主訴に近医を受診した。上部消化管内視鏡検査で図1の所見を認めたため紹介となった。

胃角部小彎後壁を主座とする35×30mmの0-Ⅱc病変を認めた。初発癌であり，胃内に他の病変は認めなかった。

生検では中分化腺癌との診断であった。

内視鏡治療により根治的切除が可能と判断した（リンパ節転移や遠隔転移を認めない）。

次のうち正しいものを1つ選べ。

a. 組織型に関係なく，内視鏡治療を選択できる。
b. 潰瘍を伴わない2cm以上の病変であり，内視鏡的粘膜切除術（endoscopic mucosal resection：EMR）を行う。
c. 潰瘍を伴わない2cm以上の病変であり，内視鏡的粘膜下層剥離術（endoscopic submucosal dissection：ESD）を行う。
d. 一般的に内視鏡的治療は外科的切除に比べ侵襲が少ないため，すべての全身状態が不良な症例でも行うことができる。
e. 病変は一括切除が可能であるため，CT検査での評価は必要ない。

（正解は65ページ）

図1 上部消化管内視鏡検査

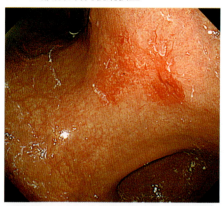

Q2. 臨床判断のための Key 論文および周辺知識にチャレンジ！

問）JCOG 0607 試験について，正しい記載に○，誤った記載に✗をつけよ。

1. 早期胃癌の内視鏡治療に関する JCOG 0607 試験は，ESD の適応拡大を評価する試験である。
2. JCOG 0607 試験の結果より，潰瘍を伴わない 2cm を超える分化型粘膜内癌が ESD の適応となった。
3. JCOG 0607 試験の結果より，潰瘍を伴う 3cm 以下の分化型粘膜内癌に対しては外科的切除が第一選択となった。
4. JCOG 0607 試験は，内視鏡治療後の再発病変に対しての ESD の有用性にも言及している。
5. JCOG 0607 試験では，未分化型腺癌に対する ESD の適応についても検証した臨床試験である。

Q2 正解：1. ○　　2. ○　　3. ✗　　4. ✗　　5. ✗

術前診断

- 初発かつ単発の病変。
- 胃角部小彎後壁の 0-Ⅱc 病変であり，深達度は T1a（M）。
- 腫瘍径は 2cm 以上で潰瘍を伴わない。
- 生検で中分化腺癌。
- リンパ節転移や遠隔転移を認めない（N0 M0）。
- 腫瘍の位置は ESD にて一括切除可能である。

早期胃癌の治療に求められる臨床判断

- 最大腫瘍径が 2cm を超える（EMR の適応外）病変で，潰瘍を伴わない早期胃癌に対する治療法は？
    － 内視鏡的治療（ESD）が妥当か？
- ESD による一括切除は安全かつ有効か？
- 外科的切除と比較して，ESD はどのようなメリットがあるのか？

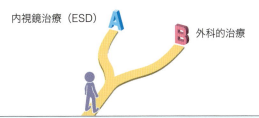

本項のテーマ

ESD の適応拡大を吟味する！

　EMR の適応外となるような早期胃癌のうち，① UL（−）群：潰瘍および潰瘍瘢痕の
ない 2cm を超える分化型粘膜内［T1a（M）］癌，② UL（＋）群：潰瘍もしくは潰瘍瘢
痕のある 3cm 以下の分化型粘膜内癌［T1a（M）］癌に対する ESD は安全かつ有効か？

臨床判断のための Key 論文はこれだ

Gastric Cancer 2018; 21: 114-23.

A non-randomized confirmatory trial of an expanded indication for endoscopic submucosal dissection for intestinal-type gastric cancer (cT1a): the Japan Clinical: Oncology Group study (JCOG0607).

Hasuike N, Ono H, Boku N, Mizusawa J, Takizawa K, Fukuda H, Oda I, Doyama H, Kaneko K, Hori S, Iishi H, Kurokawa Y, Muto M; Gastrointestinal Endoscopy Group of Japan Clinical Oncology Group (JCOG-GIESG).

Quick Review
- 日本臨床腫瘍研究グループ（JCOG）から 2018 年に発表された論文である（JCOG 0607 試験）。
- **研究デザイン**：単アームの第二相試験。
- **目的**：胃癌治療ガイドライン第 4 版（2014 年）で内視鏡的粘膜切除術（EMR）の適応外となる早期胃癌のうち，UL（−）群：潰瘍および潰瘍瘢痕のない 2cm を超える分化型粘膜内［T1a（M）］癌，および UL（＋）群：潰瘍もしくは潰瘍瘢痕のある 3cm 以下の分化型粘膜内［T1a（M）］癌の両者を対象とした内視鏡的粘膜下層剥離術（ESD）の有効性と安全性を評価すること。
- **結論**：早期胃癌［分化型腺癌，UL（−）の場合はサイズを問わず，UL（＋）の場合は 3cm 以下］に対する ESD は，外科切除に替わる標準治療になりうる。

論文を読み解く

1 研究背景

- 従来，わが国の胃癌に対する内視鏡治療は，T1a の胃癌に対する EMR が主流であった。しかしながら，手技上の制約，分割切除となる割合や局所再発率の高さなどの課題があり，胃癌治療ガイドライン第 4 版（2014 年）では，EMR の適応は 2cm 以下かつ UL（−）とされていた。

- ESDが国内に普及し，2cm以上の病変や潰瘍瘢痕を伴う病変に対しても手技的に切除可能となった。さらにESD用のデバイスや局注液が改良され，安全性と確実性の向上が得られた。
- 後ろ向きにEMRとESDを比較・検討し，ESDはEMRに比べて切除断端陽性率が低く，一括切除できた頻度が高いことを示す報告も存在する。
- このような背景からJCOG 0607試験は，早期胃癌に対するESDの拡大適応について有効性と安全性を明らかにする目的でデザインされた臨床試験である。

2 研究目的

(1) Primary Endpoint
- 5年全生存率（overall survival：OS）。

(2) Secondary Endpoint
- 無再発生存率（relapse-free survival：RFS），有害事象，5年RFS（胃温存）。

3 対象：どのようにして症例選択バイアスを回避しているか

(1) 適格症例と登録状況

1) 適格症例
- 治療前内視鏡下生検で組織学的に分化型腺癌（pap，tub1，tub2）。
  ただし，未分化型腺癌（por1, por2, sig, muc）の成分が一部混在している症例は除く。
- 初発かつ単発の胃癌。
- 深達度が内視鏡的に粘膜内癌（M癌）。
- 内視鏡検査にて，腫瘍の最大径が以下のいずれかの場合。
  ① UL（－）群：潰瘍および潰瘍瘢痕を認めない場合は，腫瘍径が2cmを超える病変
  ② UL（＋）群：潰瘍もしくは潰瘍瘢痕を認める場合は，腫瘍径が3cm以下の病変
- ESDにて一括切除可能と判断された病変。
- 以下の条件のすべてを満たし，ESD後の狭窄の可能性が低いと判断される病変を対象とする。
  ①腫瘍の口側の辺縁が食道胃接合部にかからない病変
  ②腫瘍の肛門側の辺縁が幽門輪にかからない病変
- CT検査にて，リンパ節転移，遠隔転移のいずれも認めない（N0 M0）。
- 同時性，異時性を含めて胃癌に対する胃切除術および内視鏡治療の既往なし。
- 食道癌に対する胃管再建術の既往なし。
- 他の癌腫に対する治療も含めて化学療法（内分泌療法を含む）と放射線治療のいずれの既往もなし。
- 主要臓器機能が保たれている。
- 登録時20歳以上，75歳以下。
- PS（ECOG）が0，1のいずれか。
- インフォームドコンセントが得られている。

2）登録状況（表1）

● 470 例が登録され，不適格症例は認めなかった。

3）本試験の限界（limitation）

● 外科切除術との比較試験ではない。

（2）概要

● プロトコールの概要を図2に示す。

4 結果

● プロトコールで規定した治療を完遂した症例は 470 例中 448 例であった。

● 逸脱となった 22 例は，有害事象（術中穿孔）に伴う中止が 1 例，追加切除の患者拒否（他院での手術希望含む）が 21 例であった。

● プロトコール期間中の死亡例はなかった。

● ESD による完全治癒切除，不完全治癒切除，非治癒切除の内訳を図3に示す。

表1 患者背景（Key 論文より）

年齢（平均）	40～75歳（65歳）	
性別		
男性	385	
女性	85	
潰瘍の有無と腫瘍径	≦3cm	＞3cm
潰瘍なし	152	111
潰瘍あり	207	0
腫瘍径（中央値）	5～130mm（25mm）	
肉眼型		
隆起型（0-Ⅰa, 0-Ⅱa）	155	
陥凹型（0-Ⅱb, 0-Ⅱc, 0-Ⅲ）	255	
混合型（0-Ⅱa＋Ⅱc, 0-Ⅱc＋Ⅱa）	144	
腫瘍の位置		
上部	71	
中部	258	
下部	57	
腫瘍の位置（複数回答）		
小彎	231	
大彎	64	
前壁	89	
後壁	142	
優勢な組織型		
pap	6	
tub1	356	
tub2	108	

図2 研究プロトコール

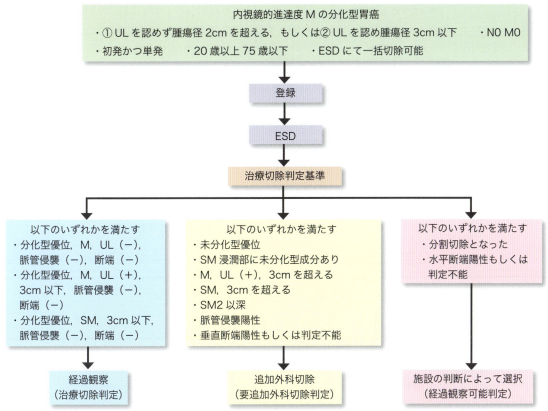

(JCOG0607 早期胃癌における内視鏡的粘膜切除術の適応拡大に対する第2相試験 総括報告書, p3, 図1スタディシェーマより引用改変)

図3 ESD施行後の経過（Key論文より）

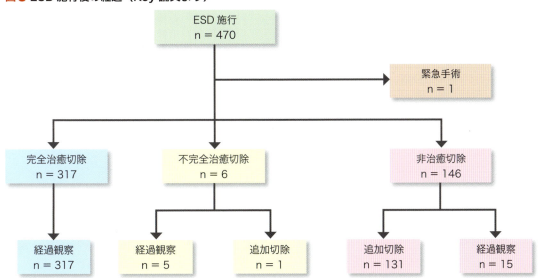

(1) Primary Endpoint に対する結果（図4a）

- 5年OSは97.0％で，予測された5年OS 86.1％を大幅に上回った。
- 再発・原病死はいずれもESDで非治癒切除［粘膜下層(SM)浸潤癌］となった症例であった。追加外科切除時にリンパ節転移（pN2）が確認されており，初期治療として外科手術を選択したとしても再発の可能性が高いものと考えられた。
- ESDで治癒切除と判定された症例では，再発・原病死を認めなかった。

(2) Secondary Endpoint に対する結果

- ESDによる病変一括切除割合は99.1％（466/470例）であり，高い技術的成熟度が示唆された。
- ESDによる病理的治癒切除割合は67.5％（317/470例)であった。
- 標準治療である外科切除術に対し臓器温存かつ根治性を評価する指標として，5年胃温存率を評価した。
- 全登録例470例による解析で，5年胃温存率は68.8％であった。
- 本疾患の標準治療が外科切除術であることから，ESDを先行することにより約7割の

図4 Endpointに対する結果（Key論文より）

a　全生存期間

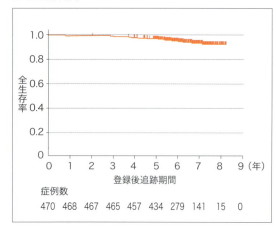

b　無再発生存期間

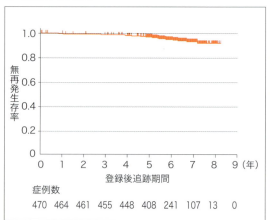

c　胃温存下の無再発生存期間

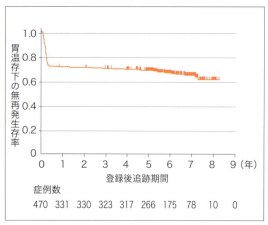

d　完全治癒切除例における無再発生存期間

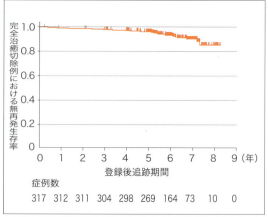

胃温存が可能であったと解釈できる。
- 完全治癒切除が得られた317例の解析では5年胃温存率は95.8%（95% CI 92.9-97.5）であったが，プロトコール完了後に10例で胃切除術が施行されていた。うち9例は異時性重複癌に対する胃切除術であり，完全治癒切除が得られても，内視鏡検査による経過観察の重要性が示唆された。

(3) 術後合併症・安全性に対する考察

- ESD後に1例，追加外科切除後に2例（3例）にCTCAE version 3.0でGrade 4の有害事象を認めた。
- ESD後の1例はADH不適合分泌症候群（syndrome of inappropriate secretion of antidiuretic hormone：SIADH）に伴う低Na血症であり，治療との因果関係はないと判断した。
- 追加切除後の2例の内訳は，術後の一過性脳虚血性発作が1例，術後膵炎と急性呼吸窮迫症候群（acute respiratory distress syndrome：ARDS）が1例であった。いずれもプロトコール治療との因果関係ありとされたが，短期間で回復・軽快していた。
- 予期しないGrade III以上の有害事象は認めなかった。
- ESD関連の合併症として，ESD時の胃穿孔を12例（2.6%）に認めた。そのうち1例で緊急手術に移行（Grade III）したが，他の11例はすべて内視鏡的クリッピングにて保存的に軽快した（Grade II）。遅発穿孔は認めなかった。
- ESD後出血を29例に認め，いずれも内視鏡的に止血しえたが，3例に輸血を要した（Grade III）。
- ESD後出血において，腫瘍径が3cmを超える症例が3cm以下の症例と比較して頻度が高かった（p＝0.024）。
- 胃穿孔については有意な関連因子はなかった。

5 結論

- 早期胃癌のうち，本試験の対象となる病変［分化型腺癌，UL（－）の場合はサイズを問わず，UL（＋）の場合は3cm以下］に対するESDは，従来の外科切除に替わる標準治療になりうる。

Key論文の影響－ガイドラインやその他の研究

- 本試験の結果を踏まえ，未分化型腺癌についても術前診断で2cm以下の未分化型粘膜内癌を対象とした同様の臨床試験（）が開始されている。
- 本試験の結果より，胃癌治療ガイドライン第5版（2018年）では，ESDの絶対適応病変として
    ・2cmを超える肉眼的粘膜内癌（cT1a），分化型癌，UL0と判断される病変
    ・3cm以下の肉眼的粘膜内癌（cT1a），分化型癌，UL1と判断される病変
  との記載が追加された。

図5 未分化型腺癌に対する臨床試験のプロトコールシェーマ

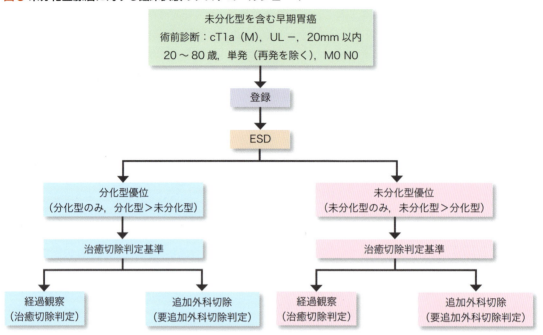

(JCOG1009/JCOG1010 未分化型早期胃癌に対する内視鏡的粘膜剥離術の適応拡大に関する非ランダム化検証的試験　ver2.2　01 シェーマより引用改変)

読んでおきたい関連文献

1) Kurokawa Y, et al: A phase II trial of endoscopic submucosal dissection for mucosal gastric cancer: Japan clinical oncology group study JCOG0607. Jpn J Clin Oncol 2009; 39: 464-6.
2) Takizawa K, et al: A phase II trial of endoscopic submucosal dissection for early gastric cancer of undifferentiated type: Japan clinical oncology group study JCOG1009/1010. Jpn J Clin Oncol 2013; 43: 87-91.

今後の課題と論点

- ESD 後の病理学的治癒切除割合は 67.5％（317/470 例）と低い結果となった。
- 非治癒切除 152 例のうち，非治癒の理由として 268 項目（重複あり）が抽出された（**表2**）が，深達度や範囲診断の誤りなど，術前内視鏡診断に直接かかわるものが 115 項目（43％）あった。術前診断の精度については今後の課題である。
- JCOG 内視鏡グループでは，外科切除術から得られるリンパ節転移リスクの層別化を行い，ESD のさらなる適応拡大に向けて議論している。
- 今後は 80 歳以上の高齢者を対象にした「ESD の適応拡大に関する臨床研究」を行う予定である。

早期胃癌に対する内視鏡治療の適応

表2 非治癒切除となった原因（Key 論文より）

	診断的			病理的				腫瘍径	
	SM2	HM (+) or (±)	VIM (+) or (±)	未分化型優位	未分化型のSM 浸潤	ly (+)	v (+)	UL (+), >3cm	pSM1, >3cm
UL (−), >2cm	34	13	19	5	12	25	6	21	25
UL (+), ≦3cm	27	9	13	5	8	13	7	23	3
合計	61	22	32	10	20	38	13	44	28
	115			81				72	

Q1 に対する臨床判断：私はこう考える！

- 症例問題の画像を図6に示す。
- 胃角部小彎後壁の最大径 35mm の 0-IIc 病変。肉眼的深達度は M。生検では中分化腺癌であった。
- UL (−) であり，JCOG 0607 試験の結果より ESD の適応となる。
- 選択肢 a：分化型腺癌で未分化型成分の混在のないものが適応となる。不正解。
- 選択肢 b：一括切除の観点から EMR では根治的切除は難しい。不正解。
- 選択肢 c：正解。
- 選択肢 d：JCOG 0607 試験は PS (ECOG) が 0, 1 のいずれかを対象としており，全身状態不良の患者すべてに対しては安全性を確約できない。不正解。
- 選択肢 e：CT 検査にて，リンパ節転移，遠隔転移の有無を事前に評価する必要がある。不正解。

図6 上部消化管内視鏡検査

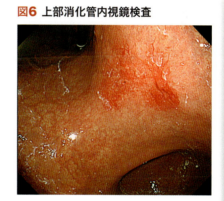

Q1 正解：c

Q3. 臨床判断のための Key 論文および周辺知識の確認！

問）早期胃癌の内視鏡治療に関する JCOG 0607 試験 について，正しい記載に〇，誤った記載に ✕ をつけよ。

1. JCOG 0607 試験は，転移のきわめて少ない早期胃癌のうち，分化型腺癌に対する ESD の安全性と有効性を検証し，ESD の適応拡大に至った。
2. JCOG 0607 試験では，外科切除術と比較して ESD のほうが 5 年生存率で上回った。
3. JCOG 0607 試験では，外科切除術と比較して ESD のほうが 5 年胃温存率で上回った。
4. ESD の代表的な合併症は穿孔と出血であるが，JCOG 0607 試験では発生頻度も低く，1 例を除いて全例が保存的加療で軽快した。
5. JCOG 0607 試験では，ESD の病理学的治癒切除の割合は 67.5％であった。

Q3 正解：1. 〇　　2. ✕　　3. ✕　　4. 〇　　5. 〇

【長澤由依子】

胃癌：早期癌に対する手術

2. 胃上部早期癌に対する手術

Q1. あなたの臨床判断は？

症例問題

65歳の男性。上腹部痛を主訴に近医を受診した。上部消化管内視鏡検査で図1の所見を認めたため紹介となった。胃上部に長径35mm、潰瘍を伴うO-Ⅱa+Ⅱc病変を認めた。生検では高分化腺癌の診断であった。CT検査ではリンパ節転移および遠隔転移を認めず、根治治療可能と判断した。

次のうち正しいものを1つ選べ。

a. 早期胃癌であり、内視鏡的粘膜下層剥離術（endoscopic submucosal dissection：ESD）を行う。
b. 胃上部の早期胃癌であり、胃全摘術を行ったほうが術後の予後が良好である。
c. 胃上部の早期胃癌であり、噴門側胃切除術を行ったほうが術後の予後が良好である。
d. 胃上部の早期癌であり、日本の胃癌治療ガイドラインでは、噴門側胃切除術を弱く推奨している。
e. 本症例は早期胃癌であり、術式の選択が予後因子となるため、胃全摘術を選択する。

（正解は76ページ）

図1 上部消化管内視鏡検査

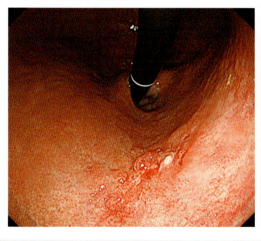
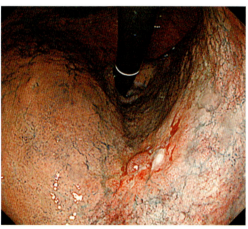

Q2. 臨床判断のための Key 論文および周辺知識にチャレンジ！

問）2018年にイタリア胃癌研究グループ（GIRCG）からGastric Cancerに発表された多施設共同研究について正しい記載に〇，誤った記載に✕をつけよ。

1. 本試験は，胃上部1/3の早期胃癌に対して噴門側胃切除術を施行した場合と胃全摘術を施行した場合で，術後合併症の発症率や予後に差を認めているかを明らかにした試験である。
2. 本試験の結果より，胃上部1/3の胃癌に対し噴門側胃切除術を施行した場合と胃全摘術を施行した場合で，術後早期の合併症の発症率に有意差を認めなかった。
3. 本試験の結果より，胃上部1/3の早期胃癌に対し噴門側胃切除術を施行した場合と胃全摘術を施行した場合で，5年全生存率に有意差を認めなかった。
4. 本試験の結果では，胃上部1/3の胃癌に対して胃全摘術を施行したほうが手術関連死亡率が高かった。
5. 本試験では試験の結果から，胃上部1/3の早期癌に対し，噴門側胃切除術もしくは胃全摘術のどちらを施行すべきかは言及していない。

Q2 正解：1. 〇　2. 〇　3. 〇　4. ✕　5. 〇

術前診断

- 胃上部1/3に存在するESD適応外の早期胃癌である。
- リンパ節転移や遠隔転移を認めず，根治手術可能病変である。

術前に求められる臨床判断

- 術式選択は？
- 手技的な安全性は？
- 術式は予後因子になるのだろうか？
- 頻度の高い合併症は何だろうか？
- どちらの術式が有効か？

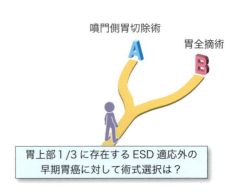

胃上部早期癌に対する手術

本項のテーマ

胃上部早期癌に対する術式を吟味する！
胃上部 1/3 に存在する ESD 適応外の早期胃癌に対する術式は，どちらを選択すべきか？

A. 噴門側胃切除術
B. 胃全摘術

※本項の Key 論文は，イタリアからの報告であり，2018 年に Gastric Cancer に掲載されたものである。日本の胃癌治療ガイドラインには引用されていない。欧州の考え方も学ぼう！

臨床判断のための Key 論文はこれだ

Gastric Cancer 2018; 21: 845-52.

Total vs proximal gastrectomy for adenocarcinoma of the upper third of the stomach: a propensity-score-matched analysis of a multicenter western experience (On behalf of the Italian Research Group for Gastric Cancer–GIRCG).

Rosa F, Quero G, Fiorillo C, Bissolati M, Cipollari C, Rausei S, Chiari D, Ruspi L, de Manzoni G, Costamagna G, Doglietto GB, Alfieri S.

Quick Review
●イタリア胃癌研究グループ（GIRCG）から 2018 年に発表された論文である。
●**研究デザイン**：多施設共同後ろ向き観察研究。
●**目的**：胃上部 1/3 の早期癌に対して，噴門側胃切除術もしくは胃全摘術を施行した場合の安全性と有効性について比較する。
●**対象（比較群）**：噴門側胃切除術および胃全摘術（プロペンシティ・スコア・マッチング）。
●**結論**：胃上部 1/3 の早期癌に対しては，噴門側胃切除術では生存率は良好な傾向であったが，手術関連死亡率が高く，また，逆流性食道炎および吻合部狭窄のリスクが高かった。

論文を読み解く

1 研究背景

●胃癌は死亡率の高い世界的な癌である。近年，北米やヨーロッパでは噴門癌が多く，アジアでは肛門側から口側全般に局在する傾向にある。
●噴門および胃上部 1/3 に発生した胃癌の癌関連死亡は，他の部位の胃癌と比較して多い。
●胃上部に存在する胃癌に対する外科的治療法として，噴門側胃切除術（proximal gastrectomy：PG）と胃全摘術（total gastrectomy：TG）がある。

胃癌
2

69

- 通常，外科医は腫瘍径，進行度，残胃容量を考慮して術式を決定する。
- 胃上部癌に対する TG は，肛門側のマージンを長く確保することができ，根治的な郭清が可能であるため，有効な術式であるように思われる。しかしながら，日本の胃癌治療ガイドライン第 5 版では，一部の早期癌に対する PG を推奨した。
- TG 後には術後の長期合併症として貧血と体重減少がしばしば起こり，最適な切除範囲という点で議論の余地があった。
- また，過去の小規模な臨床試験では，胃上部 1/3 の早期癌に対する PG は，根治性および安全性という点で適切な術式で胃の生理的機能を温存することが可能であり，また TG と同様の生存率が得られると報告されている。
- したがって本試験は，胃上部 1/3 の早期癌に対する PG の根治性および安全性について，術後合併症と生存率の観点からデザインされた後ろ向き多施設共同臨床試験である。

2 研究目的

- 胃上部 1/3 に発生した早期胃癌に対する PG と TG の術後合併症の発症率および生存率を比較することにより，PG の安全性と有用性について検討する。

3 対象：どのようにして症例選択バイアスを回避しているか

(1) 適格症例と登録状況

1) 適格症例

＜ PG 群＞

- D1 ＋ β リンパ節郭清
- 上部 2/3 の胃切除術
- 食道胃吻合には 25mm のサーキュラーステープラーを使用
- 再建は胃管再建術を行った

＜ TG 群＞

- D2 リンパ節郭清
- 食道空腸再建には 25mm のサーキュラーステープラーを使用
- 再建は Roux-en Y 再建法を用いた

  ※腫瘍の遺残（R）および病理学的ステージングには UICC の分類を使用

2) 登録状況 （図2）

- 1990 ～ 2010 年に 457 例が登録された。
- 322 例にプロペンシティ・スコア・マッチングで評価。
- TG 群 75 例，PG 群 75 例が登録された。
- 術式の選択は術者が決定した。

図2 登録症例（Key 論文より）

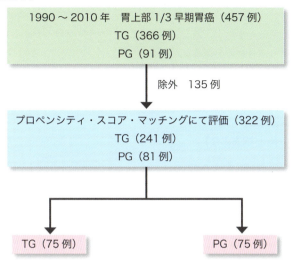

(2) 除外症例

- 遠隔転移症例
- 郭清リンパ節が15個未満の症例
- 悪性疾患の既往のある症例
- 残胃癌の症例
- 血液疾患を併存疾患として有する症例
- 緊急手術症例
- 化学療法中の症例
- 開胸による食道切除術を要した症例

4 結果

(1) 臨床病理学的特徴（表1）

- PG群とTG群では，マッチング前には年齢，切離断端陽性/陰性，腫瘍進行度，リンパ節郭清個数，脾摘の有無，他臓器合併切除において有意差を認めた。
- プロペンシティ・スコア・マッチングの後，PG群とTG群のすべての共変量の差は10%未満となった。

(2) 周術期の合併症，死亡率と生存率，予後因子（表2，図3，表3）

- Grade Ⅱ, Ⅲ, Ⅳの周術期合併症の発症率は PG群 18.6%，TG群 20% であった。
- 縫合不全，腹腔内膿瘍，膵液瘻を含む主な手術関連合併症の発症率に有意差を認めなかった。
- しかしながら，逆流性食道炎と吻合部狭窄の発生率はPG群で有意に高値であった。
- 術後30日間の手術関連死亡率はTG群（1.3%：1例），PG群（5.3%：4例）とPG群で有意に高値であった。

　　　TG群の死因：1例－心筋梗塞

　　　　PG群の死因：2例－縫合不全に伴う敗血症性ショック，1例－呼吸不全，1例
　　　　　　　　　－大量出血

- 5年全生存率はPG群56.7%，TG群46.5%であった。しかしながら，StageⅠ，Ⅱ症例では有意差を認めなかった。
- 多変量Cox回帰分析では，術式は予後因子とならなかった。

表1 臨床病理学的特徴（Key論文より）

	マッチング前			マッチング後		
	PG (n = 91) (%)	TG (n = 366) (%)	p値	PG (n = 75) (%)	TG (n = 75) (%)	p値
年齢（歳）			0.012			0.56
＜65	29 (31.9)	179 (48.9)		19 (25.3)	37 (49.3)	
≧65	62 (68.1)	187 (51.1)		56 (74.7)	38 (50.7)	
性別			0.62			0.82
男性	70 (76.9)	239 (65.3)		57 (76)	55 (73.3)	
女性	21 (23.1)	127 (34.7)		18 (24)	20 (26.7)	
腫瘍径 (cm，mean±SD)	3.8±4.3	5.6±6.04	0.72	3.6±5.1	4.8±5.6	0.93
Lauren分類			0.18			0.23
腸型	52 (57.1)	201 (55)		43 (57.3)	30 (40)	
びまん型	19 (20.9)	115 (31.4)		15 (20)	23 (30.7)	
混合型	11 (12.1)	18 (4.9)		9 (12)	7 (9.3)	
鑑別困難	9 (9.9)	32 (8.7)		8 (10.7)	15 (20)	
TNM			0.009			0.07
Ⅰ	28 (30.8)	66 (18)		26 (34.7)	23 (30.7)	
Ⅱ	32 (35.1)	116 (31.7)		29 (38.7)	31 (41.3)	
Ⅲ	23 (25.3)	96 (26.3)		19 (25.3)	12 (16)	
Ⅳ	8 (8.8)	88 (24)		1 (1.3)	9 (12)	
切離断端			0.031			＞0.999
陽性	8 (8.8)	11 (3)		1 (1.3)	0 (0)	
陰性	83 (91.2)	355 (97)		74 (98.7)	75 (100)	
郭清リンパ節個数 (mean；sd±)	20.52 (±10.4)	37.29 (±18.7)	＜0.001	25.73 (±12.3)	31.05 (±15.6)	0.56
転移陽性リンパ節個数 (mean；sd±)	3.2 (±2.7)	9.2 (±4.6)	0.003	2.9 (±3.1)	4.6 (±5.6)	0.67
脾摘			＜0.001			0.73
あり	11 (12.1)	197 (53.8)		0 (0)	9 (12)	
なし	80 (87.9)	169 (46.2)		75 (100)	66 (88)	
他臓器合併切除	3 (3.3)	44 (12)	＜0.001	1 (1.3)	6 (8)	0.25

表2 周術期死亡率と合併症発症頻度（Key論文より）

	PG（n＝75）（%）	TG（n＝75）（%）	p値
死亡率	4（5.3）	1（1.3）	0.04
合併症罹患率（≧Grade II）			0.084
なし	61（81.4）	60（80）	
あり	14（18.6）	15（20）	
縫合不全	3（4）	1（1.3）	ns
逆流性食道炎	9（12）	2（2.6）	＜0.001
吻合部狭窄	5（6.6）	1（1.3）	0.002
肺炎	3（4）	5（6.6）	ns
腹腔内膿瘍	1（1.3）	2（2.6）	ns
膵液瘻	1（1.3）	2（2.6）	ns
心血管疾患	1（1.3）	1（1.3）	ns
胸水	1（1.3）	2（2.6）	ns
出血	3（4）	3（4）	ns
呼吸不全	1（1.3）	3（4）	ns

図3 PG群とTG群の5年全生存率の比較（Key論文より）

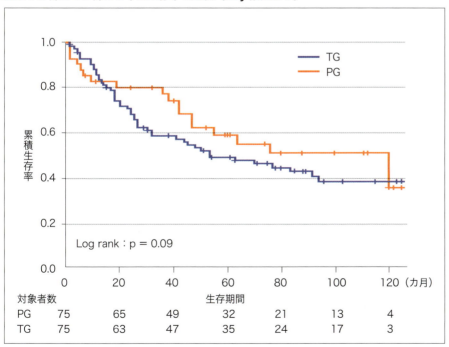

表3 5年全生存率に関する因子解析結果（Key 論文より）

変数	RR	CI	p値
年齢（歳） 65 ≦ vs ＞ 65	1.34	0.8-2.0	0.17
性別 男性 vs 女性	1.1	0.71-1.69	0.65
壁進達度（T） T1 vs T2	1.87	1.45-2.4	< 0.001
リンパ節転移 なし vs あり	2.0	1.45-2.8	< 0.001
腫瘍の遺残 R0 vs R1	3.0	1.07-8.6	0.03
術式 PG vs TG	0.95	0.46-1.9	0.9

Key 論文の影響－ガイドラインやその他の研究

- 本 Key 論文はわが国の胃癌治療ガイドライン第5版に引用されていないものの，イタリアから Gastric Cancer 誌に掲載された論文であり，欧州の考え方を示したものである。
- 一方，わが国の胃癌治療ガイドライン第5版において，胃上部（U）領域の胃癌に対する術式としては胃全摘術（TG）と噴門側胃切除術（PG）が挙げられており，早期胃癌症例では全生存率は同等とされている。Clinical Question（CQ）には以下の3つの論文が引用されている（「読んでおきたい関連論文」1～3に記載・参照）。
  ① Jung DH ら[1]のレビューでは PG の吻合部関連合併症も同等の頻度であることを示している。
  ② Ichikawa ら[2]によると PG は体重維持，胃切除後貧血に対し有効な術式であり，腫瘍学的見地からも TG と同等であるとしている。
  ③ Takiguchi ら[3]の研究によると体重減少，間食の必要性，下痢，ダンピング症状において PG が TG よりも良好であったとしている。
- 以上から，胃癌治療ガイドライン第5版においては「U 領域の cT1 N0 の腫瘍に対して，選択肢の一つとして PG を弱く推奨する」としている。
- 前述のとおり，欧米では PG の報告例は比較的少数であり，TG に比較すると懐疑的である。
- 本 Key 論文は胃癌治療ガイドライン第5版に引用はされていないが，2018年に Gastric Cancer 誌に掲載され，PG 術後の機能的な問題を指摘し，TG のほうが優れているのではないかと指摘している。
- 今後，PG が世界的に認められるためには，腫瘍学的な側面や術後の患者 QOL の観点からの研究を進める必要がある。

読んでおきたい関連文献

1) Jung DH, et al: Proximal Gastrectomy for Gastric Cancer. J Gastric Cancer 2015; 15: 77-86.
2) Ichikawa D, et al: Long-term outcomes of patients who underwent limited proximal gastrectomy. Gastric Cancer 2014; 17: 141-5.
3) Takiguchi N, et al: Long-term quality-of-life comparison of total gastrectomy and proximal gastrectomy by postgastrectomy syndrome assessment scale (PGSAS-45) : a nationwide multi-institutional study. Gastric Cancer. 2015; 18: 407-16.
4) Nomura E, et al: Functional evaluation comparing the double-tract method and the jejunal interposition method following laparoscopic proximal gastrectomy for gastric cancer: an investigation including laparoscopic total gastrectomy. Surg Today 2018; 49: 38-48.
5) Ueda Y, et al: Laparoscopic proximal gastrectomy for early gastric cancer. Surg Today 2017; 47: 538-47.

今後の課題と論点

● 胃上部早期癌に対する手術は，まだ議論が多い。本 Key 論文のように欧州では胃全摘術が主流であり，わが国では噴門側胃切除術が試みられている。
● 残念ながら，いわゆるレベルの高いエビデンスが少ない理由は，これまで胃上部早期癌の頻度が少ないこと，数々の再建術式 ［食道残胃吻合（観音開き法，ソフィー法），食道胃管吻合法，ダブルトラクト法，空腸間置法など］ があることに起因していると思われる。
● 腫瘍学的安全性という点においては，どのような再建術式であろうとも噴門側胃切除術で R0 の手術を行うことができれば，腫瘍学的安全性は保たれているという報告が多い。
● 一方，再建法により，手技の安全性，術後患者 QOL，遠隔合併症などの評価はさまざまである。
● 今後，レベルの高い研究により，術式（胃の切除法，リンパ節郭清範囲）の腫瘍学的安全性の評価，再建術の手技的安全性の評価や患者の術後 QOL の評価などを進めていく必要があると思われる。

Q1 に対する臨床判断：私はこう考える！

- 症例問題の画像は，胃体上部の 35mm の潰瘍を伴う 0-Ⅱa＋Ⅱc 病変であり，生検で高分化腺癌であった（図4）。
- 遠隔転移を認めず，根治手術が可能である。
- 胃上部 1/3 の早期胃癌であり，本論文より根治性の高さ，死亡率の低さ，術後の QOL を考慮し腹腔鏡下噴門側胃切除術を施行した。再建は細径胃管再建法を施行した。
- 選択肢 a：ESD の適応は潰瘍および潰瘍瘢痕のない 2cm を超える分化型粘膜内（M）癌，および，潰瘍もしくは潰瘍瘢痕を有する 3cm 以下の分化型粘膜内癌（M）癌である。不正解。
- 選択肢 b：噴門側胃切除術と胃全摘術では統計学的に生存率に有意差を認めなかった。不正解。
- 選択肢 c：同上。不正解。
- 選択肢 d：正解。
- 選択肢 e：胃上部 1/3 の Stage Ⅰ，Ⅱ症例の 5 年全生存率は術式によって有意差を認めない。また，多変量解析からも術式は予後因子とはならない。不正解。

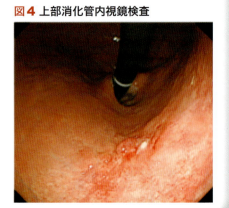

図4 上部消化管内視鏡検査

Q1 正解：d

Q3. 臨床判断のための Key 論文および周辺知識の確認！

問）2018年にイタリア胃癌研究グループ（GIRCG）からGastric Cancerに発表された多施設共同研究について正しい記載に〇，誤った記載に×をつけよ。

1. 本試験は，胃上部 1/3 の早期胃癌に対する PG の安全性と有効性を TG と比較し検討した多施設共同試験である。
2. 本試験によると，PG 術後は逆流性食道炎および吻合部狭窄の発症率が高い。
3. 本試験によると，胃上部 1/3 の早期胃癌に対して PG を施行した症例では，TG を施行した症例と比較して 5 年全生存率が良好である。
4. 本試験によると，胃上部 1/3 の早期胃癌に対する術式選択（PG か TG か）は予後因子とはならない。
5. 胃上部 1/3 の早期胃癌に対する TG は，PG と比べ手術関連死の発生率が高い。

Q3 正解：1. 〇　2. 〇　3. ×　4. 〇　5. ×

【長澤由依子】

胃癌：早期癌に対する手術

3. 早期胃癌に対する幽門保存胃切除術（PPG）の適応

Q1. あなたの臨床判断は？

症例問題

48歳の女性。生来健康。上腹部不快感を主訴に近医を受診した。上部消化管内視鏡検査で胃体中部後壁に図1の所見を認め，生検で低分化腺癌の診断にて，当科紹介となった。

上部消化管造影検査では図2の所見を認めた。腹部造影CT検査では，リンパ節転移や遠隔転移の所見は認めなかった。

本症例に関する以下の問いで適切でないものを1つ選べ。

a. 腫瘍の局在は，M領域の後壁である。
b. 粘膜に浅い陥凹を認め，0-IIc病変と判断した。
c. 3cm以上の肉眼的粘膜内癌（cT1a），低分化腺癌，UL1と判断される症例であり，内視鏡的粘膜下層剥離術（endoscopic submucosal dissection：ESD）の適応外と判断した。
d. 幽門輪から腫瘍肛側端までの距離が5cm以上あるため，D1+のリンパ節郭清を行う幽門保存胃切除術（pylorus-preserving gastrectomy：PPG）を計画した。
e. PPGは，ダンピング症状を抑える効果があるものの，術後の胆石の発生頻度には影響しない。

（正解は87～88ページ）

図1 上部消化管内視鏡検査

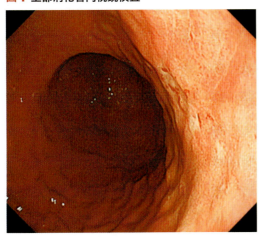

図2 上部消化管造影検査

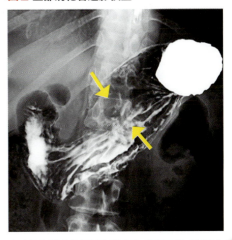

Q2. 臨床判断のための Key 論文および周辺知識にチャレンジ！

問）2017年にGastric Cancerに報告された研究「早期胃癌に対する幽門保存胃切除術：多施設コホート研究（PPG vs DG）」の記載について正しいものに〇，誤ったものに✕をつけよ。

1. 幽門保存胃切除（PPG）群と幽門側胃切除（DG）群の比較では，両群間で全生存期間に有意差を認めなかった。
2. PPG 群は DG 群と比べて，無再発生存期間は有意に短かった。
3. PPG 群と DG 群は，術後残胃癌の発症率に有意差を認めなかった。
4. 早期胃癌に対する PPG の腫瘍学的安全性に関するランダム化比較試験は，現在まで行われていない。
5. PPG 群は DG 群と比べて，術後の食事摂取も良好であり，入院期間が有意に短かった。

Q2 正解：1. 〇　2. ✕　3. 〇　4. 〇　5. ✕

治療前診断

●胃体中部後壁に存在する，0-Ⅱc 病変→胃癌（生検：低分化腺癌）。
●深達度 cT1a（M）で，リンパ節転移や遠隔転移は認めず，cStage ⅠA と判断した。また，幽門輪からの距離は 5cm 以上ある。

治療前に求められる臨床判断

●腫瘍学的に適切な胃切除範囲は？
●定型手術と縮小手術の相違点は？
　　　−郭清リンパ節の違いは？
　　　−全生存率・無再発生存率に違いはあるか？
　　　−残胃癌の発症率は？
●術後合併症の違いは？
　　　−幽門周囲の血管・神経温存の必要性は？
　　　−胃内容排出遅延（DGE）はどうか？

幽門保存胃切除術
（縮小手術）
A

幽門側胃切除術
（定型手術）
B

M 領域の早期胃癌の
適切な術式選択は？

本項のテーマ

M領域の早期胃癌に対する適切な胃の切除範囲を吟味する！
幽門保存胃切除術は推奨しうる術式か？
　A. 幽門保存胃切除術（縮小手術）
　B. 幽門側胃切除術（定型手術）

- 幽門保存胃切除術（PPG）は本来，消化性潰瘍を対象として提唱された機能温存手術であり，胃貯留能と消化吸収機能を高めるものである。
- 消化性潰瘍に対して行われていたPPGにリンパ節郭清を加え，さらに腹腔鏡補助下手術として施行することで，根治性と低侵襲性を兼ね備えた早期胃癌手術として定着しつつある。
- PPGの利点として①ダンピング症状の減少，②術後鉄欠乏症の減少，③術後の体重回復が良好，④食後の高血糖を抑え，膵外分泌機能の負担を抑制，⑤術後胆石の発症低下，⑥残胃炎や逆流性食道炎の予防，⑦残胃癌の発症抑制の可能性が挙げられる。
- 一方，PPGの欠点は，①術後早期にもたれ感を訴える（術後胃内容排出遅延：DGE），②長期にわたり残渣が胃内に停滞する，③残胃潰瘍の発症が挙げられる。

＜PPGの手術の特徴（図3, 4）＞
- 貯留能を発揮させるため，胃上部を1/3以上残す。
- 胃の十二指腸側切離線は幽門輪から2.5cm以上離す。
- 胃周囲の自律神経を温存し，D1＋No.11pリンパ節の郭清を行う。また，右胃動脈は温存し，No.5リンパ節は右胃動脈の内側のみの郭清とする。
- 左胃動脈は迷走神経腹腔枝を分岐した末梢で切離する（図4）。
- 本項の目的は，早期胃癌に対する幽門保存胃切除術の手術成績を定型手術と比較し，腫瘍学的予後の評価を行うことである。

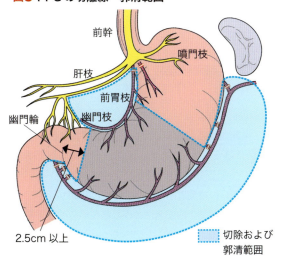

図3 PPGの切離線・郭清範囲

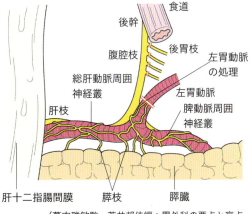

図4 迷走神経腹腔肢の温存

（幕内雅敏監，荒井邦佳編：胃外科の要点と盲点
第2版．文光堂，2009．より引用改変）

臨床判断のための Key 論文はこれだ！

Gastric Cancer 2017; 20: 709-17.

Oncological outcomes of function-preserving gastrectomy for early gastric cancer: a multicenter propensity score matched cohort analysis comparing pylorus-preserving gastrectomy versus conventional distal gastrectomy.

Aizawa M, Honda M, Hiki N, Kinoshita T, Yabusaki H, Nunobe S, Shibasaki H, Matsuki A, Watanabe M, Abe T.

Quick Review
- わが国から 2017 年に発表された論文である。
- **研究デザイン**：3 施設の胃癌手術データベースを用いたコホート研究（プロペンシティ・スコア・マッチング）。
- **目的**：幽門保存胃切除術（PPG）と従来の方法［定型手術としての幽門側胃切除術（distal gastrectomy：DG）］を比べて，全生存率や無再発生存率などの腫瘍学的予後を比較する。
- **対象（比較群）**：従来法（定型手術：DG）vs 機能温存縮小手術（PPG）。
- **結論**：幽門輪から 4cm 離れた早期胃癌に対して，PPG は DG に比べて，腫瘍学的予後は同等であり，再発のリスクを増加させずに幽門機能の温存が可能である。

論文を読み解く！

1 研究背景

- 早期発見・早期治療により，胃癌による死亡率は減少している。なかでも，Stage I の早期胃癌は全体の約 60% を占め，その 5 年生存率は 90% を超える。
- そのため，疾患の根治だけではなく，術後の患者 QOL の維持も重要と考えられてきている。
- 胃潰瘍に対する機能温存手術として 1967 年に初めて報告された PPG は，幽門輪と前庭部の温存により，生理的な胃内容排出を維持し，また胆汁や膵液などの逆流を防止する術式であると考えられる。
- また，胃の定型手術後のダンピング症候群や体重減少を抑えるという報告がある。
- PPG の腫瘍学的安全性を示すべく，単施設後ろ向き研究がいくつか報告されているものの，PPG の手術手技において神経や血流の温存のため，結果として幽門部周囲のリンパ節郭清が不十分となっていたという報告もある。
- これまでの報告では，胃中部領域（M 領域）の早期胃癌の場合，幽門部周囲リンパ節への転移の可能性はごくわずかであり，PPG の腫瘍学的安全性は保たれていると考えられてきたが，十分な症例数の PPG が施行されておらず，統計学的解析が不可能であった。

- そこで今回，大規模なデータベースを後ろ向きに振り返り，PPGとDGの長期予後を比較した。

2 研究目的

(1) Primary Endpoint
- 早期胃癌に対する，機能温存手術（PPG）と従来手術（DG）の5年生存率（overall survival：OS）の比較（術後5年のOS）。

(2) Secondary Endpoint
- PPGとDGの5年無再発生存率（relapse-free survival：RFS）の比較を行う。
- 両群間における再発部位や術後有害事象（Clavien-Dindo分類）の検討。
- 両群間における残胃癌の発症頻度の比較。

3 対象：どのようにして症例選択バイアスを回避しているか

(1) 適格症例と登録状況

1) 適格症例（図5）
- 期間：2006年1月～2012年12月。
- 施設：新潟県立がんセンター・がん研究会有明病院・国立がん研究センター東病院（3施設）。
- リソース：両群ともに上記3施設の患者データを利用。
- 適応症例：組織学的に腺癌（adenocarcinoma）と診断された，cStage I（T1 N0, T2 N0, T1 N1）症例で，DGもしくはPPGを施行した症例。

図5 症例登録（Key論文より）

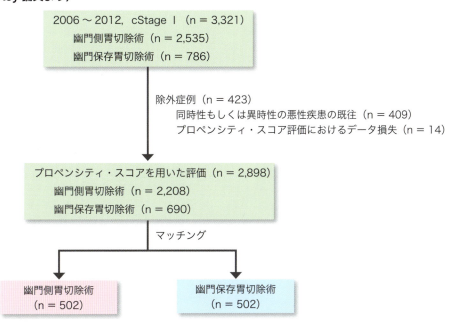

2）登録状況
- 対象期間にDG群2,535例，PPG群786例（合計3,321例）が登録された。
- 両群間に数の開きを認めたため，人口統計情報や腫瘍関連因子を38の因子に分け，周術期および術後の情報を伏せた状態で，プロペンシティ・スコア・マッチング後に比較検討が行われた。

（2）除外症例
- 同時性もしくは異時性の悪性腫瘍が存在した症例。
- 臨床データが十分に入手できなかった症例。

4 結果

（1）Primary Endpoint に関する結果

DGとPPGのOSの比較（図6）
- 観察期間中央値は48.6（1〜109.8）カ月。
- DG群：3年OS，5年OSはそれぞれ97.9％，96.6％であった。
- PPG群：3年OS，5年OSはそれぞれ98.7％，98.4％であった。
  ⇒統計学上，p＝0.07であり，DG群とPPG群の間に有意差を認めなかった。
- 全死亡例におけるPPGのハザード比は0.475（95％ CI 0.207-1.089；p＝0.07）であった。
- 術後死亡の16例のうち，原病死は6例であった。

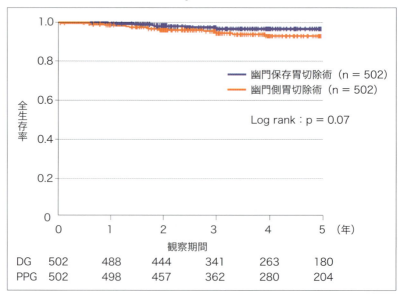

図6 DGとPPGのOSの比較（Key 論文より）

(2) Secondary Endpoint に関する結果
1）DG と PPG の RFS の比較（図7）
- DG 群の3年 RFS および5年 RFS はそれぞれ 98.0％，98.0％であるのに対し，PPG 群の3年 RFS および5年 RFS はそれぞれ 99.5％，99.5％であり，両群間に有意差を認めなかった。
  ⇒ DG 群と PPG 群の間に有意差を認めなかった。
- 全死亡例における PPG のハザード比は 0.393（95％ CI 0.116-1.331；p = 0.12）であった。

2）術後合併症（有害事象）の比較（DG vs PPG）（表1）
- Clavien-Dingo 分類 Grade III 以上の有害事象発症率に有意差を認めなかった。
- 表には示されていないが，Grade I or II のつかえ感は，DG 群と PPG 群でそれぞれ，1.8％と 1.4％の症例に認めた。
- 有害事象に有意差はなかったものの，入院期間は有意に PPG 群で長かった。

3）術後再発形式の比較（DG vs PPG）（表1）
- 再発の発生頻度に有意差を認めなかった。
- 再発形式は，ともに腹膜転移および肝転移に比較的頻度が高かった。

4）残胃癌発生の比較（DG vs PPG）
- DG 群で4例（0.8％），PPG 群で8例（1.6％）であり，有意差を認めないものの，PPG 群で高い発症率であった。術後の内視鏡的なサーベイランスが 582 例に施行されていないこともあり，詳細な検討は不可能であった。

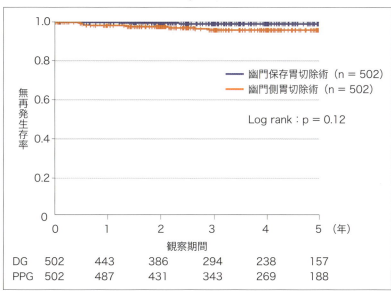

図7 DG と PPG の RFS の比較（Key 論文より）

表1 術後合併症と予後および残胃癌の発症（Key 論文より）

	DG (n = 502)	PPG (n = 502)	p 値
入院期間（日）	10（7～41）	11（7～78）	＜ 0.001
術後合併症（＞ Grade Ⅲ）			
なし	485（96.6%）	485（96.6%）	0.569
あり	17（3.4%）	17（3.4%）	
吻合不全	3（0.6%）	3（0.6%）	―
術後出血	1（0.2%）	0（0%）	
膵液瘻	4（0.8%）	5（1.0%）	
腹腔内膿瘍	2（0.4%）	1（0.2%）	
吻合部狭窄	1（0.2%）	3（0.6%）	
その他	6（1.2%）	5（1.0%）	
術後再発			
なし	484（96.4%）	498（99.2%）	0.192
あり	8（1.6%）	4（0.8%）	
腹膜	3（0.6%）	2（0.4%）	0.521
肝臓	3（0.6%）	1（0.2%）	
その他	2（0.4%）	1（0.2%）	
予後			
生存	486（96.8%）	493（98.2%）	0.488
原病死	4（0.8%）	2（0.4%）	
他病死	7（1.4%）	3（0.6%）	
残胃癌の発症			
なし	242（48.2%）	166（33.1%）	0.082
あり	4（0.8%）	8（1.6%）	
詳細不明	264（51.0%）	318（65.3%）	

5 結論

- 早期胃癌に対する PPG と DG を十分な症例数で症例マッチングを行った研究は本研究が初めてである。
- 腫瘍学的な観点から，PPG は DG と同等の成績であることが示された。
- すなわち，再発のリスクを上昇させることなく，幽門輪機能を温存することが可能であり，DG に比べてより生理的な PPG は，広く受け入れられ推奨される術式である。

予想外の結果

- 術後の合併症発症率は両群間に有意差を認めないにもかかわらず，入院期間は PPG 群において有意に延長した［DG 群：10（7～41）日，PPG 群：11（7～78）日］。本論文の著者らは，これは過去の報告とも矛盾しないと考えている。
- ⇒一般的に，胃幽門部周囲のリンパ節郭清を行うことにより，術後に胃排出経路に浮腫をきたし，胃内容排出遅延（DGE）を引き起こす。本研究に参加した施設の熟練した外科医は，神経や血管の温存による術後有害事象の発生を最小限にしているた

- め，胃内容物の停滞頻度は低いと考えられる。しかしながら，微妙な食事開始のタイミングの遅れなどにより，入院期間がわずかに延長している可能性があると考えている。
- 残胃癌の原因の1つとして，胆汁と膵液の逆流による残胃粘膜の障害が考えられている。PPGでは，十二指腸液の残胃への逆流を妨ぎ，残胃炎を和らげると予想される。しかしながら，PPGにおける術後残胃癌の発生頻度は決して低いものではなく，過去の報告では0.8〜4.3%の頻度で発症するとされている。
- 本研究の結果においても，有意差は認めないものの，PPGにおいて残胃癌の発生率が高くなっているように思われる［DG群：4例（0.8%），PPG群：8例（1.6%）］。
  ⇒本Key論文の著者らはこの要因について，内視鏡的フォローアップされている症例が多くないこと，また観察期間に関しても十分でないとしており，本研究の結果のみではPPGが残胃癌の発症率を高める可能性については論じることはできないと述べている。

Key論文の影響－ガイドラインやその他の研究

1）胃癌治療ガイドライン第5版（2018年）での記載
- PPG後の5年OSは全生存期間96〜98%と良好な結果が報告されている。
- プロペンシティ・スコア・マッチングによるT1 N0を対象とした幽門側胃切除術との比較でも，術後5年OS，3年RFSにおいて，両群間に差がないことが示された。

2）腹腔鏡下幽門保存胃切除術の手術成績は？
- 胃体中部の早期胃癌（cT1 N0）に対する腹腔鏡下幽門側胃切除術（LADG）と腹腔鏡下幽門保存胃切除術（LAPPG）の手術成績を比較した研究結果が韓国から報告されている（Suh YS, et al: Ann Surg 2014）。
- 2003年から2011年にソウル国際大学でLADGを行った176例（LADG群）と，LAPPGを行った116例（LAPPG群）の長期成績を比較した報告である。
- その報告では，3年RFSはLADG群98.8%，LAPPG群98.2%であり，両群間に有意差を認めなかった（p＝0.702）（図**8**）。
- また，術後3年以内の胆石症発症率はLADG群で有意に高いとの結果であった。

図8 LADG vs LAPPG の比較検討

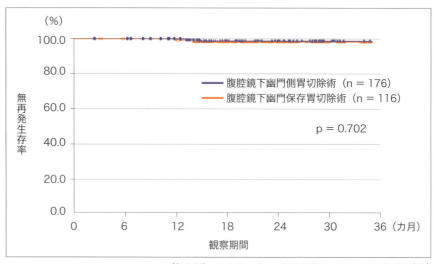

(Suh YS, et al: Ann Surg 2014; 259: 485-93. より引用改変)

読んでおきたい関連文献

1) Tsujiura M, et al: Excellent long-term prognosis and favorable postoperative nutritional status after laparoscopic pylorus-preserving gastrectomy. Ann Surg Oncol 2007; 24: 2233-40.
2) Fujita J, et al: Assessment of postoperative quality of life following pylorus-preserving gastrectomy and Billroth-I distal gastrectomy in gastric cancer patients: results of the nationwide postgastrectomy syndrome assessment study. Gastric Cancer 2016; 19: 302-11.

今後の課題と論点

1）本研究の問題点
- 後ろ向きなケース・コントロール研究であり，たとえプロペンシティ・スコア・マッチングを行ったとしても，すべてのバイアスを取り除くことはできない．具体的には，PPG のほうが DG より圧倒的に施行症例が少なく，3/4 の症例が DG 群から除外されてしまったことが，結果に影響を及ぼした可能性がある．
- 本研究は日本の 3 施設のデータベースを用いた研究である．全世界では早期胃癌は一般的でない地域もあり，早期胃癌を多く発見できる国・地域でのみ PPG は適応できるものかもしれない．
- 現時点では，PPG の術式自体がまだ完全には確立されておらず，神経や血管の温存に関しては，各施設の方針や外科医の能力に委ねられている．しかしながら，リンパ節郭清の質が十分にコントロールされている事実も，結果を解釈するうえで十分に考慮されるべきである．

- PPG が胃切除後の障害を軽減するかどうかはさらなる研究が必要である。

2）今後「早期胃癌における DG vs PPG」という RCT が必要か？

- 腫瘍学的予後や術後の有害事象を RCT で検証する価値はあると考えられるが，PPG が縮小手術という特殊な立ち位置で推奨されていること，また術者や施設の熟練度も関与することから，必要性は比較的少ないと思われる。

Q1 に対する臨床判断：私はこう考える！

- **上部消化管内視鏡検査**：胃体中部後壁の 4cm 大の 0-IIc 病変。生検で低分化腺癌。
- **上部消化管造影検査**：胃体中部の腫瘍は，幽門輪より 4cm 以上離れている。
- **腹部造影 CT 検査**：リンパ節転移や遠隔転移を認めない。

  →以上より T1a(M) N0 M0 cStage I と診断した。
- **施行術式**：腹腔鏡下幽門保存胃切除術，D1+郭清が推奨される。
- **選択肢 a**：正しい。
- **選択肢 b**：正しい。内視鏡所見のとおりである。
- **選択肢 c**：正しい。わが国の胃癌治療ガイドライン第 5 版（2018 年）によると，2cm を超える M 癌（T1a）で未分化型の場合，リンパ節転移頻度は 4.3 ～ 7.9% と高率であり（**表2**），ESD は推奨できない。

表2 早期胃癌のリンパ節転移頻度
（国立がん研究センター中央病院，がん研有明病院）

深達度	潰瘍	分化型		未分化型		脈管侵襲
M	UL0	≦2cm	>2cm	≦2cm	>2cm	Ly0, V0
		0%（0/437）	0%（0/493）	0%（0/310）	2.8%（6/214）	
		0～0.7%	0～0.6%	0～0.96%	1.0～6.0%	
	UL1	≦3cm	>3cm	≦2cm	>2cm	
		0%（0/488）	3.0%（7/230）	2.9%（8/271）	5.9%（44/743）	
		0～0.6%	1.2～6.2%	1.2～5.7%	4.3～7.9%	
SM1		≦3cm	>3cm			
		0%（0/145）	2.6%（2/78）	10.6%（9/85）		
		0～2.6%	0.3～9.0%	5.0～19.2%		

上段：リンパ節転移率，下段：95％信頼区間　（日本胃癌学会編：胃癌治療ガイドライン第 5 版. 金原出版，2018，p24. より引用）

- 選択肢 d：正しい。M 領域の早期胃癌であり，幽門輪から 4cm 以上十分に離れている症例である。腫瘍学的には PPG と DG は同等であり，術後愁訴や栄養状態において良好であると考えられ，推奨される術式である。
- 選択肢 e：後ろ向きアンケート調査などから，下痢，ダンピングなどの症状が軽度であること，また術後栄養状態が良好であることや胆石発生が少ないことが報告されている。よって誤り。

Q1 正解：e

Q3. 臨床判断のための Key 論文および周辺知識の確認！

問）2017年にGastric Cancerに報告された研究「早期胃癌に対する幽門保存胃切除術：多施設コホート研究（PPG vs DG）」についての記載において正しいものに〇，誤ったものに✕をつけよ。

1. 本研究では，プロペンシティ・スコア・マッチングを行うことにより，できる限り対象症例の偏りをなくそうとしている。
2. PPG 群は DG 群より有意に入院期間が延長した。
3. PPG 群と DG 群は，OS において有意差を認めなかった。
4. PPG 群は DG 群より有意に無再発生存期間が延長した。
5. PPG 群と DG 群は，残胃癌の発症率に有意差を認めなかった。

Q3 正解：1. 〇　　2. 〇　　3. 〇　　4. ✕　　5. 〇

【中沼寛明】

胃癌：進行癌に対するリンパ節郭清

4. 進行胃癌に対する至適リンパ節郭清

Q1. あなたの臨床判断は？

症例問題

70歳の男性。息切れを主訴に近医を受診した。血液検査で貧血を認め，上部消化管内視鏡検査で図1の所見を認めた。生検で腺癌の診断にて，当科紹介となった。

上部消化管造影検査では図2の所見を認めた。腹部造影CT検査では図3の所見を認め，明らかなリンパ節転移や遠隔転移の所見は認めなかった。

本症例に関する以下の問いで適切でないものを1つ選べ。

a. 腫瘍の局在は，胃角部から胃前庭部の小彎である。
b. 3型の進行胃癌である。
c. 造影CT検査では，腹膜播種や膵浸潤を認めず，幽門側胃切除術か胃全摘術を行う。
d. T2以深の進行癌であり，5cm以上の口側断端距離を確保することが望ましい。
e. 予防的リンパ節郭清のため，脾摘を伴うD2リンパ節郭清を行う。

（正解は99ページ）

図1 上部消化管内視鏡検査

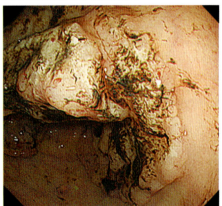

図2 上部消化管造影検査

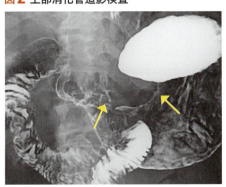

図3 腹部造影CT検査

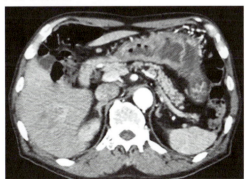

Q2. 臨床判断のための Key 論文および周辺知識にチャレンジ！

問）1999年にN Engl J Medに報告された研究「胃癌に対する拡大リンパ節郭清」についての記載において正しいものに○，誤ったものに×をつけよ。

1. 胃癌に対する至適リンパ節郭清はD2リンパ節郭清であることを示した。
2. D1リンパ節郭清群はD2リンパ節郭清群と比べて，再発率が有意に高かった。
3. D2リンパ節郭清群とD1リンパ節郭清群の比較では，術後合併症発症率に有意差を認めなかった。
4. D2リンパ節郭清群はD1リンパ節郭清群と比較して，入院日数が有意に長かった。
5. サブグループ解析の結果では，pStage Ⅱ，ⅢAでは，D2リンパ節郭清群はD1リンパ節郭清群と比べ有意に生存率が長かった。

Q2 正解：1. ×　2. ×　3. ×　4. ○　5. ×

治療前診断

- 前庭部から胃角部の小彎を主体とする3型進行胃癌である。
- 深達度SS以深（膵浸潤なし）でリンパ節や遠隔転移を認めず，cStage ⅡAと判断される。また，十二指腸浸潤は認めない。

術前に求められる臨床判断

- 腫瘍学的に適切な切除範囲および術式は？
    - 定型的な幽門側胃切除術？　いわゆる亜全摘術？　胃全摘術？
    - 適切な郭清リンパ節の範囲は？
    - 脾臓および膵尾部の合併切除の必要性は？
- 術式による術後合併症の違いは？
    - 術式による術後合併症の発症頻度の違いは？
    - 全生存率や無再発生存率は術式に影響されるのか？

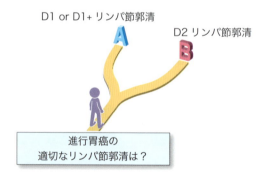

本項のテーマ

進行胃癌に対する適切なリンパ節郭清範囲を吟味する！
A. D1 or D1＋リンパ節郭清
B. D2リンパ節郭清

＊参考（胃癌治療ガイドライン第5版）
- 胃癌診療ガイドライン第5版においては，胃癌に対する治癒を目的とした標準的胃切除を「定型手術」とよび，胃の2/3以上切除とD2リンパ節郭清をするものと定義されている．
- それに対して，進行度に応じて切除範囲やリンパ節郭清を縮小させるなど，定型手術に満たないものを「縮小手術」と定義している（D1もしくはD1＋リンパ節郭清を含む）．
- リンパ節郭清の適応の原則は，cN（＋）またはT2以深の腫瘍に対してはD2リンパ節郭清を，cT1 N0腫瘍に対しては，D1またはD1＋リンパ節郭清を行うことである．術前・術中の深達度診断には限界があり，疑わしい場合は原則的にD2リンパ節郭清を行う．
- 図4，5にリンパ節郭清範囲の定義を示す．

図4 幽門側胃切除術のリンパ節郭清
D0：D1に満たない郭清
D1：No.1, 3, 4sb, 4d, 5, 6, 7
D1＋：D1＋No.8a, 9
D2：D1＋No.8a, 9, 11p, 12a

図5 胃全摘術のリンパ節郭清
D0：D1に満たない郭清
D1：No.1〜7
D1＋：D1＋No.8a, 9, 11p
D2：D1＋No.8a, 9, 11p, 11d, 12a

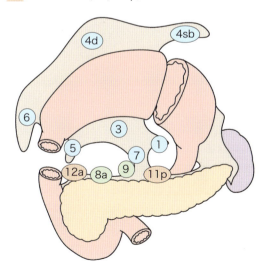
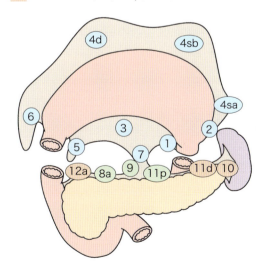

（日本胃癌学会編：胃癌治療ガイドライン第5版．金原出版，2018, p.13．より引用改変）

●本項で示した Key 論文は，1990 年代後半に発表された論文であり，示された結果は，現在のわが国の胃癌治療ガイドラインで推奨されている治療法とは異なるものの，胃癌に対するリンパ節郭清範囲について検証された有用な臨床研究であると考えられるため，本項で解説することとした。

臨床判断のための Key 論文はこれだ

N Engl J Med 1999; 340: 908-14.

Extended lymph-node dissection for gastric cancer.

Bonenkamp JJ, Hermans J, Sasako M, van de Velde CJ, Welvaart K, Songun I, Meyer S, Plukker JT, Van Elk P, Obertop H, Gouma DJ, van Lanschot JJ, Taat CW, de Graaf PW, von Meyenfeldt MF, Tilanus H; Dutch Gastric Cancer Group.

Quick Review ●オランダから 1999 年に発表された論文である（Dutch trial）。

●**研究デザイン**：オランダの 80 施設で施行された胃癌手術に対する無作為化比較試験（RCT）。

●**目的**：胃癌に対する D1 および D2 リンパ節郭清を比較し，入院期間や術後合併症，術後死亡率などの短期成績および全生存率や無再発生存率などの腫瘍学的予後を検討する。

●**対象（比較群）**：D1 リンパ節郭清群 vs D2 リンパ節郭清群（脾門部の十分なリンパ節郭清のため，適宜脾摘および膵尾部切除術を行った）。

●**結論**：D2 リンパ節郭清群では短期成績（術後合併症や入院期間）が不良であり，腫瘍学的な長期予後（全生存率や無再発生存率）は同等であった。これらの結果から，胃癌治療として画一的な D2 リンパ節郭清は推奨されない。

論文を読み解く

1 研究背景

●オランダにおける癌の死因のうち，胃癌は第 4 位であり，これは人口 10 万人に対して 20 人の年間死亡率である。

●胃切除後の生存率に関しては，日本と欧米諸国の間には差がある。

●欧米では，日本に比べ術後合併症が多く入院期間も長期であるため，D2 リンパ節郭清が普及しなかった。

●一方，日本胃癌学会はリンパ節郭清を標準化し，D2 リンパ節郭清を定型手術とした。

●1990 年代後半では，欧米諸国でも D2 リンパ節郭清を受け入れている施設もある。

●イギリス・オランダにおいて RCT を行い，D2 リンパ節郭清の意義に関して報告されているが，いずれの臨床研究においても，短期成績は D2 リンパ節郭清で不良な

結果となっている。

●本 Key 論文は，オランダの RCT において，D2 リンパ節郭清の長期成績を評価した臨床研究に関するものである。

2 研究目的

(1) Primary Endpoint

●胃癌に対する D1 あるいは D2 リンパ節郭清が長期予後〔全生存率（overall survival：OS）〕に与える影響を明らかにする。

(2) Secondary Endpoint

●短期成績（術後合併症，入院期間，周術期死亡率）。

●根治切除後の無再発生存率。

●腫瘍因子の比較（深達度，リンパ節転移の有無，遠隔転移の有無）。

●術式の評価（胃全摘術か幽門側胃切除術か？　R0 手術を行うことができたか？　脾摘や膵部分合併切除術の有無）。

●リンパ節郭清および病理診断が適切に遵守されているか？

3 対象：どのようにして症例選択バイアスを回避しているか

(1) 適格症例と登録状況

1）適格症例

●無作為化比較試験（RCT）。

●術前にランダムに割り付けを行い，日本の指導医が手術に参加できない場合には不適格とした。

●登録期間：1983 年 8 月～ 1993 年 7 月。

●施設：オランダ国内 80 施設。

●適応症例：組織学的に胃腺癌（adenocarcinoma）と診断され，遠隔転移を伴わない，85 歳未満の症例。

2）登録状況（図6）

●対象期間中，胃癌患者 1,078 例が登録され，無作為に D1 群（539 例）と D2 群（539 例）に割り付けた。

(2) 除外症例

●同時性もしくは異時性の悪性腫瘍の既往が存在する症例。

●過去に胃切除術を受けている症例。

●指導者と手術日の調整ができなかった症例。

●日本の手術指導者との手術日の調整ができなかった症例は逸脱となった。遠隔転移を認める症例，非腺癌症例，全身状態が不良で適切なリンパ節郭清を行うことができなかった症例も逸脱となった。

図6 症例登録（Key 論文を基に作図）

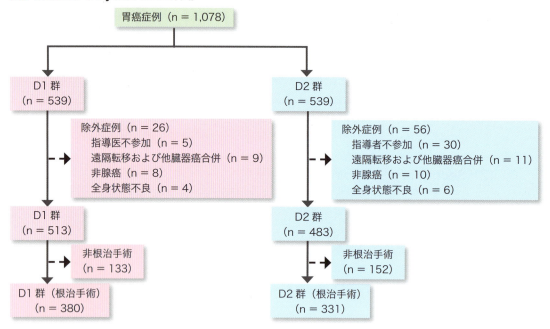

4 結果

（1）Primary Endpoint に対する結果

1）郭清リンパ節範囲による OS の比較（図7）
- 観察期間の中央値は 72（47〜98）カ月であった。
- 全症例（緩和手術を含む）：D1 リンパ節郭清群の 5 年 OS は 34±2.1％，D2 リンパ節郭清群の 5 年 OS は 33±2.2％であった。
- 根治手術が可能であった症例：D1 リンパ節郭清群の 5 年 OS は 45±2.6％，D2 リンパ節郭清群の 5 年 OS は 47±2.8％であった。
- 全症例および根治手術症例いずれも両群間で OS に有意差を認めなかった。
- 全死亡における D2 リンパ節郭清のハザード比は 1.09（95％CI 0.94-1.27）であった。
- 根治手術症例の D2 リンパ節郭清のハザード比は 1.00（95％CI 0.82-1.22）であった。

（2）Secondary Endpoint の結果

1）郭清リンパ節範囲による再発率の比較（図8）
- D1 リンパ節郭清群：5 年再発リスクは 43％であった。
- D2 リンパ節郭清群：5 年再発リスクは 37％であった。
- D1 リンパ節郭清群と D2 リンパ節郭清群の間に有意差を認めなかった。
- いずれのリンパ節郭清群においても再発率は高かったが，局所再発リスクは D2 リンパ節郭清において，低い傾向であった。

2）短期成績の比較（表1）
- Clavien-Dindo 分類 Grade Ⅲ以上の有害事象は，D2 リンパ節郭清群において有意に多かった。
- 入院日数は D2 リンパ節郭清において有意に長かった。

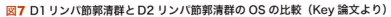

図7 D1リンパ節郭清群とD2リンパ節郭清群のOSの比較（Key論文より）

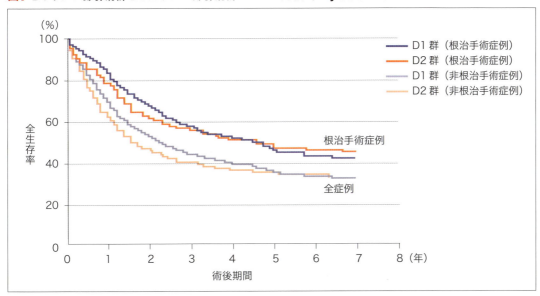

図8 D1リンパ節郭清群とD2リンパ節郭清群の生存率および再発率の比較（Key論文より）

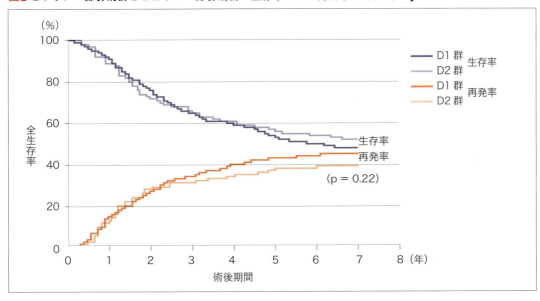

表1 短期成績の比較（Key論文より）

アウトカム	D1群（n＝380）	D2群（n＝331）	p値
入院期間（日）	14	16	＜0.001
術後合併症数（％）	94（25）	142（43）	＜0.001
周術期死亡数（％）	15（4）	32（10）	0.004

- 周術期死亡は D2 リンパ節郭清において多く発生した。
- 以上の結果から，短期成績はすべての検討項目で D2 リンパ節郭清群が不良との結果であった。

3) 生存率に関するサブグループ解析（表2）

- D2 リンパ節郭清群において，30％の症例でステージマイグレーション（術前診断と違う病理学的ステージとなること）が生じていた。
- そのため，根治切除が可能であった症例に限定し，病理学的ステージごとのサブグループ解析を行った。
- 5 年間の再発率は，D1 リンパ節郭清群では T1 14％，T2 48％，T3 83％であったのに対し，D2 リンパ節郭清群では，T1 11％，T2 40％，T3 72％であった。
- D2 リンパ節郭清は，局所再発リスクを減らすものの，再発する症例が多いとの結果であった。また長期成績においては，D1 リンパ節郭清との間に有意差を認めなかった。
- 特に，UICC stage II と III A においては，D2 リンパ節郭清により生存率を延長させる傾向を認めたが，有意差を認められなかった。

表2 サブグループ解析による生存率の比較（Key 論文より）

		D1 リンパ節郭清		D2 リンパ節郭清		
		症例数	生存率（％）	症例数	生存率（％）	
年齢	≦65	178	54	168	55	0.90
	＞65	202	38	163	40	0.87
深達度	T1	98	75	85	77	0.69
	T2	181	45	152	44	0.87
	T3	94	16	82	22	0.93
ステージ	I A	76	81	69	81	0.88
	I B	97	60	64	61	0.65
	II	105	38	66	42	0.29
	III A	70	11	72	28	0.07
	III B	16	13	39	13	0.61
	IV	12	0	18	28	0.09
N	−	175	69	146	69	0.84
	＋	205	26	185	30	0.72
術式	DG	265	53	205	56	0.63
	TG	115	28	126	32	0.84
全症例		380	45	331	47	0.99

DG：幽門側胃切除術
TG：胃全摘術

5 結論

- 日本では進行胃癌に対する標準術式としてD2リンパ節郭清を推奨しているが，アジア以外の諸国では，術後合併症の発症頻度が高いこと，また予後の延長に寄与したとする報告も少ないことから，D2リンパ節郭清が行われることは少ない。
- 今回のRCTは，前向きに胃癌に対するD2リンパ節郭清の意義を検討した欧州初の臨床試験であった。
- 本試験では短期成績において，術後合併症，在院日数，周術期死亡がD2リンパ節郭清群において有意に不良であった。
- 一方，長期成績においては，両群間で有意差を認めなかった。
- そのため，欧州におけるD2リンパ節郭清は，推奨されないという結論に至った。
- 胃上部のT3以深の浸潤癌に対するD2リンパ節郭清においては，脾門部の十分なリンパ節郭清を行うために脾摘および膵尾部切除術が必要だが，免疫学的な観点から著者らは否定的な意見である。
- また，脾摘および膵切除が術後合併症の独立リスク因子となるとする報告もある。
- 術後病理診断に基づいたUICCのステージ分類を用いてサブグループ解析を行ったところ，Stage Ⅱ，Ⅲ Aにおいて，有意差は認めないものの，D2リンパ節郭清群で局所再発を減少させ，5年OSを延長させる傾向であった。

予想外の結果

- 今回の臨床試験は全胃癌症例を対象としていたため，過去の文献（D1リンパ節郭清で20％，D2リンパ節郭清で32％のOS）より，5年OSが延長（D1リンパ節郭清で45％，D2リンパ節郭清で47％）していた。
- また欧米では，日本の報告と比べてD1リンパ節郭清でも術後合併症の発症率が高いとする報告が多い。この原因としては，欧米人のほうが腹腔内脂肪が多く，組織損傷を起こす頻度が高い可能性が考えられる。
- ただし，本研究結果を単純に日本の結果と比較できない原因として，①リンパ節郭清範囲の設定に違いがあること（日本ではより症例に応じた適切な郭清範囲が選択されている），②日本では根治切除後の術後補助化学療法がより積極的に行われていることなどが考えられる。

Key論文の影響－ガイドラインやその他の研究

1）日本の胃癌治療ガイドライン第5版（2018年）での記載
- 日本のガイドラインでは，以下のように記載されている。
- cN（＋）またはT2以深の腫瘍に対してはD2リンパ節郭清を，cT1 N0腫瘍に対しては，D1またはD1+リンパ節郭清を行う。
- 胃上部の進行癌に対する胃全摘術を選択し，病変が大彎にかからない場合には脾臓を温存する。大彎に浸潤する病変に対する脾摘の意義はいまだ不明である。

2）Dutch trialの長期経過観察結果
- 2010年に本研究（Dutch trial）対象症例の15年経過観察結果が報告された（Lancet Oncol 2010）。
- その報告では，D1リンパ節郭清群の15年全生存率は21％であったのに対し，D2リンパ節郭清群は29％であり，有意差を認めなかった（p＝0.34）。
- しかしながら，胃癌による原病死の頻度はD1リンパ節郭清群が48％であったのに対し，D2リンパ節郭清群が37％であり，有意にD1リンパ節郭清群で高いとの結果であった。
- また局所再発率は，D1リンパ節郭清群が22％であるのに対し，D2リンパ節郭清群で12％であり，有意にD1リンパ節郭清群で高いとの結果であった。
- それらの結果から，胃癌に対するD2リンパ節郭清は，D1リンパ節郭清と比べて胃癌による原病死および局所再発率を減少させるとの結論となった。
- わが国の胃癌治療ガイドライン第5版でもこれらの結果に基づき，cN（＋）またはT2以深の胃癌に対してはD2リンパ節郭清が推奨されている。

読んでおきたい関連文献

1) Songun I, et al: Surgical treatment of gastric cancer: 15-year follow-up results of the randomized nationwide Dutch D1D2 trial. Lancet Oncol 2010; 11: 439-49.
2) Watanabe M, et al: Clinical significance of splenic hilar dissection with splenectomy in advanced proximal gastric cancer: An analysis at a single institution in Japan. World J Surg 2016; 40: 1165-71.

今後の課題と論点

1）本研究の問題点
- 術前のステージにかかわらず，全胃癌症例を登録後にランダム化するという研究プロトコールで行った。そのため，登録症例に早期胃癌も含まれており，進行胃癌の至適郭清範囲を評価することが十分にはできなかった。

●日本の現状との違いとして，欧米では肥満症例が多いこと，リンパ節郭清範囲が異なること，術後補助化学療法の施行割合が異なることなどが挙げられ，単純に日本の手術成績と比較することができない。

2）今後「胃癌における至適リンパ節郭清範囲」は変化していくだろうか？

●リンパ節郭清に関しては，D2リンパ節郭清がわが国では標準化されている。今後，新しいリンパ節転移診断法の開発やAI（人工知能）の導入により，リンパ節郭清の個別化が進む可能性がある。

Q1に対する臨床判断：私はこう考える！

●**上部消化管内視鏡検査**：胃角部から前庭部の小彎を中心とする3型病変である。
●生検では腺癌と診断されている。
●**上部消化管造影検査**：胃前庭部から胃角部を中心とした小彎主体の病変で，病変の最大径は70mmである。幽門輪との距離は10mm（十二指腸浸潤なし）で，噴門との距離は4cmであった。
●**腹部造影CT検査**：胃前庭部から胃角部に，全層に造影効果の及ぶ壁肥厚を認める。リンパ節転移は認めない。遠隔転移も認めない。→以上よりT4a(SE) N0 M0 cStage ⅡBと診断した。
●**施行術式**：幽門側胃切除術，D2リンパ節郭清，Roux-en Y再建。
●**後診断**：T4a（SE）N0 M0 pStage ⅡB。
●選択肢a：正しい。
●選択肢b：正しい。
●選択肢c：正しい。
●選択肢d：正しい。
●選択肢e：誤り。幽門側胃切除術のD2リンパ節郭清はD1＋No.8a，9，11p，12aであり，脾門部リンパ節（No.10）は郭清する必要はない。

Q1 正解：e

Q3. 臨床判断のための Key 論文および周辺知識の確認！

問）1999年にN Engl J Medに報告された研究「胃癌に対する拡大リンパ節郭清」についての記載において正しいものに〇，誤ったものに✕をつけよ。

1. オランダの80施設で行われたランダム化比較試験である。
2. 根治手術を行った胃癌患者において，D2リンパ節郭清はD1リンパ節郭清と比べて，有意に全生存期間を延長した。
3. 術後合併症発生率は，D1リンパ節郭清群とD2リンパ節郭清群に有意差を認めなかった。
4. D2リンパ節郭清はD1リンパ節郭清と比較して，入院期間は有意に長かった。
5. D2リンパ節郭清はD1リンパ節郭清と比較して，有意差を認めないものの局所再発を減少させる傾向であった。

Q3 正解：1. 〇　　2. ✕　　3. ✕　　4. 〇　　5. 〇

【中沼寛明】

胃癌：進行癌に対するリンパ節郭清

5. 胃上部進行癌に対する拡大リンパ節郭清：脾摘の意義

Q1. あなたの臨床判断は？

症例問題

65歳の男性。健診の上部消化管内視鏡検査で図1の所見を認めたため，加療目的に紹介となった。生検では中分化腺癌との診断であった。腹部CT検査(図2)では遠隔転移を認めず，根治手術可能と判断した。次のうち正しいものを1つ選べ。

a. 胃体上部小彎側の早期胃癌である。
b. 腹部CT検査で，胃小彎側に壁の肥厚を認めるが，小彎側のリンパ節の腫大を認めない。
c. 腹部CT検査で，胃大彎側にリンパ節の腫大を認める。
d. 脾摘を伴う胃全摘術（D2リンパ節郭清）を予定する。
e. 脾摘を伴わない胃全摘術（D2リンパ節郭清）を予定する。

（正解は109ページ）

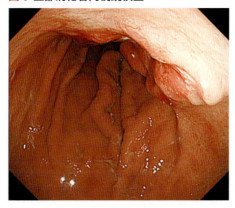

図1 上部消化管内視鏡検査

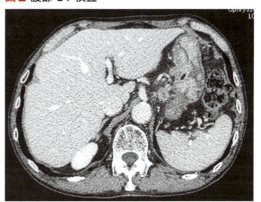

図2 腹部CT検査

Q2. 臨床判断のための Key 論文および周辺知識にチャレンジ！

問）JCOG 0110試験について正しい記載に〇，誤った記載に✕をつけよ。

1. JCOG 0110 試験は，上部胃癌に対する No.10，11 リンパ節郭清のための予防的脾摘の意義を検証するためにデザインされた臨床試験である。
2. JCOG 0110 試験の結果より，小彎側リンパ節転移を認める上部胃癌では予防的脾摘を伴う胃全摘術が推奨される。
3. JCOG 0110 試験の結果より，大彎浸潤を認めない上部胃癌では，予防的脾摘を伴わない胃全摘術が推奨される。
4. JCOG 0110 試験では，脾摘群が脾温存群よりも有意に出血量が多く，術後合併症の頻度が高かった。
5. JCOG 0110 試験では，胃大彎浸潤を認める上部胃癌に対する予防的脾摘の意義については言及されていない。

Q2 正解：1. 〇　　2. ✕　　3. 〇　　4. 〇　　5. 〇

術前診断

- 胃上部小彎側の進行胃癌。
- 胃小彎側リンパ節の腫大を認めるが，遠隔転移を認めず，切除可能病変と判断した。

術前に求められる臨床判断

- 胃の切除範囲は？
    - 胃全摘術？　噴門側胃切除術？
- リンパ節郭清の範囲は？
- 脾摘を含めた胃切除術
    - No.10，11 リンパ節の郭清が必要か？
        - A　胃全摘術（D2 リンパ節郭清）＋脾摘（No.10，11 リンパ節郭清）（図3）
        - B　胃全摘術（D2 リンパ節郭清）＋脾温存手術
- 脾摘を含めたリンパ節郭清が予後に寄与するか？
- 脾摘を行うことで合併症が増加するか？

行うべき **A**

行わないべき **B**

胃上部小彎側の
進行胃癌に対する脾摘

本項のテーマ

胃上部進行癌に対する拡大リンパ節郭清の意義を吟味する！
胃上部小彎側の進行胃癌に対し，No.10，11 リンパ節郭清のための予防的脾摘は推奨されるか？

　A．胃全摘術（D2 リンパ節郭清）＋脾摘（No.10，11 リンパ節郭清）（図3）
　B．胃全摘術（D2 リンパ節郭清）＋脾温存手術

図3 脾摘を含めた No.10，11 リンパ節郭清（Key 論文より）

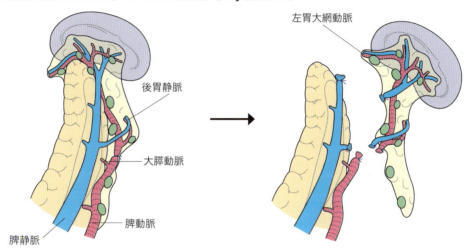

臨床判断のための Key 論文はこれだ！

Ann Surg 2017; 265: 277-83.

Randomized controlled trial to evaluate splenectomy in total gastrectomy for proximal gastric carcinoma.

Sano T, Sasako M, Mizusawa J, Yamamoto S, Katai H, Yoshikawa T, Nashimoto A, Ito S, Kaji M, Imamura H, Fukushima N, Fujitani K; Stomach Cancer Study Group of the Japan Clinical Oncology Group.

Quick Review
- 日本臨床腫瘍研究グループ（JCOG）から 2017 年に発表された論文である。
- **研究デザイン**：多施設共同無作為化比較試験（RCT）。
- **目的**：胃上部の胃癌に対する胃全摘術において脾摘の臨床的意義を明らかにすること。
- **対象（比較群）**：脾温存の胃全摘術。
- **結論**：胃大彎に浸潤を認めない胃上部進行癌に対する胃全摘術では，脾摘は手術関連合併症を増加させ，また全生存期間を改善しないため，施行すべきではない。

論文を読み解く！

1 研究背景

- これまで，胃上部癌では 10 ～ 20 ％の症例において脾門部リンパ節（No.10）領域に転移が存在すると考えられ，この領域の完全なリンパ節郭のために脾摘が行われてきた。
- 日本では，特に脾門部リンパ節転移を認める症例に対して，根治術として脾摘を行う胃切除術が標準的と考えられていた。
- それゆえ，胃上部癌に対する標準手術は，「脾摘を含む D2 リンパ節郭清を行う胃全摘術」と考えられていた。
- しかしながらこれまでの後ろ向き検討では，脾摘は術後合併症や術後死亡率に関係し，予後を改善しないとの報告も存在したが，エビデンスレベルの高い研究はなされていなかった。
- したがって，JCOG 0110 試験は，胃大彎に浸潤を認めない胃上部癌に対する胃全摘術における脾摘の臨床的意義を明らかにする目的でデザインされた臨床試験である。

2 研究目的

(1) Primary Endpoint
- 脾摘群に対する脾温存群の全生存期間（overall survival：OS）における非劣性を証明する。

(2) Secondary Endpoint
- 脾摘群に対する脾温存群の無再発生存期間（relapse-free survival：RFS）における非劣性を証明し，また手術関連合併症，手術時間，出血量を検証する。

3 対象：どのようにして症例選択バイアスを回避しているか

(1) 適格症例と登録状況
1) 適格症例
- 対象年齢は 20 ～ 75 歳。
- cT2-4/N0-2/M0 の胃上部 1/3 の胃癌（腺癌）。
- 食道浸潤を認めないか，認めた場合でも 3cm 以下。
- 大彎側の癌は除く（大彎の癌は脾門部リンパ節への転移が高率であるため）。
- 膵臓・脾臓の合併切除なく根治切除が可能。
- インフォームドコンセントが得られている。
- 術中所見で，腹腔洗浄細胞診が陰性。
- 腹腔洗浄細胞診が陰性で，手術中に執刀医が R0 手術が可能と判断した後，ランダムに脾摘群と脾温存群に分けられた。

104

2）登録状況（図4）

- 2002年1月から2009年3月までに36施設から505例を登録。
- 脾摘群254例，脾温存群251例。
- ITT（Intention-to-treat）解析を行う。

（2）除外症例

- 肉眼的にNo.10，11リンパ節転移が疑われる症例。
- 肉眼型が4型胃癌。
- 肝硬変あるいは門脈圧亢進症症例。
- 過去に脾摘の既往。
- 間質性肺炎，肺線維症，広範な肺気腫を有する症例。
- 他臓器癌の既往（局所切除術で治癒した上皮内癌，粘膜内癌症例は可）。

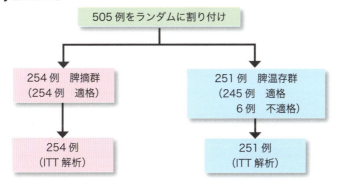

図4 登録症例（Key論文より）

4 結果

（1）Primary Endpointに対する結果（図5）

- 5年OSは，脾摘群75.1％，脾温存群76.4％であった。

図5 脾摘群と脾温存群のOSの比較（Key論文より）

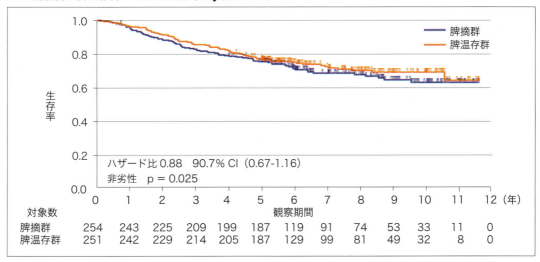

- ハザード比 0.88 [90.7% CI 0.67-1.16 (＜1.21)] で,脾温存群の非劣性が証明された。

(2) Secondary Endpoint に対する結果
1) 無再発生存期間（RFS）（図6）
- 5年無再発生存率は,脾摘群 68.4%,脾温存群 70.5% であった。
- また,ハザード比 0.87（95% CI 0.65-1.17）であった。

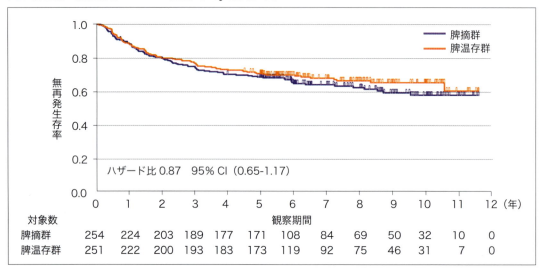

図6 脾摘群と脾温存群の RFS の比較（Key 論文より）

表1 脾摘群と脾温存群の手術成績と術後合併症（Key 論文より）

	脾摘群（n＝254）	脾温存群（n＝251）	p値
手術時間（分）（中央値）	231（112〜440）	224（108〜485）	0.34
出血量（mL）（中央値）	390.5（28〜2,040）	315（38〜2,080）	0.025
輸血	10（3.9%）	15（6.0%）	0.31
根治度 R0/R1/R2	252/2/0	249/2/0	1.0
郭清リンパ節個数（中央値）	64（19〜156）	59（16〜158）	0.005
再手術	3（1.2%）	4（1.6%）	0.72
在院死	1（0.4%）	2（0.8%）	0.62
全術後合併症	77（30.3%）	42（16.7%）	0.0004
縫合不全	11（4.3%）	8（3.2%）	0.64
膵液瘻	32（12.6%）	6（2.4%）	＜0.0001
腹腔内膿瘍	20（7.9%）	10（4.0%）	0.089
腸閉塞症	6（2.4%）	1（0.4%）	0.12
肺炎	3（1.2%）	4（1.6%）	0.7
腹腔内出血	0	4（1.6%）	0.06

2）手術成績と術後合併症（表1）
- 脾摘群は脾温存群と比べて出血量が多く、また術後合併症率が高く、そのなかで膵液瘻が多いとの結果であった。
- 在院死を3例（0.6％）に認め、脾摘群1例（縫合不全）、脾温存群2例（術後膵炎、縫合不全）であった。

5 結論

- 胃大彎に浸潤を認めない胃上部癌に対する胃全摘術において、脾摘は手術関連合併症を増加させ、また全生存期間を改善しないため、施行すべきではない。
- 胃大彎浸潤を認める胃上部癌については予防的脾摘の意義はまだ不明である。

執筆者からのコメント

- 本研究では、脾摘群における No.10 リンパ節転移の頻度は 2.4％（6/254 例）と低く、その全例が再発死亡していた。
- この結果から、No.10 リンパ節転移を伴う上部胃癌は予後不良であることが示唆された。

Key 論文の影響－ガイドラインやその他の研究

1）胃癌治療ガイドライン第5版（2018年）での記載
- 本研究結果に基づき、胃癌治療ガイドライン第5版には以下の記載がなされている。
- U領域の進行胃癌で腫瘍が大彎に浸潤していない場合には、脾摘を行わないことを強く推奨する。
- 大彎に浸潤する病変に対する脾摘の意義はいまだ不明である。
- No.10 リンパ節はガイドライン第4版までは D2 に含まれていたが、第5版では D2 から除外された。

2）脾摘を伴う胃全摘術を行った上部胃癌を対象とした後ろ向き観察研究（図7）
- 大彎浸潤を伴う上部胃癌の No.10 リンパ節転移率は 15.9％で、転移陽性例の5年 OS は 35.4％であった。
- 大彎浸潤を伴わない上部胃癌の No.10 リンパ節転移率は 6.2％で、転移陽性例の5年 OS は 32.5％であった。
- 以上の結果より、大彎に浸潤する上部胃癌では No.10 リンパ節転移率が高い傾向にある。65歳未満の比較的若い症例、漿膜外浸潤を認めない症例では脾摘を含めた No.10 リンパ節の郭清効果が期待できる。

図7 No.10リンパ節転移の有無での予後

a 大彎浸潤あり

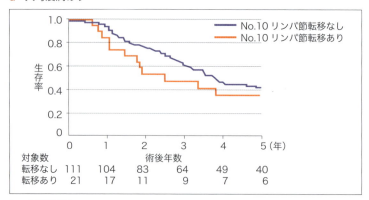

b 大彎浸潤なし

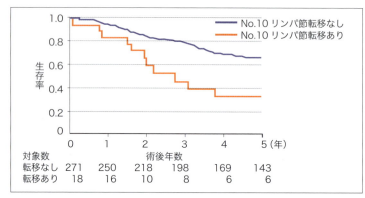

(Watanabe M, et al: World J Surg 2016; 40: 1165-71. より引用改変)

読んでおきたい関連文献

1) Watanabe M, et al: Clinical significance of splenic hilar dissection with splenectomy in advanced proximal gastric cancer: An analysis at a single institution in Japan. World J Surg 2016; 40: 1165-71.

今後の課題と論点

● 本Key論文での除外項目に該当する症例では脾摘の評価をどのように考えればいいのだろうか？

腫瘍側因子

　①大彎に浸潤を認める胃上部癌

　②肉眼的に No.10，11 リンパ節転移が疑われる胃上部癌

　③4 型胃癌

全身的因子

　①高齢者（75 歳以上）

　②呼吸機能不良な症例

Q1 に対する臨床判断：私はこう考える！

- 症例問題の画像は，胃上部小彎の 2 型の進行胃癌である。
- 小彎側のリンパ節の腫大を認めるが，大彎側のリンパ節および脾門部リンパ節の腫大は認めない。
- 遠隔転移を認めず，根治手術が可能である。
- 選択肢 a：胃上部小彎の進行胃癌であり，不正解。
- 選択肢 b：腹部 CT 検査で胃小彎側に壁の肥厚を認め，また小彎側のリンパ節の腫大を認めるため，不正解。
- 選択肢 c：腹部 CT 検査で胃大彎側にはリンパ節の腫大を認めないので，不正解。
- 選択肢 d，e：本 Key 論文より脾摘を行わない胃全摘術（D2 リンパ節郭清）が強く推奨されるため，e が正解。

Q1 正解：e

Q3. 臨床判断のための Key 論文および周辺知識の確認！

問）JCOG 0110試験について正しい記載に〇，誤った記載に✕をつけよ。

1. JCOG 0110 試験は，大彎に浸潤を認めない上部胃癌に対する予防的脾摘の意義を検証した臨床試験である。
2. JCOG 0110 試験では，肉眼的に No.10，11 リンパ節転移が疑われる症例は対象外とされた。
3. JCOG 0110 試験では，4 型胃癌は研究対象とされた。
4. JCOG 0110 試験では，脾摘群が脾温存群よりも術後膵液瘻の頻度が高かった。
5. JCOG 0110 試験により，胃大彎浸潤を認めない上部胃癌に対する脾温存手術の非劣性が証明された。

Q3 正解：1. 〇　　2. 〇　　3. ✕　　4. 〇　　5. 〇

【増田　崇】

6. 進行胃癌に対する拡大リンパ節郭清：予防的大動脈周囲リンパ節郭清の意義

Q1. あなたの臨床判断は？

症例問題

78歳の男性。息苦しさを主訴に近医を受診した。血液検査にて貧血を認め，精査目的で行った上部消化管内視鏡検査（図1）で異常所見を認めたため紹介となった。

生検では低分化腺癌との診断であり，腹部CT検査（図2）では遠隔転移を認めず，根治手術可能と判断した。

次のうち正しいものを1つ選べ。

a. 胃体上部大彎の早期胃癌である。
b. 胃周囲リンパ節の腫大を認めない。
c. 大動脈周囲リンパ節の腫大を認める。
d. D2リンパ節郭清を伴った胃全摘術を計画する。
e. D2+大動脈周囲リンパ節郭清を伴う胃全摘術を計画する。

（正解は118ページ）

図1 上部消化管内視鏡検査

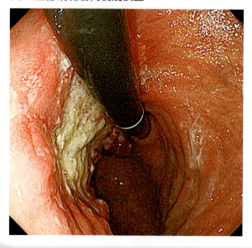

図2 腹部CT検査

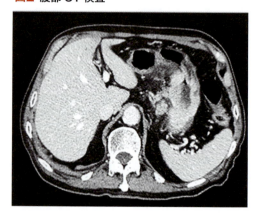

Q2. 臨床判断のための Key 論文および周辺知識にチャレンジ！

問）JCOG 9501 試験について正しい記載に〇，誤った記載に✗をつけよ．

1. JCOG 9501 試験は，根治手術可能な進行胃癌に対して標準的 D2 リンパ節郭清に大動脈周囲リンパ節郭清を追加することにより，全生存率が改善するかどうかを検証するためにデザインされた臨床試験である．
2. JCOG 9501 試験の結果より，根治手術可能な進行胃癌に対しては大動脈周囲リンパ節郭清を併施した D2 リンパ節郭清を行う胃切除術が推奨される．
3. JCOG 9501 試験の結果より，胃周囲のリンパ節転移が疑われる進行胃癌に対しては，大動脈周囲リンパ節郭清を伴った D2 リンパ節郭清を行う胃切除術が推奨される．
4. JCOG 9501 試験では，D2 リンパ節郭清に加えて大動脈周囲リンパ節郭清を併施した場合，縫合不全や膵液瘻などの major complication の発生率に有意差はなかったが，イレウスや下痢などの minor complication の発生率が有意に高かった．
5. JCOG 9501 試験では，大動脈周囲リンパ節転移が疑われる症例に対する大動脈周囲リンパ節郭清の妥当性については言及されていない．

Q2 正解：1. 〇　2. ✗　3. ✗　4. 〇　5. 〇

術前診断

- 胃上部大彎側の進行胃癌．
- 胃小彎側リンパ節転移を認めるものの，大動脈周囲リンパ節転移や遠隔転移を認めず，根治手術可能な病変と判断できる．

術前に求められる臨床判断

- 胃の切除範囲は？
    - 胃全摘術？　幽門側胃切除術？
- リンパ節郭清の範囲は？
- 大動脈周囲を含めたリンパ節郭清が必要か？
- 予防的大動脈周囲リンパ節郭清は予後改善に寄与するか？
- 大動脈周囲リンパ節郭清を行うことで合併症が増加するか？

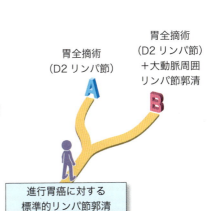

本項のテーマ

進行胃癌に対する拡大リンパ節郭清の意義を吟味する！
遠隔転移を伴わない進行胃癌に対し，予防的大動脈周囲リンパ節郭清は推奨されるか？
　　A．胃全摘術（D2リンパ節）
　　B．胃全摘術（D2リンパ節）＋大動脈周囲リンパ節郭清（図3）

図3 大動脈周囲リンパ節の分類

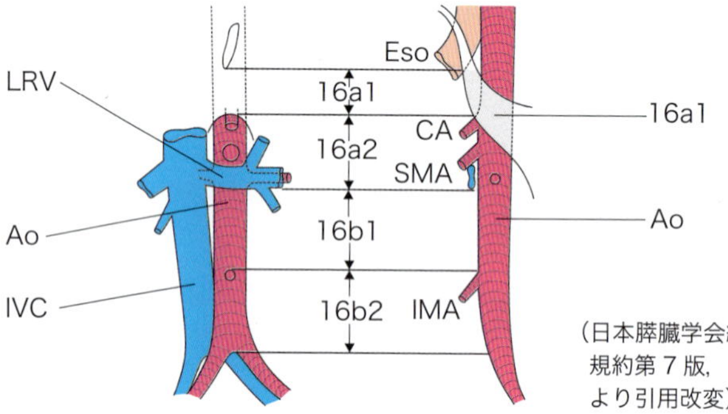

IVC：下大静脈，LRV：左腎静脈，
Ao：大動脈，Eso：食道，CA：
腹腔動脈，SMA：上腸間膜動脈，
IMA：下腸間膜動脈

（日本膵臓学会編：膵癌取扱い規約第7版，金原出版，p35.より引用改変）

臨床判断のための Key 論文はこれだ！

N Engl J Med 2008; 359: 453-62.

D2 lymphadenectomy alone or with para-aortic nodal dissection for gastric cancer.

Sasako M, Sano T, Yamamoto S, Kurokawa Y, Nashimoto A, Kurita A, Hiratsuka M, Tsujinaka T, Kinoshita T, Arai K, Yamamura Y, Okajima K; Japan Clinical Oncology Group.

Quick Review
- 日本臨床腫瘍研究グループ（JCOG）から2008年に発表された論文である（JCOG 9501試験）。
- 研究デザイン：多施設共同無作為化比較試験（RCT）。
- 目的：根治手術可能な進行胃癌（T2-T4）に対し，大動脈周囲リンパ節郭清（para-aortic nodal dissection：PAND）を併施した胃切除術が予後を改善するかどうかを明らかにすること。
- 対象（比較群）：標準的なD2リンパ節郭清を伴う胃切除術。
- 結論：根治切除が可能な進行胃癌に対する胃切除術（D2リンパ節郭清）に大動脈周囲リンパ節郭清を併施しても予後を改善せず，術後の minor complication が増加するため，施行すべきではない。

論文を読み解く！

1 研究背景

- 進行胃癌において，微小な大動脈周囲リンパ節転移は 10 ～ 30% に存在すると考えられている。
- 大動脈周囲リンパ節転移陽性の進行胃癌に対しては系統的リンパ節郭清により約20%の 5 年生存率が得られるため，日本では 1980 年代から進行胃癌（T2b-T4）において拡大リンパ節郭清手術が行われてきた。
- しかしながら，大動脈周囲リンパ節郭清が予後に寄与するかどうかを検証した前向きな臨床研究はこれまでに存在しない。
- したがって JCOG 9501 試験は，根治手術可能な進行胃癌に対して，大動脈周囲リンパ節郭清が標準的 D2 リンパ節郭清を行う胃切除術よりも予後を改善するかどうかを明らかにする目的でデザインされた臨床試験である。

2 研究目的

(1) Primary Endpoint

- D2 リンパ節郭清を伴った胃切除術と D2+ 大動脈周囲リンパ節郭清を伴った胃切除術の全生存期間（overall survival：OS）を比較する。

(2) Secondary Endpoint

- 両群間の無再発生存期間（relapse-free survival：RFS），手術関連合併症，術後在院死を比較する。

3 対象：どのようにして症例選択バイアスを回避しているか

(1) 適格症例と登録状況

1）適格症例

- 75 歳以下。
- 組織学的に腺癌と診断された胃癌症例。
- インフォームドコンセントが得られている。
- 術中所見で深達度 T2b，T3，T4 症例。
- 術中所見で著明な大動脈周囲リンパ節転移を認めない。
- 腹腔洗浄細胞診が陰性。
- 非治癒切除因子を認めない。
- 手術中，上記所見を満たしていることを確認後，ランダムに D2 リンパ節郭清群と D2 リンパ節郭清＋大動脈周囲リンパ節郭清（PAND）群に分類した。
- 術後補助化学療法は行わない。

2）登録状況（図4）
- 1995年4月〜2001年4月までの期間で24施設から523例を登録。
- D2郭清群263例，D2+大動脈周囲リンパ節郭清群260例。
- ITT（Intention-to-treat）解析を行う。

（2）除外症例
- 登録後に悪性リンパ腫と判明した症例の1例は除外となった。

4 結果

（1）Primary Endpointに対する結果（図5）
- 5年OSは，D2リンパ節郭清群69.2%，D2リンパ節郭清＋PAND群70.3%。
- D2リンパ節郭清＋PAND群のハザード比1.03（95% CI 0.77-1.37；p＝0.57）で有意差は認めなかった。
- したがって，D2リンパ節郭清＋PANDは全生存期間（OS）の改善に寄与しなかった。

図4 登録症例（Key論文より）

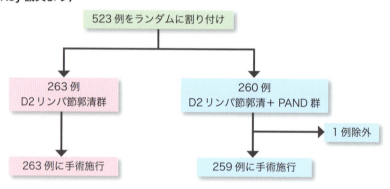

図5 D2リンパ節郭清群とD2リンパ節郭清＋PAND群とのOSの比較（Key論文より）

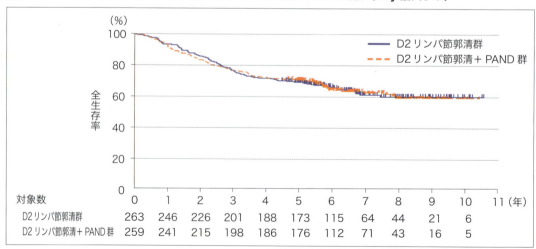

(2) Secondary Endpoint に対する結果

1）無再発生存期間（RFS）（図6）
- 5年RFSは，D2リンパ節郭清群62.9％，D2リンパ節郭清＋PAND群61.7％であった。
- D2リンパ節郭清＋PAND群のハザード比1.08（95％ CI 0.83-1.42；p＝0.72）で有意差を認めなかった。
- D2リンパ節郭清＋PANDは無再発生存期間（RFS）の改善に寄与しなかった。

2）手術関連合併症，術後在院死（表1）（p.117「読んでおきたい関連論文」1より）
- 合併症発症率はD2リンパ節郭清群20.9％，D2リンパ節郭清＋PAND群28.1％であった（p＝0.07）。

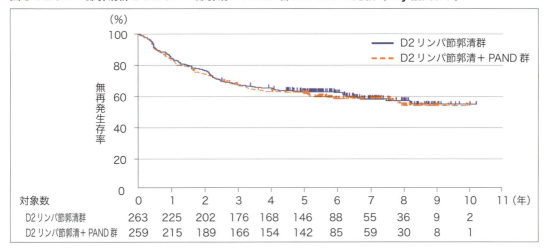

図6 D2リンパ節郭清群とD2リンパ節郭清＋PAND群とのRFSの比較（Key論文より）

表1 術後合併症と再手術および在院死の比較

	D2リンパ節郭清群（n＝263） 症例数	％	D2リンパ節郭清＋PAND群（n＝260） 症例数	％	p値
合併症総数	55	20.9	73	28.1	0.067
縫合不全	6	2.3	5	1.9	0.99
膵液瘻	14	5.3	16	6.2	0.71
腹腔内膿瘍	14	5.3	15	5.8	0.85
肺炎	12	4.6	4	1.5	0.072
その他	24	9.1	52	20.0	＜0.001
イレウス	5		11		
リンパ漏	0		10		
左胸水貯留	1		6		
下痢（重度）	0		3		
再手術	5	1.9	7	2.7	0.57
在院死	2	0.8	2	0.8	0.99

（Sano T, et al: J Clin Oncol 2004; 22: 2771. より引用改変）

- 4大合併症である縫合不全，膵液瘻，腹腔内膿瘍，肺炎の発症率は，両群間で有意差を認めない。
- しかしながら，イレウス，リンパ漏，左胸水貯留，重症の下痢などのminor complicationの発生がD2リンパ節郭清＋PAND群で有意に多かった(9.1% vs 20.0%, p＜0.001)。
- 術後在院死は両群ともに2例（0.8%）で有意差を認めない。

5 結論

- 画像診断上，大動脈周囲リンパ節転移を伴わない根治手術可能な胃癌に対して，D2リンパ節郭清＋PANDはD2リンパ節郭清と比べて予後を改善させなかった。
- D2リンパ節郭清＋PANDはD2リンパ節郭清と比べ，minor complicationが有意に多かった。
- したがって，根治手術可能なT2b-T4胃癌に対してはD2リンパ節郭清＋PANDを行うべきでないと結論づけている。

予想外の結果

- 最も多かった再発形式は腹膜転移であり（全体で38.1%），再発形式は両群間で同様であった。
- 実際に大動脈周囲リンパ節転移を認めた症例はD2リンパ節郭清＋PAND群の22/260例で，その22例の5年OSは18.2%であった。
- サブグループ解析で，リンパ節転移「陰性」症例での5年OSは，D2リンパ節郭清群78.4%，D2リンパ節郭清＋PAND群96.8%であり，D2リンパ節郭清＋PANDのハザード比0.39（95% CI 0.18-0.84；p＝0.009）で有意にD2リンパ節郭清＋PAND群で良好であった。
- リンパ節転移「陽性」症例での5年OSは，D2リンパ節郭清群65.2%，D2リンパ節郭清＋PAND群54.9%であり，D2リンパ節郭清＋PANDのハザード比1.39（95% CI 1.02-1.89；p＝0.04）で，D2リンパ節郭清＋PAND群で不良であった。
- 意外にも大動脈周囲リンパ節郭清は，リンパ節転移「陰性」症例で予後を改善させたが，リンパ節転移「陽性」症例では予後を改善させず，逆に不良という結果であった。
- この結果については，慎重な解釈が必要である。術前や術中に正確なリンパ節転移診断を行うことは難しく，この結果をそのまま臨床応用すべきではない。さらなる研究で明確にされる必要がある。

Key論文の影響—ガイドラインやその他の研究

1）胃癌治療ガイドライン第5版（2018年）での記載

- 画像診断上，大動脈周囲リンパ節転移を伴わない症例に対する予防的大動脈周囲リンパ節郭清の意義は否定された，と明記されている。

2）大動脈周囲リンパ節転移を認める症例に対する治療について（胃癌治療ガイドライン第5版での記載）

- 大動脈周囲リンパ節転移を有する症例を含む高度リンパ節転移例を対象に，腹膜転移を除外したうえでS-1＋シスプラチン療法（SP療法）2コースの術前補助化学療法と拡大リンパ節郭清を伴う胃切除術を行う治療が単アームの第二相試験で検証された（JCOG 0405）。
- この試験ではSP療法により82％のR0切除率，53％の5年OSが得られた（図7）。
- この結果より，少数のリンパ節腫大がNo.16a2, 16b1に限局して認められ，他の非治癒因子を有さない場合は，術前化学療法後の拡大郭清を伴う外科的切除を行うことを弱く推奨している。

図7 SP療法後，D2リンパ節郭清＋PANDを伴う胃切除後のOS

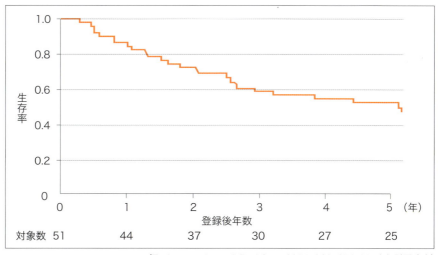

(Tsuburaya A, et al: Br J Surg 2014; 101: 653-60. より引用改変)

読んでおきたい関連文献

1) Sano T, et al: Gastric cancer surgery: morbidity and mortality results from a prospective randomized controlled trial comparing D2 and extended para-aortic lymphadenectomy—Japan Clinical Oncology Group Study 9501. J Clin Oncol 2004; 22: 2767-73.
2) Tsuburaya A, et al: Neoadjuvant chemotherapy with S-1 and cisplatin followed by D2 gastrectomy with para-aortic lymph node dissection for gastric cancer with extensive lymph node metastasis. Br J Surg 2014; 101: 653-60.

今後の課題と論点

- 本Key論文で，画像診断上，大動脈周囲リンパ節転移を伴わない症例に対する予防的

大動脈周囲リンパ節郭清の意義は否定された。
- 少数の大動脈周囲リンパ節転移を含む高度リンパ節転移を有する進行胃癌に対して，術前補助化学療法後の大動脈周囲リンパ節郭清を伴う胃切除術が，単アームでの第二相試験で好成績を示した。
- 大動脈周囲リンパ節転移を有する胃癌症例に対しての大動脈周囲リンパ節郭清の意義（±術前化学療法）を検証する第三相比較試験が望まれる。

Q1 に対する臨床判断：私はこう考える！

- 症例問題の画像は，胃体上部大彎の3型進行胃癌である。
- 胃小彎側のリンパ節転移を認めるが，大動脈周囲にはリンパ節の転移を認めない。
- 遠隔転移を認めず，根治手術が可能である。
- 選択肢 a：胃体上部大彎の3型進行胃癌であり，不正解。
- 選択肢 b：胃小彎側に腫大リンパ節を認め，リンパ節転移が疑われる。よって不正解。
- 選択肢 c：大動脈周囲には腫大リンパ節を認めず，不正解。
- 選択肢 d，e：本 Key 論文より根治手術可能な進行胃癌に対する胃切除術（D2 リンパ節郭清）に大動脈周囲リンパ節郭清を併施しても予後を改善せず，施行すべきではない。したがって d が正解。

Q1 正解：d

Q3. 臨床判断のための Key 論文および周辺知識の確認！

問）JCOG 9501 試験について，正しい記載に〇，誤った記載に✕をつけよ。

1. JCOG 9501 試験は，術前画像診断および術中所見で大動脈周囲リンパ節転移を伴う進行胃癌に対して標準的 D2 リンパ節郭清に大動脈周囲リンパ節郭清を併施することで，生存率が改善するかどうかを検証するためにデザインされた臨床試験である。
2. JCOG 9501 試験では，漿膜浸潤を伴う進行胃癌に対して，予防的大動脈周囲リンパ節郭清を併施することにより予後が改善した。
3. JCOG 9501 試験では，胃周囲のリンパ節転移を認める進行胃癌に対して，予防的大動脈周囲リンパ節郭清を併施しても予後を改善させなかった。
4. JCOG 9501 試験では，大動脈周囲リンパ節郭清を行うことにより，縫合不全，膵液瘻，腹腔内膿瘍，肺炎の合併症の発症率が有意に増加した。
5. JCOG 9501 試験では，大動脈周囲リンパ節郭清を行うことにより，イレウス，リンパ漏，左胸水貯留，重症の下痢などの minor complication の発生が有意に上昇した。

Q3 正解：1. ✕　　2. ✕　　3. 〇　　4. ✕　　5. 〇

【増田　崇】

胃癌：食道胃接合部癌へのアプローチ

7. 食道胃接合部癌に対する外科的アプローチ

Q1. あなたの臨床判断は？

症例問題

68歳の男性。つかえ感を主訴に近医を受診した。
上部消化管内視鏡検査で図1の所見を認めたため紹介となった。
生検では高分化腺癌との診断であり、CT検査では遠隔転移を認めず、根治手術可能と判断した。
次のうち正しいものを1つ選べ。

a. 食道胃接合部癌であり、食道浸潤を認めない。
b. 食道浸潤を認める食道胃接合部癌であり、左開胸・開腹連続切開による手術を行う。
c. 食道浸潤を認める食道胃接合部癌であり、開腹・経横隔膜的手術を行う。
d. 左開胸・開腹連続切開による手術を行った症例と開腹・経横隔膜的手術を行った症例の長期予後は同等である。
e. 縦隔リンパ節郭清は行う必要がない。

（正解は128ページ）

図1 上部消化管内視鏡検査

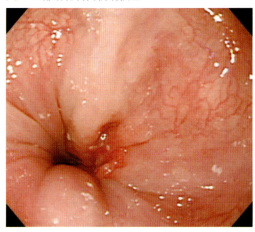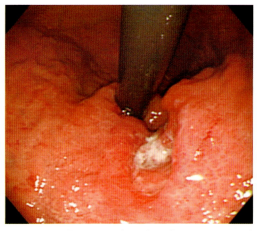

（北野正剛監修：消化器外科専門医へのminimal requirements 第2版、メジカルビュー社，2017．より引用）

Q2. 臨床判断のための Key 論文および周辺知識にチャレンジ！

問）JCOG 9502 試験について正しい記載に○，誤った記載に✕をつけよ。

1. JCOG 9502 試験は，食道胃接合部癌に対する予防的大動脈周囲リンパ節郭清の予後延長効果を明らかにするために行われた臨床試験である。
2. JCOG 9502 試験の結果より，食道浸潤 4cm の食道胃接合部癌に対して，左開胸・開腹連続切開による切除・リンパ節郭清が妥当である。
3. JCOG 9502 試験の結果より，食道浸潤 2cm の食道胃接合部癌に対して，縦隔リンパ節郭清目的で左開胸・開腹連続切開による手術が推奨される。
4. JCOG 9502 試験は，中間解析で食道胃接合部癌に対する左開胸・開腹連続切開による胃切除術の有用性が証明された臨床試験である。
5. JCOG 9502 試験では，食道胃接合部癌に対する至適リンパ節郭清に関して言及されていない。

Q2 正解：1. ✕   2. ○   3. ✕   4. ✕   5. ○

術前診断

- 食道胃接合部癌で 1cm の食道浸潤がある。
- リンパ節転移や遠隔転移を認めず，根治手術可能病変。

術前に求められる臨床判断

- 胃の切除範囲は？
  - 胃全摘術？　噴門側胃切除術？
- 食道の切除範囲は？
- リンパ節郭清の範囲は？　腹腔内では？　縦隔では？
- 手術のアプローチは？
- 頻度の高い合併症は何だろうか？
- 再建法は？

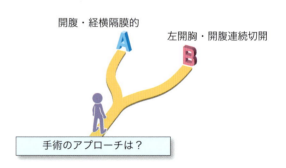

食道胃接合部癌に対する外科的アプローチ

本項のテーマ

手術のアプローチ法を吟味する！
食道胃接合部癌に対する手術アプローチは，どちらを選択するか？
- A. 開腹・経横隔膜的アプローチ（図2）
- B. 左開胸・開腹連続切開アプローチ（図3）

図2 開腹・経横隔膜的アプローチ

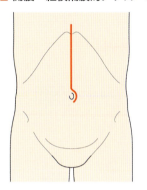

図3 左開胸・開腹連続切開アプローチ

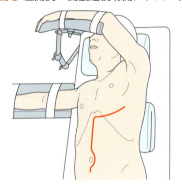

臨床判断のための Key 論文はこれだ！

Lancet Oncol 2006; 7: 644-51.

Left thoracoabdominal approach versus abdominal-transhiatal approach for gastric cancer of the cardia or subcardia: a randomized controlled trial.

Sasako M, Sano T, Yamamoto S, Sairenji M, Arai K, Kinoshita T, Nashimoto A, Hiratsuka M; Japan Clinical Oncology Group (JCOG).

Quick Review
- 日本臨床腫瘍研究グループ（JCOG）から 2006 年に発表された論文である（JCOG 9502 試験）。
- **研究デザイン**：第三相多施設共同無作為化比較試験（RCT）。
- **目的**：食道へ浸潤（3cm 以内）を認める食道胃接合部癌に対する左開胸・開腹連続切開による原発巣切除・リンパ節郭清の臨床的意義を明らかにすること。
- **対象（比較群）**：開腹・経横隔膜的アプローチ法（開胸なし）。
- **結論**：食道浸潤 3cm 以内の食道胃接合部癌に対する左開胸・開腹連続切開による原発巣切除・リンパ節郭清は，全生存期間を改善せず術後合併症が増加するため，施行すべきではない。

論文を読み解く！

1 研究背景

- これまで，食道胃接合部癌に対しては，食道の十分な切除（十分な安全域の確保）と縦隔リンパ節郭清を目的に，左開胸・開腹連続切開による下部食道切除術と縦隔リンパ節郭清（LTA）が行われてきた。
- しかしながら，近年の技術と手術機器の進歩により，開腹・経横隔膜的アプローチ（TH）による十分な安全域を確保した下部食道切除術と縦隔リンパ節郭清が可能となった。
- また，下部食道癌に対する開胸手術は，開腹手術より術後合併症が高く，予後が変わらないとする報告も存在する。
- したがって JCOG 9502 試験は，食道胃接合部癌に対する LTA の有用性を明らかにする目的でデザインされた臨床試験である。

2 研究目的

(1) Primary Endpoint
- TH に比べ，LTA の全生存期間（overall survival：OS）における有用性を明らかにする。

(2) Secondary Endpoint
- TH に比べ，LTA の無病生存期間，術後合併症，手術関連死亡，術後呼吸機能における有用性を明らかにする。

3 対象：どのようにして症例選択バイアスを回避しているか

(1) 適格症例と登録状況

1) 適格症例
- 組織学的に腺癌と診断された症例。
- 食道浸潤を認める T2 以深の食道胃接合部癌。
- 食道浸潤は 3cm 以内。
- 75 歳以下。
- 非治癒切除因子を認めない。
- 一秒率が 50％以上。
- PaO_2 が 70mmHg 以上（Room Air）。
- インフォームドコンセントが得られている。

2) 登録状況（図4）
- 当初 302 例を登録予定。
- 初回中間解析を 167 例登録時に実施。
- TH 群 82 例，LTA 群 85 例。

(2) 除外症例

- 残胃癌。
- 過去10年以内に癌（同時性，異時性含む）の既往を有する。
- 左開胸の既往。
- 心筋梗塞の既往。
- ICG 15分値15％以上の肝機能障害症例。

4 結果

(1) Primary Endpoint に対する結果

1) 初回中間解析：2003年10月

- 全生存期間（OS）の中央値，5年全生存率とも有意差なし。
- OSの中央値はTH群6.5年，LTA群は4.4年であった。
- また，5年全生存率はTH群53.4％，LTA群は38.9％であった。

図4 登録症例（Key論文より）

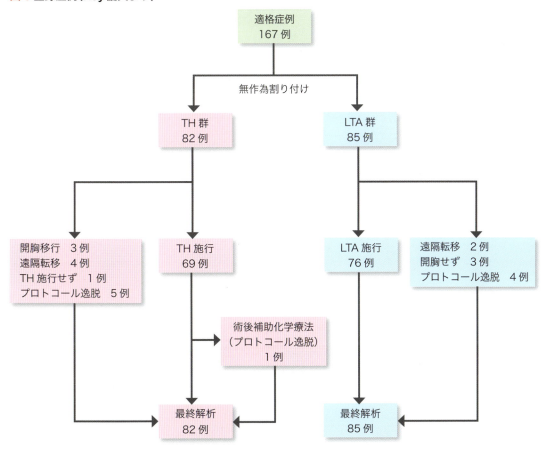

2) 最終解析：2006 年 3 月（図5）
- OS の中央値，5 年全生存率とも両群間で有意差を認めなかった。
- OS の中央値は TH 群 5.7 年，LTA 群 3.5 年であった。
- また，5 年全生存率は TH 群 52.3％，LTA 群 37.9％であった。

（2）Secondary Endpoint に対する結果
1）無病生存期間【最終解析：2006 年 3 月】（図6）
- 無病生存期間の中央値，無再発 5 年生存率に有意差を認めなかった。
- 無病生存期間の中央値は TH 群 3.6 年，LTA 群 2.0 年。
- 無病 5 年生存率は TH 群 48.6％，LTA 群 35.8％。

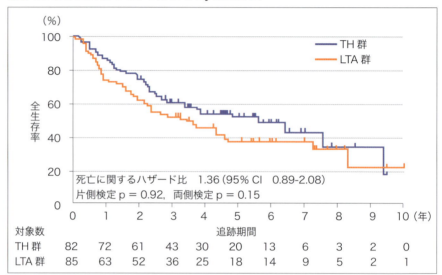

図5 TH 群と LTA 群の OS の比較（Key 論文より）

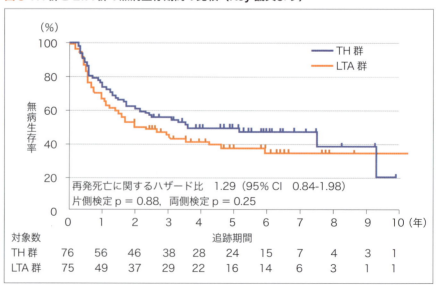

図6 TH 群と LTA 群の無病生存期間の比較（Key 論文より）

2）術後合併症，術後呼吸機能，手術関連死亡（表1）

- 全症例の合併症発症率は 42%（70/167 例）であった。
- 合併症の発症頻度は，LTA 群が TH 群より高い傾向であった。
- LTA 群の 3 例（4%）で手術関連死亡を認めた。
- 術後呼吸状態悪化に伴う処置も LTA 群で多い傾向であった。

表1 TH 群と LTA 群の術後合併症および術後呼吸機能・手術関連死亡の比較（Key 論文より）

	TH 群（n = 82）	LTA 群（n = 85）	p 値
術後合併症	28（34%）	42（49%）	0.06
縫合不全	5（6%）	7（8%）	0.77
膵液瘻	10（12%）	14（16%）	0.51
腹腔内膿瘍	7（9%）	12（14%）	0.33
膿胸	1（1%）	4（5%）	0.37
気胸	3（4%）	11（13%）	0.05
縦隔炎	0	4（5%）	0.12
その他	13（16%）	17（20%）	0.55
術後呼吸管理			
人工呼吸器管理	6（7%）	12（14%）	0.21
気管切開	2（2%）	3（4%）	1.00
気管挿管	2（2%）	4（5%）	0.68
気管支鏡	2（2%）	12（14%）	0.01
再手術	2（2%）	5（6%）	0.44
手術関連死亡	0	3（4%）	0.25

5 結論

- 本試験は初回中間解析の時点で LTA の有用性が示されず，試験中止となった。
- 最終解析でも同様に LTA の有用性が証明されなかった。
- 術後合併症，手術関連死亡，術後呼吸機能悪化は LTA 群で多い傾向であった。
- そのため，食道浸潤3cm 以内の胃癌に対しては LTA は行うべきでないと結論づけている。

執筆者からのコメント

- LTA施行時に合併症の発症率が増加することが容易に推察できた。
- しかしながら，OSに関しては，十分な安全域を確保することができ，縦隔リンパ節郭清を十分行うことができるLTAのほうが良好と思われたが，逆の結果であった。
- この結果は，①LTAが手術侵襲および術後合併症の頻度が高いこと，また②縦隔リンパ節転移を認める食道胃接合部癌の予後がきわめて不良であることに起因している可能性がある。

Key論文の影響—ガイドラインやその他の研究

1）胃癌治療ガイドライン第5版（2018年）での記載
- 食道浸潤が3cm以内の食道胃接合部癌に対する手術アプローチは，開腹・経横隔膜的アプローチ法が標準となる（JCOG 9502）。
- これ以上の食道浸潤があり，かつ根治手術が可能と考えられる場合は開胸アプローチを考慮する。

2）JCOG 9502試験の10年経過観察結果（2012年12月）（図7）
- 観察期間の中央値：10.6（5.1〜17.1）年。
- OSはTH群37%，LTA群24%であった（$p = 0.06$）。
- また，死亡に関するハザード比は1.42であった。
- よって，長期経過観察の結果でもLTAは行うべきでないとの結果であった。

図7 10年経過観察後のLTA群とTH群のOSの比較

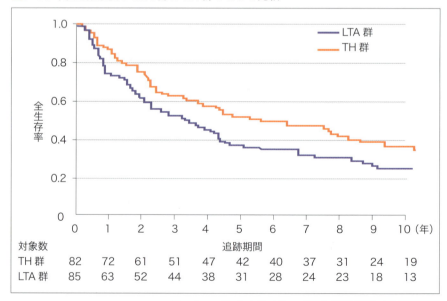

(Kurokawa Y, et al: Br J Surg 2015; 102: 343. より引用改変)

読んでおきたい関連文献

1) Kurokawa Y, et al: Ten-year follow-up results of a randomized clinical trial comparing left thoracoabdominal and abdominal transhiatal approaches to total gastrectomy for adenocarcinoma of the oesophagogastric junction or gastric cardia. Br J Surg 2015; 102: 341-8.

2) Kurokawa Y, et al: Institutional variation in short- and long-term outcomes after surgery for gastric or esophagogastric junction adenocarcinoma: correlative study of two randomized phase III trial (JCOG 9501 and JCOG 9502). Gastric Cancer 2017; 20: 508-16.

今後の課題と論点

● 以下のような場合にも，開腹・経横隔膜的アプローチ法（TH法）が推奨されるのか？

1）適格症例から外れた症例

①食道浸潤が3cm以上ある症例

②扁平上皮癌の症例

③高齢者（75歳以上）

④呼吸機能不良な症例

2）除外症例の場合

①残遺癌の症例

②全身的合併症のある症例（呼吸器疾患，心疾患，肝疾患）

● 食道浸潤3cm以内の食道胃接合部癌に対して，「手術のアプローチ」以外の論点として次のようなことが挙げられる。

①切除範囲（胃全摘術 / 噴門側胃切除術）

②至適リンパ節郭清範囲（特に縦隔リンパ節）

③再建法

④遠隔合併症（体重減少，栄養状態，貧血，骨障害など）

Q1に対する臨床判断：私はこう考える！

- 症例問題は，食道浸潤を1cm認める食道胃接合部癌（高分化腺癌）である（図8）。
- 遠隔転移を認めず，根治手術が可能である。
- 食道浸潤1cmであり，JCOG 9502試験の結果より開腹・経横隔膜的手術の適応となる。
- 選択肢a：食道浸潤を認めるため，不正解。
- 選択肢b：食道浸潤1cmの病変であるため，左開胸・開腹連続切開は推奨されておらず不正解。
- 選択肢c：正解。
- 選択肢d：左開胸・開腹連続切開を行った場合には，長期予後は不良であるため不正解。
- 選択肢e：どの程度の縦隔リンパ節郭清が必要かのコンセンサスはないものの，現状では胃癌治療ガイドライン第5版にも「噴門側胃切除・下部食道切除で郭清されるリンパ節（No.1，2，3，7，下縦隔）を基本とし，①組織型，②腫瘍長径，③食道胃接合部から腫瘍口側縁の距離に応じて，上・中縦隔郭清を含めた食道亜全摘の選択も考慮する」と記載されており，縦隔リンパ節郭清は必要との見解である。よって不正解。

Q1 正解：c

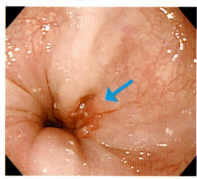

図8 上部消化管内視鏡検査
矢印：食道浸潤部位

（北野正剛監修：消化器外科専門医へのminimal requirements 第2版，メジカルビュー社，2017.より引用）

Q3. 臨床判断のためのKey論文および周辺知識の確認！

問）JCOG 9502試験について正しい記載に〇，誤った記載に✕をつけよ。

1. JCOG 9502試験は，食道浸潤5cm以内の食道胃接合部癌に対する手術アプローチに関するRCTである。
2. JCOG 9502試験では，77歳の患者は不適格症例と判断された。
3. JCOG 9502試験では，左開胸・開腹連続切開によるアプローチでの全生存期間は，開腹・経横隔膜的アプローチよりも有意に延長した。
4. JCOG 9502試験では，開腹・経横隔膜的アプローチよりも左開胸・開腹連続切開によるアプローチのほうが，合併症の発生頻度は高い傾向であった。
5. 左開胸・開腹連続切開によるアプローチのなかで，最も発生頻度の高い合併症は肺炎であった。

Q3 正解：1. ✕   2. 〇   3. ✕   4. 〇   5. ✕

【二宮繁生】

胃癌：腹腔鏡下手術

8. 早期癌に対する腹腔鏡下幽門側胃切除術の評価

Q1. あなたの臨床判断は？

症例問題

62歳の男性（BMIは25kg/m^2）。職場の健診にて異常を指摘され来院した。
上部消化管内視鏡検査（図1）と腹部CT検査（図2）を示す。
　生検では高分化腺癌との診断であり，深達度はT1b（SM）と診断した。CT検査では遠隔転移およびリンパ節転移を認めず，根治手術可能と判断し，手術を行うこととした。
　次のうち正しいものを1つ選べ。

a. 内視鏡的粘膜下層剥離術が第一選択である。
b. 腹腔鏡下幽門側胃切除術は，縫合不全の発症率が高いので注意が必要である。
c. 腹腔鏡下幽門側胃切除術は，膵液瘻の発症率が高いので注意が必要である。
d. 腹腔鏡下幽門側胃切除術は開腹移行率が高い。
e. cStage I胃癌に対する腹腔鏡下幽門側胃切除術の長期成績（全生存期間，無再発生存期間）は良好である。

（正解は138ページ）

図1 上部消化管内視鏡検査

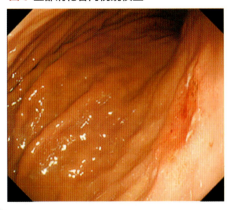

図2 腹部CT検査

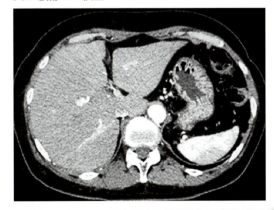

129

Q2. 臨床判断のための Key 論文および周辺知識にチャレンジ！

問）JCOG 0703試験について正しい記載に〇，誤った記載に✕をつけよ。

1. JCOG 0703試験は，cStage Ⅰ胃癌に対する腹腔鏡下幽門側胃切除術の縫合不全や膵液瘻の頻度を明らかにする目的で行われた多施設共同第二相臨床試験である。
2. JCOG 0703試験の Primary Endpoint は，縫合不全と膵液瘻の発症率を明らかにすることである。
3. JCOG 0703試験の Secondary Endpoint には，長期成績は含まれていない。
4. JCOG 0703試験の適格基準に，BMI は含まれていない。
5. JCOG 0703試験の除外基準に，内視鏡的治療後の再発は含まれていない。

Q2 正解：1. 〇　2. 〇　3. ✕　4. ✕　5. ✕

術前診断

- 胃体部後壁に存在する長径 3cm の陥凹性病変（高分化腺癌）。
- 深達度は T1b（SM）癌と診断した。
- 遠隔転移やリンパ節転移を認めない（N0，M0）。
- 術前の病期は，日本の胃癌取扱い規約では cStage ⅠA，UICC 病期分類では Stage Ⅰ である。

術前に求められる臨床判断

- 胃の切除範囲は？
  - －幽門側胃切除術
- リンパ節郭清は？
  - － D1+
- 手術のアプローチは？
- 腹腔鏡下手術における合併症の発症率は？
- 腹腔鏡下手術後の長期成績は？

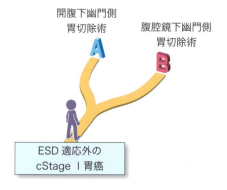

本項のテーマ

手術のアプローチ法を吟味する！
幽門側胃切除術の可能な cStage Ⅰ胃癌に対してどちらの手術が有用か？
    A. 開腹下幽門側胃切除術
    B. 腹腔鏡下幽門側胃切除術

臨床判断のための Key 論文はこれだ

Gastric Cancer 2018; 21: 155-61.

Long-term outcomes of laparoscopy-assisted distal gastrectomy with suprapancreatic nodal dissection for clinical stage I gastric cancer: a multicenter phase II trial (JCOG0703).

Hiki N, Katai H, Mizusawa J, Nakamura K, Nakamori M, Yoshikawa T, Kojima K, Imamoto H, Ninomiya M, Kitano S, Terashima M; Stomach Cancer Study Group of Japan Clinical Oncology Group.

Quick Review ●本論文は日本臨床腫瘍研究グループ（JCOG）から 2018 年に発表された論文であり，過去に腹腔鏡下幽門側胃切除術の短期成績を明らかにした JCOG 0703 試験の Secondary Endpoint である長期成績についてまとめたものである。
　●**研究デザイン**：前向きな第二相多施設共同研究。
　●**目的**：cStage Ⅰ胃癌に対する腹腔鏡下幽門側胃切除術（LADG）の長期成績からみた妥当性を明らかにすること。
　●**対象**：腹腔鏡下幽門側胃切除術（2007 年 11 月〜 2008 年 9 月，14 施設）。
　●**結論**：Stage Ⅰの胃癌症例に対する LADG の長期成績は，従来の開腹下幽門側胃切除術（ODG）の長期成績と同等である可能性が高い。
　＊現在，RCT（JCOG 0912）が進行中である。

論文を読み解く

1 研究背景

●腹腔鏡下幽門側胃切除術（LADG）は，1991 年に開発され 20 年以上が経過している。
●2009 年のわが国の調査では，cT1 N0（stage ⅠA），cT1 N1（stage ⅠB），cT2 N0（stage ⅠB）を対象とした LADG が増加していた。
●またこれまでに LADG の安全性（合併症率，手術関連死亡率）については，いくつかの多施設共同研究で示されてきた。

- 日本臨床腫瘍研究グループが行った JCOG 0703 においても，その Primary endpoint である縫合不全と膵液瘻の発症率について，2010 年に Gastric Cancer（2010; 3: 238-44）に発表している。
- その報告によると，LADG の縫合不全の発症率は 1.7％，Grade Ⅲ，Ⅳの膵液瘻の発症率は 5.1％であり，従来の ODG と比べて同等以下であった。
- 同様に，韓国の KLASS-Ⅰの PhaseⅢ研究において LADG は開腹術と比べ，合併症の発症率や手術関連死亡率は同等であることが示された。
- 一方，JCOG 0703 が開始となった 2007 年までに，早期胃癌に対する LADG の長期成績を検討した研究報告は少なく，単一施設による報告が多かった。
- Husher らは，腹腔鏡下手術と開腹手術で 5 年生存率（overall survival：OS）に有意差を認めないことを報告したが，サンプルサイズが小さく，また進行癌も含まれている報告であった。
- また当時，大規模な後ろ向き多施設共同研究結果が報告され始めてきたが，前向きな LADG の長期成績に関する論文はきわめて少ない状況であった。
- 本 Key 論文は，前向き試験である JCOG 0703 の Secondary endpoint のなかで，cStage Ⅰ胃癌患者の術後 5 年経過観察の結果［5 年 OS, 無再発生存期間（relapse-free survival：RFS）］を明らかにした報告である。

2 研究目的

- JCOG 0703 全体の目的を示す。本 Key 論文はそのうち Secondary endpoint のなかで cStage Ⅰ胃癌患者の術後 5 年経過観察の結果（5 年 OS, RFS）を明らかにしたものである。

(1) Primary Endpoint（JCOG 0703）

- cStage Ⅰ胃癌に対する LADG の縫合不全と Grade Ⅱの膵液瘻の発症率。

(2) Secondary Endpoint（JCOG 0703）

- cStage Ⅰ胃癌に対する LADG 後の OS，RFS，LADG 完結率，ODG への移行率，遠隔合併症発症率，短期成績。

3 対象：どのようにして症例選択バイアスを回避しているか

(1) 適格症例と登録状況

- JCOG の委員会と 14 の参加施設からなる。

適格症例：胃癌症例

- cStage Ⅰ A（T1 N0）または Stage Ⅰ B［T1 N1/T2（MP, SS）N0］（日本の胃癌取扱い規約第 13 版）。
- 腫瘍の局在は幽門側胃切除術の可能な位置で，十二指腸浸潤は認めない。
- 20 ～ 80 歳。
- PS 0 or 1。
- BMI が 30kg/m² 未満。
- 十分な臓器機能を有する。
- インフォームドコンセントが得られている。

（2）除外症例

- ●内視鏡的治療の適応症例（日本の内視鏡治療ガイドラインに準じる）。
- ●リンパ節転移陽性，リンパ節転移陰性だが腫瘍径 2cm 以上，SM 以深，組織学的に低分化腺癌。
- ●潰瘍瘢痕を有する，または内視鏡的に en-bloc な切除が不可能な症例。
- ●内視鏡的治療後の再発。
- ●上腹部手術既往，虫垂炎以外の小腸手術の既往。
- ●化学療法や放射線療法の既往。
- ●同時性，異時性（5 年以内）の粘膜内癌以外の悪性腫瘍の既往。
- ●妊娠中および授乳期。
- ●重症精神疾患の既往。
- ●ステロイド全身投与の既往。
- ●不安定狭心症および 6 カ月以内の心筋梗塞の既往。
- ●コントロール不能な高血圧症。
- ●糖尿病（コントロール不能およびインスリンでのコントロール中）。
- ●酸素療法を必要とする呼吸器疾患既往。
- ＊適格症例か否かの判断は，電話と FAX にて JCOG データセンターで行った。

（3）手術の方法

- ●ガイドラインに準じて，D1+ または D2 リンパ節郭清を伴う LADG を施行した。
- ●幽門温存胃切除術も含む。ただし胃全摘術は含まない。
- ●術中 Stage Ⅱ以上と判断した症例は開腹下手術へ移行した。
- ●小開腹は 6cm 以内とするが，再建法や鎮痛法は問わない。
- ●鎮痛薬の投与量は術後 5 〜 10 日目まで記録する。
- ●根治手術が可能で，病理診断で stage Ⅱ，ⅢA，ⅢB と判断された場合には，補助化学療法として S-1 を 1 年間投与する。

（4）手術の質のコントロール

- ●執刀医は胃癌外科に習熟した者(LADG，ODG ともに 30 例以上の経験を有する)とした。
- ●すべての症例で術中写真とビデオを用いて，手術手技について審査を行った。
- ●標準的なリンパ節郭清か否かの評価のために，リンパ節を局在ごとにカウントした。

（5）フォローアップと解析

- ●すべての症例において，術後 2 年間は 6 カ月ごとに，その後 3 年間は 1 年ごとに経過観察した。
- ●経過観察は上部消化管内視鏡検査，腹部 CT 検査，血液・生化学検査を行った。

4 結果

（1）登録症例の特徴

- ●2007 年 11 月〜 2008 年 9 月までに 14 施設から登録された 177 例を対象とした。
- ●2013 年 9 月までの 5 年間にわたり追跡調査した。
- ●プロトコール脱落は 1 例（インフォームドコンセントが不十分）。
- ●表 1 に登録症例の特徴を示す。

- 平均年齢 59 歳，男女比 1 対 1，BMI の中央値 21.8kg/m^2 であった。
- 90%以上の症例が cStage I A（cT1 N0）であった。

（2）臨床病理学的特徴

- 表2に胃癌の臨床病理学的特徴（胃癌取扱い規約第 13 版と UICC の TNM 分類）を示す。
- 15.3%にリンパ節転移を認めた。
- リンパ節転移陽性症例の 20%に膵上縁のリンパ節転移を認めた。
- cStage I A の正診率は 92.6%だった。
- 14 例に術後補助化学療法として S-1 が投与された。

（3）LADG の遠隔合併症

- Grade III 以上の合併症が 6 例（3.4%）に生じた。
- 内訳は，吻合部狭窄（1 例，0.6%），腸閉塞（1 例），貧血（1 例），胆道炎（1 例），胆嚢炎（2 例，1.1%）であった。
- Grade IVの合併症は認めなかった。

表1 登録症例の特徴（Key 論文より）

年齢	平均（歳）	59
	範囲（歳）	24 ～ 80
性別	男性	91 (51.7%)
	女性	85 (48.3%)
BMI (kg/m^2)	< 20	42 (23.9%)
	20 ～ 24.9	107 (60.8%)
	≧ 25	27 (15.3%)
腫瘍局在	胃上部	0
	胃中部	114 (64.8%)
	胃下部	62 (35.2)
cT 因子	T1	163 (92.6%)
	T2	13 (7.4%)
cN 因子	N0	175 (99.4%)
	N1	1 (0.6%)
cStage	I A	162 (92.0%)
	I B	14 (8.0%)

表2 登録症例の臨床病理学的特徴（Key 論文より）

組織型	分化型	69 (39.2%)
	未分化型	107 (60.8%)
腫瘍径	中央値（cm）	2.5
	範囲（cm）	0.5 ～ 10.0
pT 因子[1]	T1	156 (88.6%)
	T2	19 (10.8%)
	T3	1 (0.6%)
pN 因子[2]	N0	149 (84.7%)
	N1	22 (12.5%)
	N2	5 (2.8%)
pStage[2]	I A	140 (79.5%)
	I B	23 (13.1%)
	II	9 (5.1%)
	IIIA	4 (2.3%)
pN 因子[3]	N0	149 (84.7%)
	N1	25 (14.2%)
	N2	2 (1.1%)
pStage[3]	I A	140 (79.5%)
	I B	22 (12.5%)
	II	14 (8.0%)

1：胃癌取扱い規約第 13 版および UICC 分類
2：胃癌取扱い規約第 13 版
3：UICC 分類

(4) 長期成績
- 術後再発は認めなかった。
- 3例が他病死（2例は他病死，1例は不明）であった。
- LADG症例の5年OSは98.2%（95% CI 94.4-99.4）であった（**図3a**）。
- LADG症例の5年RFSは98.2%（95% CI 94.4-99.4）であった（**図3b**）。

図3a LADG術後5年OS（Key論文より）

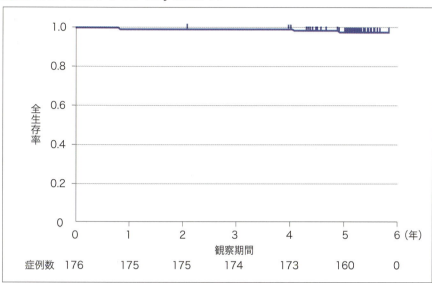

図3b LADG術後5年RFS（Key論文より）

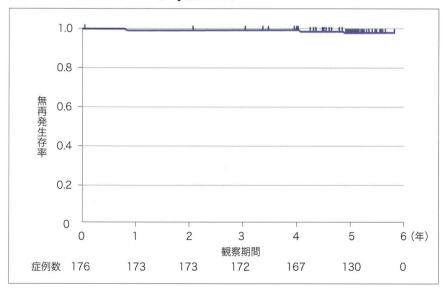

5 結論

- cStage I 胃癌に対する LADG の長期成績は，開腹手術と同等であると思われる。
- 現在，第三相臨床試験として JCOG 0912 の研究が進められている。
- RFS の観点から LADG の開腹手術に対する非劣性が証明されれば，cStage I A/ I B に対する LADG は，治療選択の 1 つとなる。

予想外の結果

- LADG 術後の長期成績が非常に良い結果であった。
- 著者らはこの理由として，①Stage I A の占める割合が高いこと，②女性が多く，BMI が低い症例が対象であること，③熟練した術者に限ったこと，④術後合併症が少ないこと，などを挙げている。
- cStage I 胃癌において，高分化腺癌は ESD の適応となるものが増加しているため，本 Key 論文の対象症例では未分化腺癌が多かった（60.8％）。

Key 論文の影響－ガイドラインやその他の研究

1) ガイドラインでの記載
- 本 Key 論文や小規模のランダム化比較試験，さらにはメタアナリシスで cStage I 胃癌に対する腹腔鏡下幽門側胃切除術の良好な短期成績が報告され，胃癌治療ガイドラインや日本内視鏡外科学会のガイドラインでは，次のように表記されるようになった。
- 胃癌治療ガイドライン第 5 版（2018 年）には，「幽門側胃切除術が適応となる cStage I 症例で，腹腔鏡下手術は日常診療の選択肢となりうる。」と記載されている。
- また日本内視鏡外科学会のガイドライン（2014 年版）には，「『胃癌取扱い規約第 14 版』における cStage I の胃癌に対する腹腔鏡下幽門側胃切除術は推奨できる（推奨度 B）」と記載されている。

2) その他の研究
- 早期胃癌に対する LADG の長期成績に関する大規模ランダム化比較試験が日韓で行われており，その結果が待たれる（JCOG 0912 試験，KLASS-01 試験）。
- また，進行胃癌に対する LADG の長期成績に関する大規模ランダム化比較試験が日本で進められている（JLSSG 0901）。

読んでおきたい関連文献

1) Katai H, et al: Short-term surgical outcomes from a phase III study of laparoscopy-assisted versus open distal gastrectomy with nodal dissection for clinical stage IA/IB gastric cancer. Japan Clinical Oncology Group Study JCOG0912. Gastric Cancer 2017; 20: 699-708.

2) Kim W, et al: Decreased morbidity of laparoscopic distal gastrectomy compared with open distal gastrectomy for stage I gastric cancer: Short-term outcomes from a multicenter randomized controlled trial (KLASS-01). Ann Surg 2016; 263: 28-35.

3) Hur H, et al: Efficacy of laparoscopic subtotal gastrectomy with D2 lymphadenectomy for locally advanced gastric cancer: the protocol of KLASS-02 multicenter randomized controlled clinical trial. BMC Cancer 2015; 15: 355.

4) Katai H, et al: Safety and feasibility of laparoscopy-assisted distal gastrectomy with suprapancreatic nodal dissection for clinical stage I gastric cancer: A multicenter phase II trial（JCOG 0703）. Gastric cancer 2010; 13: 238-44.

今後の課題と論点

●本 Key 論文の研究は，シングルアームでの評価であり，腹腔鏡下手術と開腹手術を比較したものではない。今後，比較試験によって評価される必要がある。

●また，本 Key 論文においては，バイアス回避のために厳格な条件を設けていた。そのため，次のような症例に対する LADG の安全性が今後の課題として挙げられる。
　①内視鏡的治療後の再発症例
　② BMI が 30kg/m^2 以上の肥満症例
　③化学療法や放射線療法の既往を有する症例
　④全身状態不良例（麻酔や周術期のリスク例）など

●本 Key 論文によると，本研究参加の条件として「術者は経験例数の多い外科医」と規定している。一般化するための方策が求められる。

●本 Key 論文は早期胃癌に対する腹腔鏡下幽門側胃切除術に関する検討である。今後，進行胃癌に対する腹腔鏡下幽門側胃切除術に対する検討が必要と思われる。

Q1に対する臨床判断：私はこう考える！

- 症例問題の病変は，切除可能な長径3cmの高分化腺癌で深達度はSMと診断している（**図4, 5**）。
- 遠隔転移やリンパ節転移は認めず，術前診断はT1b N0 M0 cStage IAであった。
- 選択肢 a：不正解。
- 選択肢 b，c：不正解。本Key論文のPrimary endpointの報告（p.137「読んでおきたい関連論文」4）のように，縫合不全や膵液瘻の発症率はLADGで高いという結果は得られていない（縫合不全1.7%，膵液瘻5.1%）。
- 選択肢 d：不正解。腹腔鏡下幽門側胃切除術の開腹移行率は2.9%であり高いとはいえない。
- 選択肢 e：正解。cStage Ⅰ胃癌に対する腹腔鏡下幽門側胃切除術の長期成績は良好である（本Key論文の主旨）。

Q1 正解：e

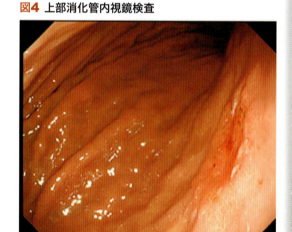

図4 上部消化管内視鏡検査

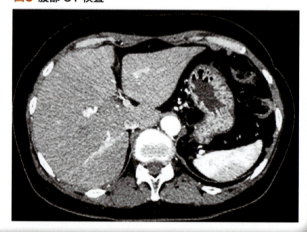

図5 腹部CT検査

早期癌に対する腹腔鏡下幽門側胃切除術の評価

Q3. 臨床判断のための Key 論文および周辺知識の確認！

問）JCOG 0703 試験について正しい記載に○，誤った記載に✕をつけよ。

1. JCOG 0703 試験は，腹腔鏡下幽門側胃切除術と開腹下幽門側胃切除術の短期成績を比較した RCT である。
2. JCOG 0703 試験では，リンパ節郭清の範囲は D2 と規定されている。
3. 本論文は，JCOG 0703 試験の Secondary endpoint である長期成績について報告したものである。
4. JCOG 0703 試験の適格基準として，「BMI が 30kg/m^2 未満」という条件が含まれている。
5. JCOG 0703 試験の長期成績では，腹腔鏡下幽門側胃切除後の 5 年 OS と RFS は 98％以上であった。

Q3 正解：1. ○　　2. ✕　　3. ✕　　4. ○　　5. ○

【上田貴威，白石憲男】

胃癌：腹腔鏡下手術

9. 進行癌に対する腹腔鏡下幽門側胃切除術の評価

Q1. あなたの臨床判断は？

症例問題

　65歳の男性でBMIは24kg/m^2。心窩部痛と体重減少（3kg/月）にて近医を受診した。上部消化管内視鏡検査にて，胃幽門部に異常を指摘された（図1）。生検の結果，高分化腺癌と診断され，治療目的にて紹介となった。腹部CT検査（図2）にて腹膜播種や遠隔転移を認めなかったが，胃周囲リンパ節の腫大を認めた。術前診断はT3 N1 M0，cStage ⅡBの進行胃癌と判断し，手術を行うこととした。

　次のうち正しいものを1つ選べ。

a. 進行胃癌（T3）に対する治療として，腹腔鏡下幽門側胃切除術が推奨される。
b. リンパ節転移を認める場合には，早期癌であっても腹腔鏡下幽門側胃切除術の適応にはならない。
c. 術前診断にてStage ⅡBなので，腹腔鏡下幽門側胃切除術が推奨される。
d. 進行胃癌の術後3年無病生存率は，腹腔鏡下幽門側胃切除術と開腹下幽門側胃切除術とで同等であるという報告がある。
e. 進行胃癌に対する腹腔鏡下幽門側胃切除術は，世界中で受け入れられている。

（正解は151ページ）

図1 上部消化管内視鏡検査

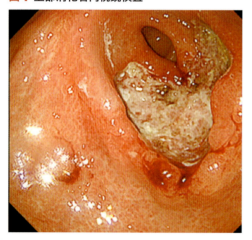

図2 腹部CT検査

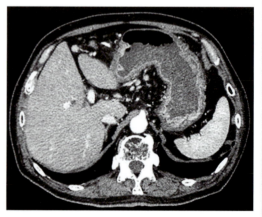

Q2. 臨床判断のための Key 論文および周辺知識にチャレンジ！

問）韓国のCOACT 1001試験（Ann Surg 2018）について正しい記載に〇，誤った記載に×をつけよ。

1. COACT 1001試験は，進行胃癌に対する腹腔鏡下幽門側胃切除術の妥当性に関する phase III 研究である。
2. COACT 1001試験の Primary endpoint は，術後3年無病生存率である。
3. COACT 1001試験の Secondary endpoint にリンパ節郭清の非適正率が含まれている。
4. COACT 1001試験の対象は，20～80歳の進行胃癌患者（cT2～T4a，cN0～N3）である。
5. COACT 1001試験の除外基準のなかに，ステロイドなどの薬物服用者が含まれている。

Q2 正解：1. ×　　2. ×　　3. ×　　4. 〇　　5. 〇

術前診断

- 胃幽門部大彎側に存在する長径6cmの潰瘍性病変（高分化腺癌）。
- 深達度は T3（SE）癌と診断。
- 胃周囲リンパ節転移を認める（N1）。
- 遠隔転移や腹膜播種を認めない（M0）。
- 術前の病期は，日本の胃癌取扱い規約では cStage IIB である。

術前に求められる臨床判断

- 胃の切除範囲は？
  - 幽門側胃切除術
- リンパ節郭清は？
  - D2
- 手術のアプローチは？
- 腹腔鏡下手術でのリンパ節郭清は手技的に問題ないか？
- 腹腔鏡下手術後の患者の長期成績は，開腹下手術より不良ではないか？

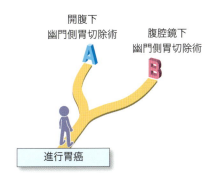

本項のテーマ

手術のアプローチ法を吟味する！
幽門側胃切除術の可能な進行胃癌に対してどちらの手術が有用か？
- A. 開腹下幽門側胃切除術（OTG）
- B. 腹腔鏡下幽門側胃切除術（LADG）

＊本研究は先進的なテーマであり，まだガイドライン上，議論のある分野である。

臨床判断のための Key 論文はこれだ

Ann Surg 2018; 267: 638-45.

> **Laparoscopy-assisted versus open D2 distal gastrectomy for advanced gastric cancer: results from a randomized phase II multicenter clinical trial (COACT1001).**

Park YK, Yoon HM, Kim YW, Park JY, Ryu KW, Lee YJ, Jeong O, Yoon KY, Lee JH, Lee SE, Yu W, Jeong SH, Kim T, Kim S, Nam BH; COACT group.

Quick Review
- 本論文は韓国の研究グループ（COACT）から 2018 年に発表された論文であり，進行胃癌に対する腹腔鏡下幽門側胃切除術（LADG）の妥当性に関する研究である。
- 今回の Key 論文は，先進的な内容であり，現在，韓国，中国，日本を中心に研究が進められているテーマである。
- **研究デザイン**：前向きの第二相多施設共同研究。
- **目的**：進行胃癌に対する腹腔鏡下幽門側胃切除術（LADG，D2）における郭清リンパ節の非適正からみた手術手技の妥当性を明らかにすること。
- **対象**：腹腔鏡下幽門側胃切除術（LADG）（2010 年 6 月〜 2011 年 10 月，104 例）。
- **結論**：リンパ節郭清という観点から，進行胃癌に対する腹腔鏡下幽門側胃切除術は妥当である。
  （＊サブ解析の結果，Stage III 症例に対する腹腔鏡下幽門側胃切除術の妥当性は今後の課題である。）

論文を読み解く

1 研究背景

- 根治手術可能な進行胃癌に対する開腹下胃切除術（open distal gastrectomy：ODG，D2）は，予後改善のため，世界中で標準的な術式として受け入れられてきた。
- 一方，近年，低侵襲手術として，早期胃癌に対する腹腔鏡下幽門側胃切除術（laparoscopy

assisted distal gastrectomy：LADG）が開発され，日本と韓国では治療法の1つとなっている。

- これまでの研究では，早期胃癌に対するLADGは，ODGと比べ在院日数が短いことや長期成績がODGと同等であることが示されている。
- 進行胃癌に対する胃切除術にはD2リンパ節郭清が必要であり，腹腔鏡下のD2リンパ節郭清の評価が求められている。
- これまで，1編のシステマティックレビューと数編の後ろ向き研究によって，進行胃癌に対する腹腔鏡下手術の評価が行われており，開腹下手術と比較して全生存率や無再発生存率に有意差がないことが示されている。
- しかしながら，エビデンスレベルの高い手法での研究はない。

2 研究目的

- 多施設共同第二相無作為化比較試験により，進行胃癌に対する腹腔鏡下幽門側胃切除術（LADG，D2）の妥当性について評価する。

(1) Primary Endpoint

- 進行胃癌に対するLADG（D2）の妥当性を検討するため，郭清リンパ節の非適正率をODGと比較する。

  ＊郭清リンパ節の非適正率は，以前のDutch trialにも用いられた指標であり，郭清リンパ節において病理学者が1個以上のリンパ節を認めないと判断した領域があった症例を非適正症例と定義している。

(2) Secondary Endpoint

- Secondary endpointは，①生存率，②手術成績，③手術侵襲である。
- 生存率としては，無病3年生存率，5年生存率を検証した。
- 手術成績は，在院期間，手術時間，排ガス日，術後合併症，郭清リンパ節個数（総数，領域別リンパ節の範囲），腫瘍と切離断端（口側，肛門側の距離）で評価した。
- 手術侵襲は，血清CRP，フィブリノーゲン，総ビリルビン，IL-6，IL-10，TNF-αで評価した。

3 対象：どのようにして症例選択バイアスを回避しているか

(1) 適格症例

- 韓国の癌センターを中心とした多施設研究。
- 対象患者：進行胃癌患者。
  - cT2～T4a，cN0～N3（日本胃癌取扱い規約）
  - 腫瘍は幽門側胃切除術の可能な位置
  - 20～80歳
  - PS 0，1
- 統計学的に両群（LADG群とODG群）の必要症例数を算出した。
- 両群への振り分けは，web systemによる無作為化，1：1 allocation ratioによる振り分けが行われた。

(2) 除外症例

- ●他の臨床試験に登録している症例。
- ●言葉でのコミュニケーションに問題のある症例，コンプライアンスが欠落している症例。
- ●精神疾患の既往を有する症例。
- ●同時性もしくは異時性の悪性疾患の既往を有する症例。
- ●薬物服用（ステロイド）。
- ●不安定狭心症，6 カ月以内の心筋梗塞。
- ●重症の呼吸器疾患。
- ●ASA スコア＞3 点。
- ●大きな腹部手術の既往。
- ●化学療法や放射線療法の既往。
- ●十分な肝臓，腎臓，骨髄機能を有していない症例。
- ●PS ＞ 1。
- ●術前化学療法を受けている症例。
  - ＊ pStage Ⅱ以上は術後補助化学療法を施行してもよい。

(3) 手術方法

- ●日本のガイドラインに準じて，D2 リンパ節郭清を伴う LADG/ODG を施行。
- ●腹腔鏡下 D2 リンパ節郭清においては，膵上縁のリンパ節郭清をする前に十二指腸を離断する。
- ●再建法（Billroth I，Ⅱ，Roux-en Y）は術者が決定する。

(4) 手術の質のコントロール

- ●すべての外科医は胃癌外科に習熟した者（LADG/ODG ともに 30 例以上）とした。
- ●手技の標準化のため，術者は 10 回以上のビデオセミナーに参加。
- ●全症例での術中写真と選ばれたビデオにより，チェックポイントについて審査を行った。

(5) フォローアップ

- ●3 年以上フォローした（中央値は 38.2 カ月）。

4 結果

(1) 登録症例の特徴

- ●2010 年 6 月〜2011 年 10 月までに登録された 204 例（LADG 群 105 例，ODG 群 99 例）を対象とした。
- ●図3 に研究プロトコールを示す。
- ●LADG 群 5 例と ODG 群 2 例が条件不一致にて除外された。また，ODG の 1 例は無作為化の同意が得られなかった。
- ●LADG 群 100 例のうち，94 例が LADG を受けた（4 例：腹腔鏡下胃全摘術，2 例：開腹移行）。
- ●ODG 群 96 例のうち，94 例が ODG を受けた（1 例：胃全摘術，1 例：開腹下生検）。

(2) 患者背景

- ●表1 に患者背景を示す。

図3 研究プロトコール（Key論文より）

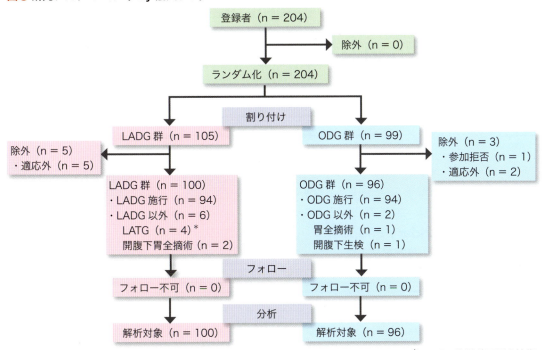

*LATG：腹腔鏡下胃全摘術

表1 患者背景（Key論文より）

因子	LADG群（n = 100）	ODG群（n = 96）	p値
性別			0.846
男性	69 (69%)	65 (67.7%)	
女性	31 (31%)	31 (32.3%)	
年齢（歳）			0.648
平均	58.6	60.1	
平均BMI±SD（kg/m^2）	23.7±3.0	23.3±3.1	0.419
臨床病期（7th AJCC/UICC staging）			0.314
ⅠA	0 (0%)	0 (0%)	
ⅠB	23 (23.0%)	22 (22.9%)	
ⅡA	23 (23.0%)	28 (29.2%)	
ⅡB	29 (29.0%)	18 (18.8%)	
ⅢA	20 (20.0%)	17 (17.7%)	
ⅢB	4 (4.0%)	10 (10.4%)	
ⅢC	1 (1.0%)	1 (1.0%)	
病理学的病期（7th AJCC/UICC staging）			0.553
ⅠA	27 (27.0%)	22 (22.9%)	
ⅠB	15 (15.0%)	14 (14.6%)	
ⅡA	18 (18.0%)	22 (22.9%)	
ⅡB	11 (11.0%)	11 (11.5%)	
ⅢA	8 (8.0%)	10 (10.4%)	
ⅢB	15 (15.0%)	7 (7.3%)	
ⅢC	5 (5.0%)	6 (6.3%)	
Ⅳ	1 (1.0%)	4 (4.2%)	

- 両群間で，性別，年齢，BMI，臨床病期，病理学的病期に有意差を認めなかった。
- 病理学的病期と比較し，臨床病期が過大評価であった症例が31.3％で，過小評価であった症例が21.4％であった。

（3）Primary Endpoint（リンパ節郭清の非適正率）

- 表2にリンパ節郭清の非適正率を示す。
- 郭清リンパ節個数は，両群間で有意差を認めなかった（LADG群 37.0±13.4，ODG群 39.7±13.3，p = 0.168）。
- リンパ節郭清の非適正率は，LADG群 47％，ODG群 43.2％と有意差を認めなかった（p = 0.648）。
- リンパ節郭清の非適正率のサブ解析の結果，cStage I，IIにおいて有意差を認めなかったが，cStage IIIの非適正率は，LADG群 52.0％，ODG群 25.0％と有意に高かった（p = 0.043）。

（4）Secondary Endpoint

1）3年無病生存率

- 図4に示すように，3年無病生存率は，LADG群 80.1％，ODG群 81.9％と両群間に有意差を認めなかった（p = 0.448）。
- サブ解析でも同様に，cStage I，II，IIIにおいて有意差を認めなかった（図5はcStage III）。

2）手術成績

- 手術時間は，ODG群よりもLADG群が有意に長かった（LADG群 257.4±86.7分，ODG群 183.0±52.5分）。
- 切除率，他臓器合併切除率，リンパ節郭清範囲は両群間に有意差を認めなかった。
- 術中・術後合併症の発症率，重症度においても両群間に有意差を認めなかった。
- 飲水開始日も両群間に有意差を認めなかった。

3）手術侵襲

- 術前の炎症反応は，両群とも正常値内であった。

表2 リンパ節郭清の非適正率（Key論文より）

cStage		LADG群（n = 100）	ODG群（n = 96）	p値
I				0.458
	適性	13（56.5％）	10（45.5％）	
	非適性	10（43.5％）	12（54.4％）	
II				0.788
	適性	28（53.8％）	23（51.1％）	
	非適性	24（46.2％）	22（48.9％）	
III				0.043
	適性	12（48.0％）	21（75.0％）	
	非適性	13（52.0％）	7（25.0％）	
Total				0.648
	適性	53（53％）	54（56.8％）	
	非適性	47（47％）	41（43.2％）	
郭清リンパ節個数		37.0±13.4	39.7±13.3	0.168

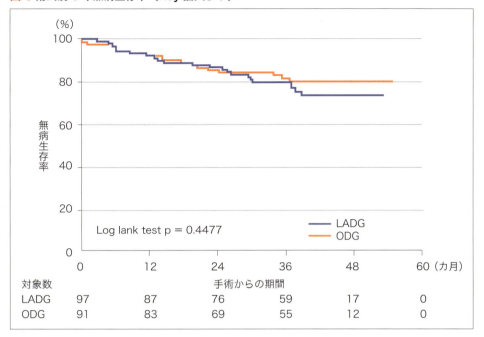

図4 術式別3年無病生存率（Key論文より）

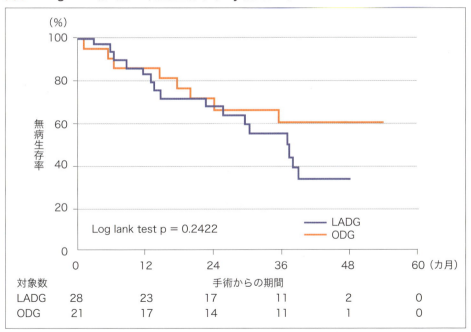

図5 cStage IIIの術式別3年無病生存率（Key論文より）

- 総ビリルビン，IL-6，IL-10は術後上昇した後，1週間で正常化したが，その変動は両群間に有意差を認めなかった。
- CRPとTNF-αは，術後上昇し1週間で正常値に回復しなかったが，その変動は両群間で有意差を認めなかった。

5 結論

- リンパ節郭清の非適正率という観点から，LADG（D2）はODG（D2）と同等であり，進行胃癌に対するLADG（D2）の妥当性が示された。すなわち，LADG（D2）は進行胃癌に対する治療選択の1つとなる。
- サブ解析において，cStage IIIの無再発生存率は両群間で有意差を認めなかったが，リンパ節郭清の非適正率はLADGで有意に高かった。今後の検討が必要である。

予想外の結果

(1) リンパ節郭清

- 今回の無作為化phase II研究（n = 200）においては，これまでの後ろ向き研究の結果と比べて，リンパ節郭清の非適正率が高かった。⇒この原因は不明である。
- またサブ解析では，cStage III症例において，LADGがODGよりもリンパ節郭清の非適正率が高かった。
- これらのことから，執筆者たちはLADGの手技的問題点としてcStage III症例に対する腹腔鏡下手術を疑問視している。
- また，次のような課題を挙げている。
  ①腫大したリンパ節の郭清
  ②膵上縁背側のリンパ節郭清
  ③網嚢切除
- 外科手術は局所コントロールという観点から考えると，局所再発率を評価対象にすべきなのかもしれない。

(2) 術前診断

- 今回の研究では，術前病期の過剰診断を31.1％の症例に，また過少評価を21.4％の症例に認めた。術式判断の際，術前診断の精度が問題となる。
- 今後，AIなどの導入による正診率の向上に期待すべきであろう。

(3) その他の課題

- 肥満症例に対する術式選択（今回は問題とならなかった）
- 化学療法後の手術，conversion surgeryなど

Key 論文の影響ーガイドラインやその他の研究

1）ガイドラインでの記載
- わが国の胃癌治療ガイドライン第5版（2018年）には，「進行胃癌に対しては，安全性と長期成績を検討するランダム化比較試験が進行中であり（LSSG 0901），現時点でcStage II以上の胃癌に対して腹腔鏡下幽門側胃切除を推奨する根拠は乏しい」と記載されている。
- 一方，日本内視鏡外科学会のガイドラインには，「『胃癌取扱い規約（第14版）』におけるcStage IA（内視鏡治療の適応外），cStage IBまでの胃癌に対する腹腔鏡下胃切除術は推奨できる」と記載されており，進行胃癌に対する腹腔鏡下手術に関する明確な記述はない。

2）最近の研究
- 近年，韓国と中国から進行胃癌に対する腹腔鏡下胃切除術に関する論文が数編発表された（「読んでおきたい関連文献」参照）。いずれも，開腹下手術と比較して同等の結果が報告されている。
- 本Key論文は，韓国のがんセンターを中心としたグループからの報告である。
- わが国でも，進行胃癌に対する長期成績に関する大規模ランダム化比較試験が進められており（JLSSG 0901），その結果が待たれるところである。
- 一方，わが国のNCDを用いた研究（早期，進行癌を含む）では，腹腔鏡下手術は開腹下手術と比べて合併症率や手術関連死亡率などに有意差を認めないものの，Grade Bの合併症や膵液瘻の発症率が高い可能性が示されている。

読んでおきたい関連文献

1) Lee HJ, et al: Short-term outcomes of multicenter randomized controlled trial comparing laparoscopic distal gastrectomy with D2 lymphadenectomy to open distal gastrectomy for locally advanced gastric cancer (KLASS-02-RCT). Ann Surg 2019; Feb 9. [Epub ahead of print]

2) Li Z, et al: Surgical and long-term oncologic outcomes of laparoscopic and open gastrectomy for serosa-positive (pT4a) gastric cancer: A propensity score-matched analysis. Surg Oncol 2019; 28: 167-73.

3) Huang X, et al: Laparoscopic-assisted versus open D2 gastrectomy for advanced gastric cancer in highly selective patients: Short-term surgical and chemotherapy outcomes of a prospective cohort study. Am J Clin Oncol 2019; 42: 459-65.

4) Kim SH, et al: Oncologic outcomes after laparoscopic and open distal gastrectomy for advanced gastric cancer: Propensity score matching analysis. J Gastric Cancer 2019; 19: 83-91.

5) Ahn SH, et al: Long-term survival outcomes of laparoscopic gastrectomy for

advanced gastric cancer: Five-year results of a Phase II prospective clinical trial. J Gastric Cancer 2019; 19: 102-10.
6) Hiki N, et al: Higher incidence of pancreatic fistula in laparoscopic gastrectomy. Real-world evidence from a nationwide prospective cohort study. Gastric Cancer 2018; 21: 162-70.

今後の課題と論点

- 今回の Key 論文は，先進的な研究であり，進行胃癌に対する腹腔鏡下幽門側胃切除術はガイドライン上，まだ推奨されるものではない。

- しかしながら，韓国，中国，日本での多施設共同の後ろ向き研究が報告され，現在，多施設共同の RCT が進められている。2〜3年後には，その結果が報告されるものと思われる。

- 進行胃癌に対する腹腔鏡下幽門側胃切除術は，従来の開腹下幽門側胃切除術と比べ，次のような課題が挙げられる。

  (1) 手術は局所コントロール（R0）が主目的であるが，気腹下の鉗子操作で腫瘍学的に不利なことが生じていないか。

    ① SE 症例などにおいて，術中，癌細胞の散布を生じていないか。

    ② リンパ節郭清（局所コントロール）は，開腹下手術と同等か。

    （不十分なリンパ節郭清が行われていないか）

    ③ 血中の dormant cancer cell の刺激がなされていないか。

  (2) 手技的な合併症や全身的な合併症が増加していないか。

  (3) 従来の開腹下幽門側胃切除術に比べて，長所はなにか。

  (4) 医療費などの社会的観点からの長所と課題

  これらの課題に応えられる研究が進められている。

- 現在，ロボット支援手術や AI の手術への導入など，外科領域においても，驚くほどのスピードで新しい手術手技が開発されている。それらの評価が次世代には求められていると思われる。

Q1 に対する臨床判断：私はこう考える！

- 症例問題の病変（図6）は，胃周囲にリンパ節転移（図7）を有するものの，根治手術可能な長径6cm の高分化腺癌で深達度は SE と判断している。
- 遠隔転移は認めず，術前診断は，T3 N1 M0 cStage IIB である。
- 選択肢 a：不正解。本 Key 論文は進行癌（T3）に対する腹腔鏡下幽門側胃切除術の妥当性を示しているが，わが国のガイドライン上は推奨するに至っていない。
- 選択肢 b，c：不正解。a と同様に，本 Key 論文は進行癌（T3）に対する腹腔鏡下幽門側胃切除術の妥当性を示しているが，ガイドライン上は cStage IB までを適応としている。
- 選択肢 d：正解。本 Key 論文のごとく，韓国と中国から，進行胃癌に対する腹腔鏡下幽門側胃切除術の長期成績の報告があり，開腹下手術と同等であることが示されている。
- 選択肢 e：不正解。進行胃癌に対する腹腔鏡下手術は，まだ世界中でコンセンサスが得られていない。

図6 上部消化管内視鏡検査

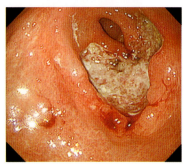

図7 腹部 CT 検査

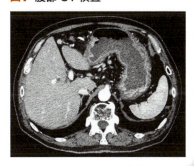

Q1 正解：d

Q3. 臨床判断のための Key 論文および周辺知識の確認！

問）韓国のCOACT 1001試験（Anna Surg 2018）について正しい記載に〇，誤った記載に✗をつけよ。

1. COACT 1001試験の目的は，進行胃癌に対する腹腔鏡下幽門側胃切除術（D2）の妥当性について開腹下幽門側胃切除術（D2）と比較し検証することであった。
2. COACT 1001試験の Primary endpoint であるリンパ節郭清の妥当性は，リンパ節郭清の非適正率により検証された。
3. COACT 1001試験では，術後補助化学療法の適応に関する規定はない。
4. COACT 1001試験の Secondary endpoint には，外科的侵襲に関する指標が含まれている。
5. COACT 1001試験結果のサブ解析では，cStage III症例に対する腹腔鏡下幽門側胃切除術のリンパ節郭清の非適正率は，開腹下幽門側胃切除術より高かった。

Q3 正解：1.〇　2.〇　3.〇　4.〇　5.〇

【上田貴威，白石憲男】

胃癌：根治手術不能な胃癌に対する手術

10. 非治癒切除因子を有する胃癌に対する癌の減量手術

Q1. あなたの臨床判断は？

症例問題

73歳の男性。心窩部不快感の精査にて当院を紹介受診した。上部消化管内視鏡検査で図1の所見を認め，生検で低分化腺癌の診断となった。CT検査（図2）では肝転移を1個認め，根治手術は不可能と判断した。

次のうち正しいものを1つ選べ。

a. 有症状であり，原発巣切除の適応である。
b. 肝転移を有する胃癌であり，標準治療は化学療法である。
c. 癌の減量目的に胃切除術を行えば，全生存期間の延長が見込める。
d. 癌の減量手術においてもリンパ節郭清は進行癌に準じてD2リンパ節郭清を行うべきである。
e. 術前化学療法を行い，転移巣・原発巣ともにR0手術が可能となれば切除を考慮する。

（正解は161ページ）

図1 上部消化管内視鏡検査

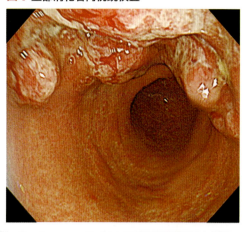

図2 腹部造影CT検査

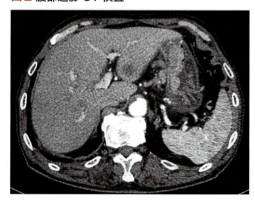

Q2. 臨床判断のための Key 論文および周辺知識にチャレンジ！

問）2016年にLancet Oncolに掲載されたREGATTA試験について，正しい記載に○，誤った記載に×をつけよ。

1. REGATTA 試験は，非治癒切除因子を複数有する進行胃癌に対して胃切除後に化学療法を行う治療の優越性を，化学療法単独との RCT 試験にて検証したものである。
2. REGATTA 試験では，非治癒切除因子として肝転移（H1）・腹膜転移（P1）・大動脈周囲リンパ節転移（No.16a1/b2）のいずれか 1 つのみを有する症例が対象である。
3. REGATTA 試験の結果より，非治癒切除因子を 1 つ有する進行胃癌における胃切除術＋化学療法は，化学療法単独と比較し，全生存期間の延長が認められた。
4. REGATTA 試験は，中間解析で胃切除術に伴う有害事象が高率であり，安全性の点から早期に中止された臨床試験である。
5. REGATTA 試験の結果から，非治癒切除因子を有する Stage IV胃癌に対して癌の減量手術を行うことの有用性は否定された。

Q2 正解：1. ×　　2. ○　　3. ×　　4. ×　　5. ○

術前診断

- 症状として心窩部不快感を認めるが，出血，狭窄，疼痛は認めない。
- 胃前庭部に進行胃癌（深達度 SS）を認める。
- 肝転移（H1）を認め，根治切除は不可能である。

治療方針決定に求められる臨床判断

- 癌の減量手術に何を期待するか？
  　－症状緩和？　予後延長？
- 癌の減量手術の安全性は？
- 治療のアプローチは？

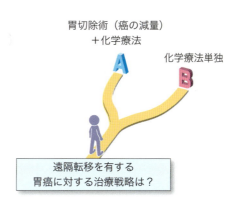

本項のテーマ

治療のアプローチ法を吟味する！
遠隔転移を有する胃癌に対する治療戦略としてどちらを選ぶか？
　　A. 胃切除術（癌の減量）＋化学療法
　　B. 化学療法単独

臨床判断のための Key 論文はこれだ

Lancet Oncol 2016; 17: 309-18.

Gastrectomy plus chemotherapy versus chemotherapy alone for advanced gastric cancer with a single non-curable factor (REGATTA): a phase 3, randomised controlled trial.

Fujitani K, Yang HK, Mizusawa J, Kim YW, Terashima M, Han SU, Iwasaki Y, Hyung WJ, Takagane A, Park DJ, Yoshikawa T, Hahn S, Nakamura K, Park CH, Kurokawa Y, Bang YJ, Park BJ, Sasako M, Tsujinaka T; REGATTA study investigators.

Quick Review
- 日本臨床腫瘍研究グループ（JCOG）から 2016 年に発表された論文である（JCOG 0705 試験；REGATTA 試験）。
- **研究デザイン**：第三相多施設共同無作為化比較試験（RCT）。
- **目的**：非治癒切除因子を 1 つ有する進行胃癌の治療として，標準的な化学療法単独の治療に比べ，化学療法に胃切除術（癌の減量）を加えた治療法の優越性を明らかにすること。
- **対象（比較群）**：化学療法単独。
- **結論**：非治癒切除因子を 1 つ有する進行胃癌に対して，化学療法単独治療と比べ，胃切除術（癌の減量）後に化学療法を行う治療法は，全生存期間の延長を認めなかった（中間解析後に試験中止）。

論文を読み解く

1 研究背景

- 非治癒切除因子を有する進行胃癌の予後は不良であり，ほとんどの症例が 1 年以内に死亡する。
- また，治癒切除が不可能な進行胃癌に対する標準治療は化学療法である。
- 主症状（出血や閉塞）を有する非治癒切除因子を有する胃癌では，患者 QOL を向上

非治癒切除因子を有する胃癌に対する癌の減量手術

させるために，可及的切除やバイパス術などが適応となることがある。

●無症状の非治癒切除因子を有する胃癌に関しては，癌の減量手術の有用性は明らかになっていない。

●1980〜2000年代の報告では，無症状の非治癒切除因子を有する胃癌に対して化学療法単独症例の予後が2.4〜6.7カ月であるのに対して，胃切除術と化学療法を併用した症例では8.0〜12.2カ月に延長すると考えられていた。

●しかしながらそれらの報告の多くは，単施設での後ろ向き研究であり，PS・併存合併症・腫瘍量に関して症例選択バイアスが明らかに存在する。

●現在では化学療法単独でも約12カ月の予後が見込まれ，減量手術のもたらす予後改善効果は明らかではない。

●したがってREGATTA試験は，非治癒切除因子を1つ有する切除不能進行胃癌に対する胃切除術を伴う化学療法の有用性を明らかにする目的でデザインされた。

2 研究目的

(1) Primary Endpoint
●化学療法単独群と比べ，胃切除術（癌の減量）＋化学療法群の全生存期間（overall survival：OS）における有用性を明らかにする。

(2) Secondary Endpoint
●化学療法単独群と比べ，胃切除術（癌の減量）＋化学療法群の無増悪生存期間（progression-free survival：PFS）に関する有用性とそれらの有害事象発生割合からみた手技の安全性を明らかにする。

3 対象：どのようにして症例選択バイアスを回避しているか

(1) 適格症例と登録状況

1) 適格症例
●20〜75歳。

●PS 0〜1。

●経口摂取可能。

●組織学的に腺癌と診断された症例。

●深達度はcT1〜T3（食道浸潤長は3cm以内）。

●CT検査および腹腔鏡検査（または試験開腹）にて非治癒切除因子は1つのみ。

●非治癒切除因子は，肝転移（H1）・腹膜転移（P1）・大動脈周囲リンパ節転移（No.16a1/b2）。

●胃切除術＋化学療法群は，D1リンパ節郭清を伴う胃切除術を行い術後8週間以内にS-1＋シスプラチン（CDDP）投与を開始する。

●両群の化学療法はS-1（80mg/m^2/day，day 1〜21）＋CDDP（60mg・m^2，day 8）を5週1コースとし，増悪または認容できない有害事象が発現するまで継続する。

2) 登録状況（図3）
●当初330例を登録予定とした。

155

- 初回中間解析を 164 例登録時に実施した。
- 最終登録者数は 175 例（化学療法単独群 86 例，胃切除＋術後化学療法群 89 例）。

(2) 除外症例

- 5 年以内の癌（同時性・異時性を含む）の既往。
- 妊娠中や授乳中の症例。
- 重度の精神障害を有する症例。
- ステロイド投与症例。
- Flucytosine/phenytoin/warfarin 服用症例。
- 活動性の細菌・真菌感染症の症例。
- 6 カ月以内の不安定狭心症および心筋梗塞の既往。
- 不安定な高血圧症の既往。
- インスリン投与中やコントロール不良の糖尿病の既往。
- 在宅酸素療法を必要とする重症呼吸器障害の既往。
- HER2 陽性の進行胃癌で trastuzumab 使用症例。

図3 研究プロトコール（Key 論文より）

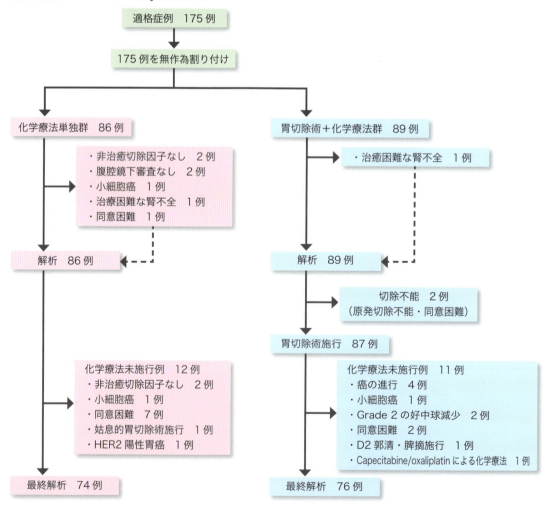

4 結果

（1）Primary Endpoint に対する結果

1）初回中間解析：2013 年 9 月
- 164 症例登録時点で，試験中止。
- 両群間での 2 年全生存期間（OS）に有意差なし。
- 2 年 OS は，胃切除術＋化学療法群 25.7％，化学療法単独群 31.4％であった。

2）最終解析：2014 年 12 月（図4）
- 最終登録症例数は 175 例が報告された。
- 2 年 OS，中央値とも両群間に有意差を認めなかった。
- 2 年 OS は，胃切除術＋化学療法群 25.1％，化学療法単独群 31.7％であった。
- 2 年 OS の中央値は，胃切除術＋化学療法群 14.3 カ月，化学療法単独群 16.6 カ月であった。

（2）Secondary Endpoint に対する結果

1）無増悪生存期間（PFS）【最終解析：2014 年 12 月】（図5）
- 2 年 PFS の割合に両群間での有意差は認めなかった。
- 2 年 PFS は，胃切除術＋化学療法群 13.0％，化学療法単独群 8.4％であった。
- 化学療法単独群 86 例のうち 5 例は治癒切除可能となった（非治癒切除因子の消失）。解析の時点で 3 例は再発，1 例は無再発，1 例は死亡。

2）有害事象（表1）
- 合併症の発生頻度は，①Grade 3 以上の好中球減少，②食思不振，③悪心，④低 Na 血症において，胃切除術＋化学療法群が化学療法単独群と比べて高い傾向であった。
- 治療関連死は，両群ともに 1 例ずつ認めた（化学療法単独群は原因不明の突然死，胃切除術＋化学療法群は急速な原疾患の増悪）。
- 化学療法継続不能率は化学療法単独群 28％，胃切除術＋化学療法群 36％であった。

図4 両群間の OS の比較（Key 論文より）

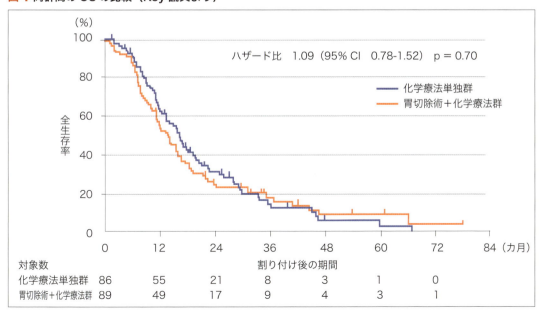

図5 両群間のPFSの比較（Key論文より）

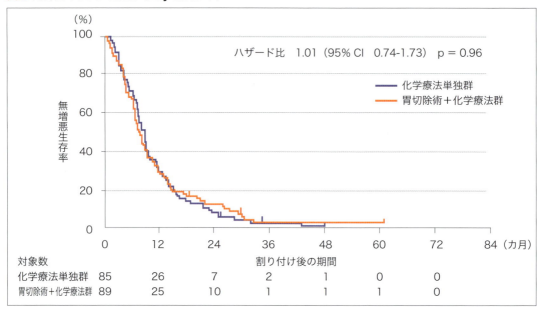

対象数	0	12	24	36	48	60	72
化学療法単独群	85	26	7	2	1	0	0
胃切除術＋化学療法群	89	25	10	1	1	1	0

表1 両群間の化学療法に伴う有害事象の比較（Key論文より）

	化学療法単独群（n = 74） Grade 1〜2	Grade 3	Grade 4	胃切除術＋化学療法群（n = 76） Grade 1〜2	Grade 3	Grade 4
白血球減少	43 (58%)	1 (1%)	1 (1%)	48 (63%)	9 (12%)	5 (7%)
好中球減少	30 (41%)	21 (28%)	3 (4%)	32 (42%)	22 (29%)	10 (13%)
貧血	55 (74%)	10 (14%)	6 (8%)	56 (74%)	15 (20%)	4 (5%)
血小板減少	41 (55%)	4 (5%)	1 (1%)	46 (61%)	4 (5%)	3 (4%)
発熱性好中球減少症	0	4 (5%)	0	0	4 (5%)	0
食思不振	36 (49%)	9 (12%)	0	32 (43%)	22 (29%)	0
悪心	37 (50%)	4 (5%)	0	30 (40%)	11 (15%)	0
全身倦怠感	38 (51%)	5 (7%)	0	40 (53%)	4 (5%)	0
嘔吐	17 (23%)	2 (3%)	0	18 (24%)	4 (5%)	0
下痢	16 (22%)	5 (7%)	0	34 (45%)	2 (3%)	0
胃炎	15 (20%)	2 (3%)	0	13 (17%)	2 (3%)	0
手足症候群	11 (15%)	0	0	11 (15%)	0	0
Cr上昇	19 (26%)	0	0	24 (32%)	0	0
低Na血症	40 (54%)	4 (5%)	0	34 (45%)	7 (9%)	0
感覚障害	8 (11%)	0	0	2 (7%)	1 (3%)	0

(3) サブグループ解析

- OS は以下の症例において，胃切除術＋化学療法群で有意に不良であった。
  ① cN0〜1 症例
  ② 腫瘍の主占拠部位が胃上部 1/3 の症例
- N0〜1 症例の化学療法施行コース数の中央値は，化学療法単独群 7.0 コース vs 胃切除術＋化学療法群 4.5 コースであった。
- 胃上部症例の化学療法施行コース数の中央値は，化学療法単独群 6.0 コース vs 胃切除術＋化学療法群 3.0 コースであった。

5 結論

- 本試験は初回中間解析の時点で胃切除術＋化学療法群の有用性が示されず，試験中止となった。
- 最終解析でも同様の結果であり，1つの非治癒切除因子を有する進行胃癌に対する化学療法前の胃切除術（癌の減量）は OS を改善しなかった。
- 特に胃全摘術が必要となる上部胃癌では，減量手術を考慮しないほうがよい。
- 以上より，非治癒切除因子を伴う胃癌では，化学療法単独が第一選択であると結論づけている。

予想外の結果

- OS に関しては，胃切除術＋化学療法群が化学療法単独群の2年全生存率と比較し，10％の上乗せ効果が得られると予想していたが，逆の結果であった。
- この結果は，胃切除術＋化学療法群において原発巣が胃上部に存在する症例が多かったことが影響したと考えられる。
- したがって非治癒切除因子を1つ有する切除不能進行胃癌における標準治療は，依然として化学療法単独であると考えられる。

Key 論文の影響―ガイドラインやその他の研究

胃癌治療ガイドライン第5版（第4版）での記載

- 癌の減量手術に関しては，「切除不能の肝転移や腹膜転移などの非治癒因子を有し，かつ，出血，狭窄，疼痛など腫瘍による症状のない症例に対して行う胃切除術」と定義されている。
- 胃癌治療ガイドライン第4版では「減量手術は腫瘍量を減らし，症状の出現や死亡までの時間を延長するのが目的であるが，明らかなエビデンスはない。」と記載されていた。
- 本論文により，胃癌治療ガイドライン第5版では CQ として追加変更された。
  ⇒ CQ「非治癒因子を有する進行胃がんに対して予後改善を目指す減量手術としての胃

切除術は推奨されるか？」

　→「予後の改善を目指す減量手術を行わないことを強く推奨する」

●またM1の種別のアルゴリズムが記載され，他の非治癒因子を有しない大動脈周囲リンパ節転移例・肝転移例・腹膜転移例・洗浄腹水細胞診陽性例ごとにCQが記載されている。

読んでおきたい関連文献

1) Yoshida K, et al: Is conversion therapy possible in stage IV gastric cancer: the proposal of new biological categories of classification. Gastric Cancer 2016; 19: 329-38.

2) Oki E, et al: Surgical treatment of liver metastasis of gastric cancer: a retrospective multicenter cohort study (KSCC1302). Gastric Cancer 2016; 19: 968-76.

3) Kodera Y, et al: Long-term follow up of patients who were positive for peritoneal lavage cytology: final report from the CCOG0301 study. Gastric Cancer 2012; 15: 335-7.

今後の課題と論点

●腫瘍の占拠部位が胃下部1/3の場合には，癌の減量手術は有用ではないだろうか？

●切除不能な転移を有する進行胃癌に対する無作為化比較試験（GYMSSA試験）

　－胃切除術＋転移巣切除を含めた集学的治療と集学的治療単独との優越性の検討

　－登録症例数：136例

　－検討項目：①全生存期間，②有害事象

　－以前の研究と異なり，減量手術の対象は転移巣切除も含めている。

●Conversion surgeryは集学的治療の1つの選択肢になりうるか？

　－本研究で化学療法後に切除可能となり，胃切除術が可能となった症例は5例認めた。

　－化学療法後にconversion surgeryを行う場合と化学療法を継続する場合の比較が必要である。

Q1 に対する臨床判断：私はこう考える！

- 症例問題の画像は，肝転移（H1）を有する切除不能の進行胃癌（低分化腺癌）である（図1，2）。
- 非治癒切除因子を有する進行胃癌の標準治療は化学療法である。
- REGATTA試験の結果より癌の減量手術目的の原発巣切除は全生存期間に影響を与えず，推奨されない。
- 選択肢 a：主症状（出血，閉塞，疼痛）は認めないため，原発巣切除の適応にはならず，不正解。
- 選択肢 b：正解。
- 選択肢 c：癌の減量手術としての胃切除術に全生存期間の延長は望めないため不正解。
- 選択肢 d：REGATTA試験において癌の減量目的の胃切除術ではD1リンパ節郭清を行っている。さらに癌の減量手術は推奨されず，D2リンパ節郭清の意義は不明であり，不正解。
- 選択肢 e：術前化学療法により非治癒切除因子が消失した場合には，原発巣切除により予後延長が期待できる可能性があるが，非治癒切除因子が残存する場合には手術適応はない。よって不正解。

Q1 正解：b

胃癌 10

Q3. 臨床判断のための Key 論文および周辺知識の確認！

問）2016年にLancet Oncolに掲載されたREGATTA試験について，正しい記載に〇，誤った記載に✕をつけよ。

1. REGATTA試験は，非治癒切除因子を有し，かつ主症状を有する進行胃癌に対する手術アプローチに関するRCTである。
2. REGATTA試験では，肺転移を有する患者は適格症例には含まれない。
3. REGATTA試験では，胃切除術＋化学療法群の全生存期間は，化学療法単独群よりも有意に延長した。
4. REGATTA試験によると，非治癒切除因子を有する進行胃癌に対する癌の減量手術は推奨されない。
5. REGATTA試験では，安全性の比較検討はなされていない。

Q3 正解：1. ✕　　2. 〇　　3. ✕　　4. 〇　　5. ✕

【蔀　由貴】

胃癌：周術期化学療法

11. 胃癌に対する術後補助化学療法

Q1. あなたの臨床判断は？

症例問題

74歳の男性。健診の上部消化管内視鏡検査で**図1**の所見を認め，生検で低分化腺癌と診断された。遠隔転移は認めず，幽門側胃切除術（D2リンパ節郭清）を行った。摘出標本を**図2**に示す。最終病理検査所見ではリンパ節転移を16個認めた。

次のうち正しいものを1つ選べ。

a. 治療の第一選択は化学療法であった。
b. 術後補助化学療法の適応である。
c. 術前補助化学療法を行った後に手術が望ましかった。
d. 術後補助化学療法ではCisplatinを用いたレジメンが標準治療である。
e. 術後補助化学療法の継続期間は6カ月である。

（正解は170ページ）

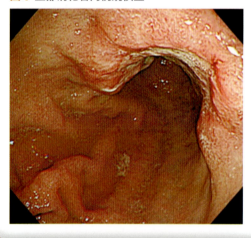

図1 上部消化管内視鏡検査

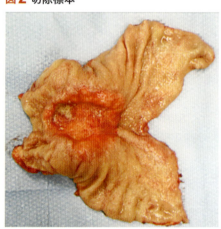

図2 切除標本

胃癌に対する術後補助化学療法

Q2. 臨床判断のための Key 論文および周辺知識にチャレンジ！

問）ACTS-GC試験について，正しい記載に〇，誤った記載に×をつけよ．

1. ACTS-GC 試験は，根治切除可能なリンパ節転移を有する進行胃癌に対する術前化学療法の有用性を，手術単独群との比較試験にて検証したものである．
2. ACTS-GC 試験のレジメンでは，術後 6 週間以内に S-1 内服を開始し，4 週間投与・2 週間休薬を 1 コースとして術後 1 年間投与するスケジュールが推奨されている．
3. ACTS-GC 試験の結果より，S-1 を用いた術後補助化学療法群は手術単独群と比較し，全生存期間の延長は得られず，術後補助化学療法としての S-1 の有用性は認められなかった．
4. ACTS-GC 試験は，中間解析で化学療法に伴う有害事象が高率であり，安全性の点から早期中止された臨床試験である．
5. ACT-GC 試験の結果から，わが国では D2 リンパ節郭清を行った進行胃癌に対する術後補助化学療法は S-1 が標準治療となった．

Q2 正解：1. ×　　2. 〇　　3. ×　　4. ×　　5. 〇

術前・術後診断

- 胃前庭部に 2 型の進行胃癌（深達度 SS）を認める．
- 術前に遠隔転移を認めず，根治切除可能である．
- 術後病理検査でリンパ節転移を多数認めた．

治療方針決定に求められる臨床判断

- 術後補助化学療法に何を期待するか？
  ー再発予防？　予後延長？
- 術後補助化学療法の安全性は？
- 治療のアプローチは？

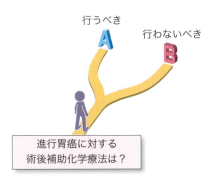

163

本項のテーマ

治療のアプローチ法を吟味する！
リンパ節転移を伴う進行胃癌に対する治療戦略としてどちらを選択するか？
  A. 手術（胃切除術）＋術後補助化学療法
  B. 手術単独

臨床判断のための Key 論文はこれだ

N Engl J Med 2007; 357: 1863-5.

Adjuvant chemotherapy for gastric cancer with S-1, an oral fluoropyrimidine.

Sakuramoto S, Sasako M, Yamaguchi T, Kinoshita T, Fujii M, Nashimoto A, Furukawa H, Nakajima T, Ohashi Y, Imamura H, Higashino M, Yamamura Y, Kurita A, Arai K, for the ACTS-GC Group.

Quick Review
- Adjuvant Chemotherapy Trial of TS-1 for Gastric Cancer（ACTS-GC）Group から 2007 年に発表された論文である（ACTS-GC 試験）。
- **研究デザイン**：第三相多施設共同無作為化比較試験（RCT）。
- **目的**：治癒切除を受けた Stage II（ただし T1 を除く）・III（胃癌取扱い規約第 13 版）の胃癌症例において，手術単独に対する S-1 を用いた術後補助化学療法の有用性について検証すること。
- **対象（比較群）**：手術単独。
- **結論**：S-1 による術後補助化学療法は，D2 リンパ節郭清を行った局所進行胃癌において全生存期間および無再発生存期間を改善する。

論文を読み解く

1 研究背景

- 胃癌治療における術後補助化学療法の有用性はメタ解析にて証明されている。
- しかしながら，大規模臨床試験において最も有用なレジメンは明らかになっていない。
- わが国においては，D2 リンパ節郭清を伴う胃切除術のみが胃癌の標準的治療であった。
- 第二相試験において，S-1 単独の治療は胃切除後の浸潤性胃癌や再発胃癌の症例において 40％を超える奏効率であった。
- 前述の試験結果では，S-1 の薬理学動態は胃切除術に影響されず，術後補助化学療法

に適していると考えられる。

● したがって ACTS-GC 試験は，D2 リンパ節郭清を伴う胃切除を行った Stage Ⅱ / Ⅲ の進行胃癌に対する S-1 の術後補助化学療法としての有用性を明らかにする目的でデザインされた大規模臨床試験である。

2 研究目的

(1) Primary Endpoint

● 手術単独群と比較し，S-1 を用いた術後補助化学療法群の全生存期間（overall survival：OS）における有用性を明らかにする。

(2) Secondary Endpoint

● 手術単独群と比較し，S-1 を用いた術後補助化学療法群の無再発生存期間（relapse-free survival：RFS）における有用性と有害事象発症割合を明らかにする。

3 対象と方法

(1) 対象

1）適格症例

● 20 ～ 80 歳。

● Stage Ⅱ（T1 症例を除く）・Ⅲ A/ Ⅲ B の胃癌症例。

● D2 リンパ節郭清を伴う胃切除術を行い，R0 となった症例。

● 遠隔転移なし。

2）登録状況

● 登録期間は 2001 年 10 月～ 2004 年 12 月。

● 対象施設は 109 施設。

● 全登録者数は 1,059 例（術後補助化学療法群 529 例，手術単独群 530 例）。

(2) 方法

● 術後 6 週間以内に術後補助化学療法を開始する。

● 術後補助化学療法群の薬剤は，S-1（80mg/ 日：体表面積によって投与量は調節）の内服とする。

● レジメンは 4 週間投与・2 週間休薬のスケジュールで術後 1 年間継続する。

● 術後補助化学療法群において，以下の場合には S-1 の投与量を減量する。

　―血液学的毒性 Grade 3/4 出現時。

　―非血液学的毒性 Grade 2 ～ 4 出現時。

● 両群ともに術後 5 年間の追跡調査を行う。

● S-1 投与群では 2 週間ごとの血液検査および臨床症状の評価を行う。

● 手術単独群では少なくとも 3 カ月ごとに同様の検査を行う。

● 術後 2 年間は 6 カ月ごとに，それ以降は 1 年ごとに画像評価（腹部超音波検査・CT 検査・上部消化管内視鏡検査・上部消化管透視検査のうち少なくとも 1 種類）を行う。

4 結果

- 初回中間解析：2005年12月の時点で，両群間にOSおよびRFSにおいて有意差を認めた。
- したがって試験継続は推奨されず，データと安全性の追跡調査を行うこととなった。
- 追跡データ報告（2006年6月）における追跡期間の中央値は2.9年であった。
- ただし，追跡不能であったS-1投与群7例，手術単独群6例を除いた結果となった。

(1) Primary Endpointに対する結果（図3）

- 死亡者数は，S-1投与群で102例，手術単独群140例であった。
- 死亡に関するハザード比は0.68（95% CI 0.52-0.87；p = 0.003）であった。
- 死因の内訳は以下のとおり（S-1投与群：手術単独群）であった。
  ①再発（96：124例），②他癌死（1：2例），③他病死（4：7例），④不明（1：7例）
- 3年OSは，S-1投与群で80.1%，手術単独群で70.1%であった（p = 0.003）。

(2) Secondary Endpointに対する結果

1) RFS（図4）

- 再発・転移を認めた症例数は，S-1投与群で133例，手術単独群で188例であった。
- 再発に関するハザード比は0.62（95% CI 0.50-0.77；p < 0.001）であった。
- 3年RFSは，S-1投与群で72.2%，手術単独群で59.6%であった（p < 0.001）。
- 表1に示すように初回再発部位は，腹膜再発，肝転移再発，リンパ節再発の順で多かった。
- 局所再発率は，S-1投与群1.3%，手術単独群2.8%との結果であった。
- S-1投与群は手術単独群と比べ，腹膜再発とリンパ節再発が有意に少ないとの結果であった。

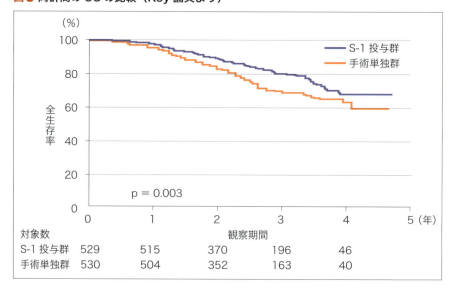

図3 両群間のOSの比較（Key論文より）

図4 両群間の RFS の比較（Key 論文より）

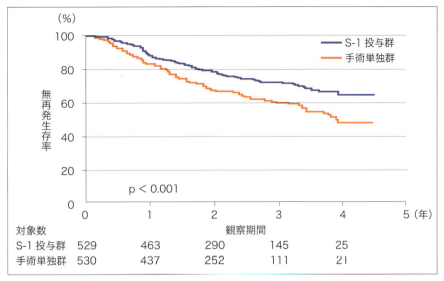

表1 両群間の再発部位の比較（Key 論文より）

	S-1 投与群（n=529）	手術単独群（n=530）	p 値
全再発症例数（%）	133 (25.1)	188 (35.5)	
局所再発（%）	7 (1.3)	15 (2.8)	0.05
リンパ節再発（%）	27 (5.1)	46 (8.7)	0.01*
腹膜再発（%）	59 (11.2)	84 (15.8)	0.009*
肝転移再発（%）	54 (10.2)	60 (11.3)	0.35

*有意差あり

2）有害事象（表2）

- S-1 投与群 517 例，手術単独群 526 例の有害事象の比較を**表2**に示す．
- 有害事象の全体の比較では，S-1 投与群が手術単独群よりも多いとの結果であった．
- また，Grade 3・4 の発生頻度は，①食思不振，②悪心，③下痢，④白血球減少，⑤貧血，⑥血清総ビリルビンの上昇，⑦胃痛，⑧ほてりにおいて，S-1 投与群が手術単独群より多いとの結果であった．
- S-1 投与群における治療継続率は，3・6・9・12 カ月でそれぞれ 87.4％・77.9％・70.8％・65.8％であった．
- S-1 投与群における減量率は 42.4％であり，化学療法を 1 年間継続できた症例は 340 例であった．そのうち 46.5％で減量投与が行われていた．

表2 両群間の有害事象の比較（Key 論文より）

	S-1 投与群（n = 517）					手術単独群（n = 526）				
	Grade 1	Grade 2	Grade 3	Grade 4	Grade 3・4 (%)	Grade 1	Grade 2	Grade 3	Grade 4	Grade 3・4 (%)
白血球減少	157	144	6	0	1.2	93	32	2	0	0.4
貧血	293	167	6	0	1.2	311	64	3	1	0.8
血小板減少	123	10	1	0	0.2	32	2	2	0	0.4
AST 上昇	193	30	9	0	1.7	177	30	17	1	3.4
ALT 上昇	192	26	6	0	1.2	182	27	16	1	3.2
総ビリルビン上昇	155	75	7	1	1.5	40	13	5	1	1.1
クレアチニン上昇	25	2	0	0	0.0	24	2	1	1	0.4
胃痛	139	26	1	0	0.2	16	2	0	0	0.0
食思不振	213	72	30	1	6.0	63	9	8	3	2.1
悪心	146	37	19	−	3.7	40	7	6	−	1.1
嘔吐	88	23	6	0	1.2	42	6	7	3	1.9
下痢	227	66	16	0	3.1	85	11	1	0	0.2
ほてり	111	52	5	0	1.0	6	4	2	0	0.4
色素沈着	204	37	−	−	−	2	0	−	−	−
全身倦怠感	242	60	3	0	0.6	88	4	3	0	0.6

（3）サブグループ解析

- 多変量解析では，年齢，性別，病理，組織型などの因子は OS を規定する独立した因子とならなかった。

5 結論

- 本試験は中間解析の時点で S-1 投与群における有用性が示され，試験は中止となった。
- 追跡データ報告でも同様の結果であり，Stage Ⅱ・Ⅲの胃癌に対する S-1 を用いた術後補助化学療法は OS および RFS の改善を認めた。
- また，S-1 による術後補助化学療法は，腹膜播種およびリンパ節転移再発を減少させた。
- したがって D2 リンパ節郭清を伴う胃切除後の局所進行胃癌に対して，S-1 を用いた術後補助化学療法は有用であると結論づけている。

Key 論文の影響－ガイドラインやその他の研究

胃癌治療ガイドライン第5版（2018年）での記載

- 胃癌治療ガイドライン第5版（2018年）には，ACTS-GC 試験での対象症例は，「胃癌取扱い規約第13版」による根治 A，B 手術（D2 以上のリンパ節郭清）を受けた

pStage II, IIIA, IIIB 症例（ただし T1 症例を除く）であり，本ガイドラインでもこの対象に対する S-1 術後補助化学療法を推奨する，と記載されている。

●投与レジメンは，術後 6 週間以内に S-1 投与を開始し，標準料 80mg/m^2/ 日の 4 週間投与・2 週間休薬を 1 コースとし，術後 1 年間継続する。

読んでおきたい関連文献

1）Sasako M, et al: Five-year outcomes of a randomized phase III trial comparing adjuvant chemotherapy with S-1 versus surgery alone in stage II or III gastric cancer. J Clin Oncol 2011; 29: 4387-93.

2）Takahari D, et al: Feasibility study of adjuvant chemotherapy with S-1 plus cisplatin for gastric cancer. Cancer Chemother Pharmacol 2011; 67: 1423-8.

今後の課題と論点

●予後が比較的良好な Stage II 胃癌に対して S-1 の 1 年間服用が必要か？
　− JCOG 1104（OPAS-1）試験にて病理学的 Stage II 胃癌に対する術後補助化学療法としての S-1 の投与期間短縮の意義を検討する試験が行われた。
　−中間解析の結果，S-1 の 6 カ月投与は 12 カ月投与に対して非劣性を示す可能性がきわめて低い（2.9%）とされ，早期無効中止となった。
　−したがって術後補助化学療法の期間は S-1 であれば，術後 1 年間が望ましいと考えられる。
●S-1 に薬剤を追加することで相乗効果が期待できるか？
　−JACCRO GC-07（START-2）試験において，Stage III の根治切除胃癌に対する術後補助化学療法としての S-1 ＋ドセタキセル療法（DS 療法）と S-1 療法の比較が行われた。
　−DS 療法の 3 年 RFS 率は S-1 療法と比較して有意に高く（65.9% vs 49.6%），有害事象も許容範囲内とされ，安全性も担保された。
　−したがって胃癌治療ガイドライン第 6 版が出版される際には，Stage III 胃癌に対する術後補助化学療法は DS 療法が標準となっている可能性が高い。

Q1 に対する臨床判断：私はこう考える！

- 症例問題は，遠隔転移を認めない切除可能な進行胃癌（低分化腺癌）である。
- 非治癒切除因子を有しない進行胃癌の標準治療は手術である。
- ACTS-GC 試験の結果より，リンパ節転移を有する根治切除後の進行胃癌に対しては，S-1 による術後補助化学療法が推奨される。
- 選択肢 a：根治切除可能な胃癌であり，治療の第一選択は手術のため，不正解。
- 選択肢 b：正解。
- 選択肢 c：根治切除可能な胃癌であり，術前補助化学療法の適応でないため，不正解。
- 選択肢 d：ACTS-GC 試験において推奨される術後補助化学療法のレジメンは S-1 であり，不正解。
- 選択肢 e：ACTS-GC 試験において推奨される術後補助化学療法の期間は 1 年であり，不正解。

Q1 正解：b

Q3. 臨床判断のための Key 論文および周辺知識の確認！

問）ACTS‐GC試験について，正しい記載に〇，誤った記載に✕をつけよ。

1. ACTS-GC 試験は，根治切除困難な進行胃癌に対する治療アプローチに関する RCT である。
2. ACTS-GC 試験では，T1 症例の症例は適格症例には含まれない。
3. ACTS-GC 試験では，手術＋術後補助化学療法群の全生存期間は手術単独群と同等であった。
4. ACTS-GC 試験によると，根治切除可能であったリンパ節転移を有する進行胃癌に対する術後補助化学療法は推奨される。
5. ACTS-GC 試験では，安全性の比較・検討はなされていない。

Q3 正解：1. ✕　　2. 〇　　3. ✕　　4. 〇　　5. ✕

【蔀　由貴】

大腸癌

大腸癌に対する内視鏡治療
1. 大腸癌に対する内視鏡治療後の追加切除

結腸癌に対するリンパ節郭清
2. 結腸癌に対する全結腸間膜切除（CME）の意義
3. 結腸癌に対する手術術式：日本の D3 リンパ節郭清と欧州の CME ＋ CVL の比較

結腸癌に対する腹腔鏡下手術
4. 結腸癌に対する腹腔鏡下手術の有用性

結腸癌に対する術後補助化学療法
5. 結腸癌に対する術後補助化学療法（1）
6. 結腸癌に対する術後補助化学療法（2）

直腸癌に対する肛門側切離断端長
7. 直腸癌手術における肛門側切離マージン

直腸癌に対するリンパ節郭清
8. 直腸癌に対する total mesorectal excision（TME）
9. 直腸癌に対する側方リンパ節郭清の意義

直腸癌に対する腹腔鏡下手術
10. 直腸癌に対する腹腔鏡下手術の有用性

直腸癌に対する周術期化学放射線療法
11. 局所進行直腸癌に対する術前化学放射線療法

根治手術不能な大腸癌に対する手術
12. 遠隔転移を有する大腸癌に対する原発腫瘍切除の意義

大腸癌：大腸癌に対する内視鏡治療

1. 大腸癌に対する内視鏡治療後の追加切除

Q1. あなたの臨床判断は？

症例問題

49歳の男性。健診で便潜血陽性を指摘され，近医で下部消化管内視鏡検査を施行した。S状結腸に18mm大の0-Isp隆起性病変（図1）を認め，精査加療目的で当院消化器内科を紹介受診した。消化器内科でEMR（図2）を行い，切除標本の病理診断はtub2, pT1b(SM浸潤度 3,000μm), ly0, v0, pHM0, pVM0であった。

今後の治療方針に関して正しいものを選べ。

a. pT1b（SM 3,000μm）だが，垂直・水平断端ともに陰性であるため，追加治療は行わず定期的な経過観察を行う。
b. pT1b（SM 3,000μm）であるため追加切除は必要だが，リンパ節郭清は必要ではない。
c. pT1b（SM 3,000μm）であるためリンパ節転移と遠隔転移の検索の後，リンパ節郭清（D2）を伴う外科的治療を行う。
d. pT1b（SM 3,000μm）であるためリンパ節転移と遠隔転移の検索の後，リンパ節郭清（D3）を伴う外科的治療を行う。
e. pT1b（SM 3,000μm）であるため全身化学療法を行う。

（正解は182ページ）

図1 上部消化管内視鏡検査

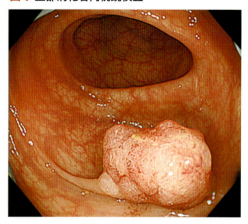

図2 EMR

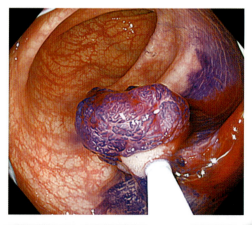

> **Q2. 臨床判断のための Key 論文および周辺知識にチャレンジ！**

問）2004年にGastroenterologyに報告された研究「早期大腸癌におけるリンパ節転移の危険因子」についての記載において正しいものに〇，誤ったものに✕をつけよ。

1. すべての早期大腸癌に対しては，リンパ節郭清を伴った外科的切除を行うべきである。
2. SM 浸潤大腸癌において，リンパ節転移は 13.1% の症例に認めた。
3. 腫瘍のムチン産生は，リンパ節転移と関連がある。
4. 組織学的に腫瘍悪性度，脈管侵襲，篩状構造，簇出の4つがリンパ節転移に関連する重要な因子である。
5. 内視鏡治療時の切除断端と腫瘍までの距離は 1mm あればよい。

Q2 正解：1. ✕　2. 〇　3. ✕　4. 〇　5. 〇

術前診断

- 症例は早期S状結腸癌であり，EMR 後の病理学的検査にて pT1b（SM）N0 M0 pStage I（大腸癌取扱い規約第9版）と診断した。

治療前に求められる臨床判断

- 早期大腸癌に対する内視鏡治療後の追加治療は必要か？
- 追加治療の必要性を判断する病理学的所見は？
    - 腫瘍悪性度？
    - 壁深達度？
    - 脈管侵襲？
    - 切除断端？
    - その他に因子は存在するか？

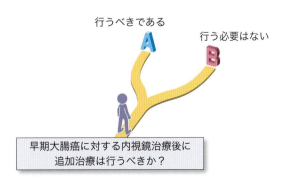

〈参考〉 大腸癌切除標本の病理学的診断項目（大腸癌取扱い規約第 9 版より抜粋）（図3）
1．組織型，2．壁深達度，3．間質量，4．浸潤増殖様式，5．脈管侵襲，6．簇出，
7．神経侵襲

図3 大腸癌切除標本の病理組織像

a　リンパ管侵襲

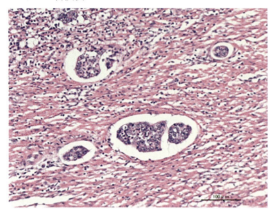

b　低分化腺癌

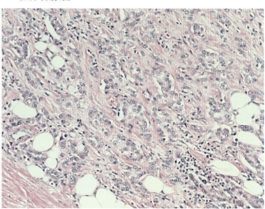

c　簇出

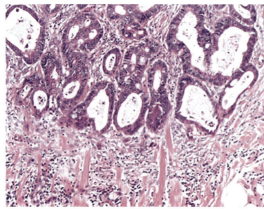

d　篩状構造

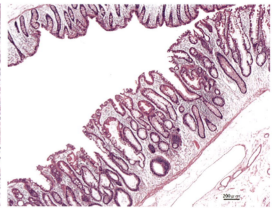

本項のテーマ

内視鏡治療を行った pT1b（SM）大腸癌の追加治療の適応を吟味する！
　　A．リンパ節郭清を伴う外科的切除
　　B．定期的な経過観察

臨床判断のための Key 論文はこれだ

Gastroenterology 2004; 127: 385–94.

Risk factors for an adverse outcome in early invasive colorectal carcinoma.

Ueno H, Mochizuki H, Hashiguchi Y, Shimazaki H, Aida S, Hase K, Matsukuma S, Kanai T, Kurihara H, Ozawa K, Yoshimura K, Bekku S.

Quick Review
- 防衛医科大学校病院と自衛隊中央病院の共同研究で，2004 年に Gastroenterology に掲載された論文。
- **研究デザイン**：2 施設共同後ろ向き研究。
- **目的**：内視鏡治療を行った pT1（SM）大腸癌に対する追加治療の適を明らかにする。
- **対象（比較群）**：292 例の pT1（SM）大腸癌。
- **結果**：垂直および水平断端陰性の症例においては，腫瘍の組織型，脈管浸潤，腫瘍簇出（budding）および広範な粘膜下浸潤が追加治療の適応となる。

論文を読み解く

1 研究背景

- 内視鏡治療された pT1（SM）大腸癌の追加治療の適応についてはさまざまな意見があった。
- すべての早期大腸癌は標準的な外科的切除を受けるべきであるという意見があった一方，内視鏡治療後の切除断端に癌が露出していなければ追加切除は必要ないという意見もあった。
- この議論は，pT1（SM）大腸癌で開腹手術を受けた症例の摘出標本の病理学的検討が厳密に行われていれば，解決できるはずである。
- 意見が統一されない理由として，これまでの研究は内視鏡治療後のリンパ節再発症例数が少ないことと，研究のアウトカムがさまざまであることが考えられていた。

2 研究目的

- 本研究は，複数の施設で内視鏡治療が行われた pT1（SM）大腸癌を集計し，リンパ節転移と内視鏡治療後の追加切除の適応に関する判断基準を得るために行われたものである。
- すなわち，本研究では複数の病院で治療された pT1（SM）大腸癌のリンパ節転移と切除断端の評価を行った。
- 評価した症例は，①微小転移を含むリンパ節転移症例，②内視鏡治療後に粘膜下再発を認めた症例，③内視鏡治療後に開腹手術を行った摘出標本で，粘膜下に残存腫瘍を認めた症例，④不十分な内視鏡治療により局所再発を認めた症例である。

3 対象：どのようにして症例選択バイアスを回避しているか ||||

（1）適格症例と登録状況（表1）

- 1980～2002年の間に，防衛医科大学校病院および自衛隊中央病院でpT1（SM）大腸癌として治療した292症例。

（2）原発巣の評価項目

- Haggittの分類（SM浸潤度の評価）
- 粘膜下層浸潤の幅および深さ（図4）
- 腫瘍浸潤形式
- 陥凹の有無
- 腺腫成分の有無
- ムチン産生の有無
- 篩状形成の有無
- 腫瘍組織型

表1 pT1（SM）大腸癌症例の特徴と切除方法（Key論文より）

	切除方法			p値
	A群：内視鏡治療後追加切除 (n = 80)	B群：内視鏡治療 (n = 41)	C群：開腹手術 (n = 171)	
平均年齢（歳）	61.0	61.3	63.2	NS
性別：男性/女性（%）	50 (62.3) /30 (37.5)	27 (65.9) /14 (34.1)	97 (56.7) /74 (43.3)	NS
腫瘍の局在：結腸/直腸（%）	50 (62.3) /30 (37.5)	24 (58.5) /17 (41.5)	104 (60.8) /67 (39.2)	NS
平均腫瘍径	15.0 mm	13.4 mm	22.4 mm	< 0.0001 (A vs C), 0.0003 (B vs C)
肉眼型：無茎性/有茎性（%）	65 (81.3) /15 (18.8)	28 (68.3) /13 (31.7)	145 (84.8) /26 (15.2)	0.01 (B vs C)
陥凹：有/無（%）	4 (5.0) /76 (95.0)	2 (4.9) /39 (95.1)	48 (28.1) /123 (71.9)	< 0.0001 (A vs C), 0.002 (B vs C)
腫瘍悪性度：不良/良好（%）	31 (38.8) /49 (61.3)	3 (7.3) /38 (92.7)	44 (25.7) /127 (74.3)	0.0003 (A vs B), 0.04 (A vs C), 0.01 (B vs C)
脈管浸潤：有/無（%）	21 (26.3) /59 (73.8)	6 (14.6) /35 (85.4)	54 (31.6) /117 (68.4)	0.03 (B vs C)
簇出：陽性/陰性（%）	11 (13.8) /69 (86.3)	0/41 (100.0)	27 (15.8) /144 (84.2)	0.02 (A vs B), 0.007 (B vs C)
粘膜下浸潤の幅：≧ 4,000/ < 4,000 (μm)（%）	52 (65.0) /28 (35.0)	19 (46.3) /22 (53.7)	118 (69.0) /53 (31.0)	0.05 (A vs B), 0.006 (B vs C)
粘膜下浸潤の深さ：≧ 2,000/ < 2,000 (μm)（%）	58 (72.5) /22 (27.5)	22 (53.7) /19 (46.3)	117 (68.4) /54 (31.6)	0.04 (A vs B)

NS：not specified

図4 粘膜下層浸潤の評価方法（Key 論文より）

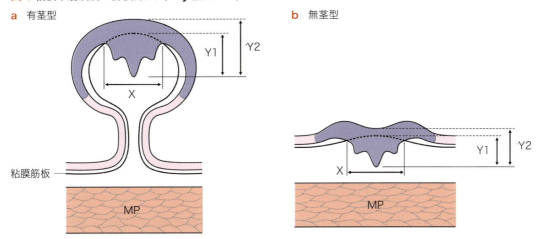

X：粘膜下層浸潤の幅，Y：粘膜下層浸潤の深さ，MP：筋層

- 脈管浸潤の有無
- 腫瘍簇出の有無

(3) リンパ節転移の検討
- 内視鏡治療後に開腹手術を行った症例（n＝80）と開腹手術のみを行った症例（n＝171）で検討した。

(4) 不十分な内視鏡治療例の検討
- 不十分な内視鏡治療例は，切除断端および凝固領域と腫瘍との距離で検討した。
- また内視鏡治療後に開腹手術を行った症例（73例中68例で検討）の残存腫瘍の有無を検索した。

4 結果

(1) リンパ節転移のリスク因子［Qualitative Parameters（質的パラメータ）］
- 単変量および多変量解析にて，①腫瘍悪性度，②脈管侵襲，③篩状構造，④簇出がリンパ節転移に関連する独立した危険因子であった。
- リンパ節転移に関与する因子の組み合わせでは，①腫瘍悪性度，②脈管侵襲，③簇出の3つの組み合わせが，リンパ節転移陽性の最も鋭敏な指標であった（表2）。

(2) リンパ節転移のリスク因子［Quantitative Parameters（定量的パラメータ）］
- 腫瘍最大径とリンパ節転移の間に相関を認めなかった。
- SM深達度評価のためのHaggitt分類のレベル1，2にリンパ節転移を認めなかった。
- 粘膜下層浸潤の幅＜2,000μmまたは深さ＜500μmにはリンパ節転移を認めなかった。
- Qualitative Parameters に適合する因子が存在しない場合には，リンパ節転移は0.8％，微小転移は6.8％にのみ認めた。
- Qualitative Parameters と Quantitative Parameters の組み合わせ比較では，Qualitative Parameters に適合する因子が2つ以上存在する場合に最もリンパ節転移の頻度が高かった（表3）。

表2 リンパ節転移のリスク因子（Qualitative Parameters）の組み合わせ比較（Key 論文より）

リスク因子の組み合わせ数（個）	腫瘍悪性度	脈管侵襲	簇出	篩状構造	リンパ節転移 リスク因子なし	リンパ節転移 リスク因子あり	オッズ比	p値
2	●	●			1.4 (2/143)	28.7 (31/108)	28.4 (6.6-121.8)	< 0.0001
	●		●		4.2 (7/163)	29.5 (26/62)	9.3 (3.9-22.6)	< 0.0001
	●			●	3.4 (5/148)	27.2 (28/103)	10.7 (4.0-28.8)	< 0.0001
3	●	●		●	0.7 (1/138)	28.3 (32/113)	54.0 (7.3-402.4)	< 0.0001
	●	●	●		1.6 (2/124)	24.4 (31/127)	19.6 (4.6-83.9)	< 0.0001
4	●	●	●	●	0.8 (1/119)	24.2 (32/132)	37.7 (5.1-280.9)	< 0.0001

表3 Qualitative Parameters と Quantitative Parameters の組み合わせ比較（Key 論文より）

リスク因子の数	腫瘍の質的リスク因子1~3[a] リンパ節転移	微小転移	+Haggitt レベル3~4 リンパ節転移	微小転移	+SM浸潤幅≧4,000μm リンパ節転移	微小転移	+SM浸潤の深さ≧2,000μm リンパ節転移	微小転移
なし	0.7% (1/138)[b]	6.8% (4/59)[c]	0.0% (0/27)[d]	15.4% (2/13)[c]	0.0% (0/62)[e]	0.0% (0/26)[f]	0.0% (0/56)[g]	0.0% (0/19)[c]
1個	20.7% (12/58)	14.3% (3/21)	0.8% (1/118)	4.3% (2/47)	2.3% (2/87)	10.8% (4/37)	3.3% (3/92)	8.9% (4/45)
2個以上	36.4% (20/55)	16.7% (3/18)	30.2% (32/106)	15.8% (6/38)	30.4% (31/102)	17.1% (6/35)	29.1% (30/103)	17.6% (6/34)

[a] リスク因子：1. 低分化，2. 脈管侵襲，3. 簇出． [b]p < 0.0001, [c]p > 0.1, [d] p = 0.031（Fisher 検定），[e]p = 0.0004, [f]p = 0.058（Fisher 検定），[g]p = 0.0010.

表4 内視鏡治療後切除マージンと再発との関連（Key 論文より）

切除断端の状態	切除断端からの距離	内視鏡治療後の追加切除症例（n = 68） 症例数	粘膜下残存腫瘍	内視鏡治療のみの症例（n = 35） 症例数	局所再発
凝固範囲内	< 1mm	31	4 (12.9%)	2	1 (50.0%)
	1mm ≦ margin < 2mm	1	0	1	0
凝固範囲外	< 1mm	19	0	14	0
	1mm ≦ margin < 2mm	10	0	7	0
	≧ 2mm	7	0	11	0

（3）内視鏡治療症例の特徴

- 41 例の内視鏡治療のみの患者のうち，Qualitative risk を多数有する症例は認めなかった。
- 32 例がリスク因子を有さず，9 例が 1 つのリスク因子を有しており，局所再発をした 2 例は 1 つのリスク因子を有していた。

（4）内視鏡治療後切除標本の組織学的検討（表4）

- 内視鏡治療後に開腹手術を行った 32 例の病変の浸潤面には凝固（灼熱領域）の影響を認めた。そのうち，4 例の腫瘍は切除標本の粘膜下層に残存腫瘍を有していた。
- 1mm の切除マージンを有する 19 例では，壁内残留腫瘍を認めなかった。
- 局所切除のみで治療された腫瘍に関しては，浸潤面に凝固を認めた 3 例のうちの 1 例

において壁内再発を発症した。
- 断端に凝固の影響を受けていない32症例（1mmの切除マージンを有する14例を含む）のうち、フォローアップ期間中に壁内再発を認めた症例は存在しなかった。

5 結論

- 内視鏡治療を行ったpT1（SM）大腸癌の追加治療の適応として、次の基準が考えられる。
  ① 十分な切除マージンが確保されていない。
  ② 下記のリンパ節転移に関与する因子（Qualitative Parameters）を有する病変。
     腫瘍悪性度、脈管侵襲、篩状構造、簇出
  ③ 粘膜下浸潤、幅≧4,000μm、深さ≧2,000μm。
- しかしながら、リンパ節転移に関与する因子（Qualitative Parameters）を1つも有さない症例からも、例外的にリンパ節転移を有する症例が存在することを意識しておかなければならない。本研究では0.7％にリンパ節転移を認め、6.8％に微小転移を認めた。

執筆者からのコメント

- 腫瘍悪性度、脈管侵襲、簇出の3つの因子を用いることにより、pT1（SM）大腸癌におけるリンパ節転移の低い症例を検出することができた。これにより、不要な開腹手術を避けることが可能となる。
- この結果を基に、さらなる大規模なコホート研究を行う必要がある。

Key 論文の影響－ガイドラインやその他の研究

1) 大腸癌治療ガイドライン2019年版での記載（図5）

- 垂直断端陽性の場合は外科的切除を追加することを強く推奨する。
- 切除標本の組織学的検索で以下の一因子でも認めれば、追加治療としてリンパ節郭清を伴う大腸切除を弱く推奨する。
  (1) SM浸潤度1,000μm以上
  (2) 脈管侵襲陽性
  (3) 低分化腺癌、印環細胞癌、粘液癌
  (4) 浸潤先進部の簇出（budding）BD 2/3

図5 内視鏡治療後のpT1（SM）癌の治療方針

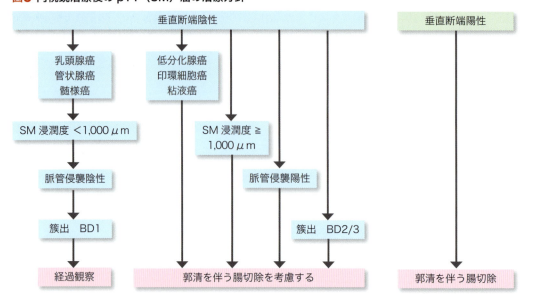

（大腸癌研究会編：大腸癌治療ガイドライン2019年版, 金原出版, 2019, p.55. より引用改変）

2）粘膜下浸潤大腸癌の切除後の長期成績

- Ikematsu Hらは粘膜下層浸潤大腸癌の長期成績に関して次のように報告している（Gastroenterology 2013; 144: 551-9.）。
  - 対象は，549例の結腸癌と209例の直腸癌の粘膜下層浸潤癌症例。
  - 観察期間の中央値：60.5カ月。
  - ①腫瘍完全切除，②高分化もしくは中分化，③脈管侵襲なし，④粘膜下層浸潤1,000μm以下の4つを満たせばlow risk，それ以外をhigh riskに分類した。
  - High risk群の直腸粘膜下層浸潤癌の無病生存率は，結腸粘膜下層浸潤癌と比べて有意に低かった（図6）。

図6 粘膜下層浸潤大腸癌の切除後の長期成績

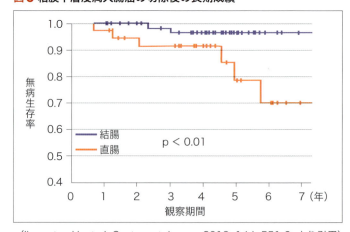

(Ikematsu H, et al: Gastroenterology 2013; 144: 551-9. より引用)

読んでおきたい関連文献

1) Ikematsu H, et al: Long-term outcomes after resection for submucosal invasive colorectal cancers. Gastroentelorogy 2013; 144: 551-9.
2) Matsuda T, et al: Risk of lymph node metastasis in patients with pedunculated type early invasive colorectal cancer: A retrospective multicenter study. Cancer Sci 2011; 102: 1693-7.
3) Oka S, et al: Mid-term prognosis after endoscopic resection for submucosal colorectal carcinoma: summary of a multicenter questionnaire survey conducted by the colorectal endoscopic resection standardization implementation working group in Japanese Society for Cancer of the Colon and Rectum. Dig Endosc 2011; 23: 190-4.

今後の課題と論点

●大腸癌治療ガイドライン 2019 年版で記載された「内視鏡治療標本における追加治療適応因子」以外で検討されていない病理組織学的因子に関する前向きな検討を追加する必要がある。
●また病理学的因子のみならず，近年施行されている拡大内視鏡検査所見やNBI(narrow band imaging) 所見も併せて検討する必要がある。
●一方，pT1b（SM）大腸癌に対し追加治療を行わずに経過観察する場合のサーベイランスの方法や期間についてのコンセンサスはいまだ得られていない。

Q1に対する臨床判断：私はこう考える！

- 症例問題の解説：内視鏡治療後のS状結腸癌［pT1b（SM）N0 M0 pStage I］に対する今後の治療方針を問う問題である。
- 選択肢a：不正解。大腸癌治療ガイドラインに従うと，垂直断端陰性であってもSM浸潤度1,000μm以上の症例に対しては，追加治療としてリンパ節郭清を伴う腸切除が必要である。
- 選択肢b：不正解。選択肢aの解説参照。
- 選択肢c：正解。大腸癌治療ガイドラインによると，pT1（SM）癌には約10％のリンパ節転移があり，中間リンパ節転移も少なくないため，D2リンパ節郭清が必要と記載されている。
- 選択肢d：不正解。大腸癌治療ガイドラインによると，pT2（MP）癌の主リンパ節転移は約1％であり，pT2（MP）癌であれば，D3リンパ節郭清を行ってもよいとの記載はあるが，pT1（SM）癌では行う必要はない。
- 選択肢e：不正解。全身化学療法を行う必要はない。

Q1 正解：c

〈参考〉　図7 EMR切除標本（SM 3,000μm）

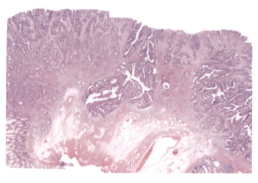

図8 外科的切除標本（残存腫瘍なし）

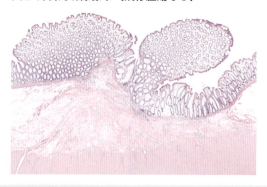

大腸癌に対する内視鏡治療後の追加切除

Q3. 臨床判断のための Key 論文および周辺知識の確認！

問）2004年にGastroenterologyに報告された研究「早期大腸癌におけるリンパ節転移の危険因子」についての記載において正しいものに〇，誤ったものに✕をつけよ。

1. SM 浸潤大腸癌においては，腫瘍最大径とリンパ節転移の間に相関を認めた。
2. SM 浸潤大腸癌においては，Haggitt 分類レベル1，2 にリンパ節転移を認めなかった。
3. SM 浸潤大腸癌のリンパ節転移に関与する質的因子の組み合わせでは，①腫瘍悪性度，②脈管侵襲，③簇出の3つの組み合わせが，リンパ節転移陽性の最も鋭敏な指標であった。
4. SM 浸潤大腸癌においては，粘膜下浸潤の幅＜500μmまたは深さ＜1,000μmにはリンパ節転移を認めなかった。
5. 内視鏡治療における腫瘍遺残の可能性を示す明確な切除マージンはいまだ議論中であるが，本論文では組織凝固範囲が腫瘍浸潤前面に及んでいない場合としている。

Q3 正解：1. ✕　　2. 〇　　3. 〇　　4. ✕　　5. 〇

【小川雄大】

大腸癌

1

大腸（結腸）癌：結腸癌に対するリンパ節郭清

2. 結腸癌に対する全結腸間膜切除（CME）の意義

Q1. あなたの臨床判断は？

症例問題

54歳の女性。健診にて便潜血陽性を指摘され近医を受診した。
下部消化管内視鏡検査で上行結腸に図1の所見を認め，生検で中分化腺癌の診断にて当科紹介となった。
注腸造影検査では図2の所見を認め，腹部造影CT検査（図3）でリンパ節転移陽性と診断した。遠隔転移は認めていない。

本症例に関する以下の問いで適切でないものを1つ選べ。

a. apple core sign様所見を認める。
b. 転移リンパ節は腸管傍リンパ節と考えられたので，D1リンパ節郭清を伴った回盲部切除術を行った。
c. cStage IIIaと考えられたため，全結腸間膜切除を伴う右結腸切除術を施行した。
d. 回結腸動脈が上腸間膜静脈の腹側を走行していたため静脈の左縁で動脈を結紮処理した。
e. リンパ節郭清後はSurgical trunkが完全に露出する。

（正解は194ページ）

図1 下部消化管内視鏡検査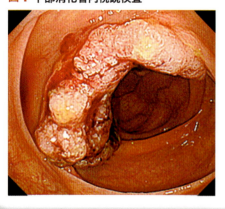

図2 注腸造影検査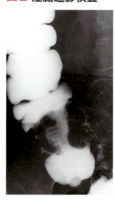

図3 腹部造影CT検査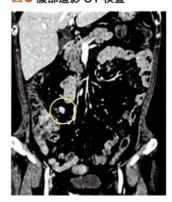

Q2. 臨床判断のための Key 論文および周辺知識にチャレンジ！

問）2015年にLancet Oncolに報告された研究「結腸癌に対する全結腸間膜切除（Complete mesocolic excision：CME）の有用性」についての記載において正しいものに〇，誤ったものに×をつけよ．

1. CME 群は Non-CME 群と比べて，全生存期間の有意な延長が認められた．
2. リンパ節郭清個数は CME 群で有意に多かった．
3. Stage III 大腸癌において術後化学療法の施行は無病生存率改善の独立因子であった．
4. CME 群は Non-CME 群と比べて 4 年無病生存率において有意に良好な成績であった．
5. CME 群の術後合併症発症率は Non-CME 群の術後合併症発症率より有意に低かった．

Q2 正解：1. ×　　2. 〇　　3. 〇　　4. 〇　　5. ×

治療前診断

- 上行結腸癌（中分化腺癌）．
- 深達度 SS 以深かつ腸管傍リンパ節の腫脹を認め，cStage III a と診断する．

術前に求められる臨床判断

- 適切な術式とは？
- 大腸癌における適切なリンパ節郭清の剥離層は？
- 進行癌に対する適切なリンパ節郭清の範囲は（切離ラインは）？
- 本症例における実際のリンパ節郭清はどのように行うか？

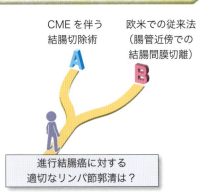

CME を伴う結腸切除術 / 欧米での従来法（腸管近傍での結腸間膜切離）

進行結腸癌に対する適切なリンパ節郭清は？

本項のテーマ

適切なリンパ節郭清範囲を吟味する！
進行結腸癌（Stage III）に対する手術において適切なリンパ節郭清範囲はどこまでだろうか？
  A. 全結腸間膜切除（CME）を伴う結腸切除術
  B. 欧米での従来の方法（腸管近傍での結腸間膜切離）

〈参考〉
- 大腸の所属リンパ節は，腸間膜内に存在し血管に沿って分布している．
- 腫瘍の部位に近いリンパ節から順に腸管傍リンパ節，中間リンパ節，主リンパ節とよばれ，日本で規定されているリンパ節郭清度 D1～3 はそれぞれに対応している．
- 従来，欧米では腸間膜の切離ラインは腸管近傍であった．
- 全結腸間膜切除（CME）は，結腸間膜を完全に包み込んだ状態で剥離し，主要血管を根部で処理することにより，腸管傍リンパ節から主リンパ節まで一括に摘出できる手技である（図4）．

図4 適切な剥離層

結腸間膜と後腹膜下筋膜の間には癒合筋膜が存在している．CME のためには黄色で示す腸間膜を破らずに剥ぎ取っていく必要がある．外側，内側からのアプローチは図4b のように互い違いになり，癒合筋膜はどこかで破られることになる．
重要なことは➡で入った場合は腸間膜を破らないように，➡で入った場合は後腹膜下筋膜を破らないようにすることである．

a 右側結腸間膜と後腹膜の生理的癒合

b CME のためのアプローチ

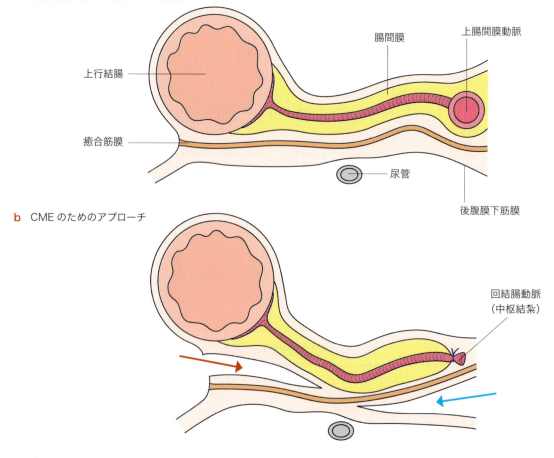

臨床判断のための Key 論文はこれだ！

Lancet Oncol 2015; 16: 161-8.

> Disease-free survival after complete mesocolic excision compared with conventional colon cancer surgery: a retrospective, population-based study.

Bertelsen CA, Neuenschwander AU, Jansen JE, Wilhelmsen M, Kirkegaard-Klitbo A, Tenma JR, Bols B, Ingeholm P, Rasmussen LA, Jepsen LV, Iversen ER, Kristensen B, Gögenur I; Danish Colorectal Cancer Group.

Quick Review
- デンマークから2015年に発表された論文である。
- **研究デザイン**：National Data Baseを用いた後ろ向き研究（population study, matched case-control study）。
- **目的**：全結腸間膜切除（CME）を伴う結腸切除術の無病生存率（disease-free survival：DFS）における有用性を明らかにする。
- **対象（比較群）**：従来の腸管近傍での結腸間膜切離（Non-CME）を行った結腸切除術症例。
- **結論**：Stage I〜III結腸癌に対するCMEを伴った結腸切除術は従来法（Non-CME）と比べてDFSを改善させ，結腸癌の予後を改善させる可能性がある。

論文を読み解く！

1 研究背景

- この30年で直腸癌の治療成績は向上しており，それは直腸間膜全切除（total mesocolic excision：TME）の導入によるものと考えられている。
- TMEの概念は結腸癌に対しても全結腸間膜切除（complete mesocolic excision：CME）として適応されると考えられる。
- CMEとは発生学的に結腸間膜を膜に包まれた状態で切除することであり，切除された結腸間膜のなかには腫瘍栄養血管と所属リンパ節のすべてが含まれている。
- CMEによる結腸癌治療後のDFS向上を示した論文は，HohenbergerらとBokeyらによる2編の単施設研究しか存在しない。
- デンマークの首都のコペンハーゲンには4つの病院があり，そのうち唯一Hillerod病院が2008年にCMEを導入したところ，他の施設と比べて切除標本における血管の高位処理，リンパ節郭清個数などの点で明らかに優れていた。
- CMEという手技に関するRCTは不可能と考えられており，著者らはCMEと従来法を比較したpopulation studyが唯一の検討方法と考えた。

2 研究目的

(1) Primary Endpoint
- 結腸切除術において，CMEがDFSの向上に寄与するかを検討する。

(2) Secondary Endpoint
- 従来法とCMEの両群間での患者背景や腫瘍学的因子の比較・検討を行う。また，多変量解析によりDFS向上に関連する因子を明らかにする。

3 対象：どのようにして症例選択バイアスを回避しているか

(1) 適格症例と登録状況

1) 適格症例（図5）
- 後ろ向き研究，Population Study。
- 登録期間：2008年1月～2011年12月。
- 地域：デンマークの首都コペンハーゲン。
- リソース：CME群は，Hillerod病院の患者データを利用した。
  Non-CME群は，Danish Colorectal Cancer Group（DCCG）のNational Data Baseをもとに，Hillerod病院以外の3大学病院の患者データを利用した。
- 適応症例：UICC Stage Ⅰ～Ⅲの大腸癌。

2) 登録状況
- 対象期間中，CME群364例，Non-CME群1,031例が登録された。
- 患者背景（表1）において両群間に有意差を認めたため，元データを用いた比較・検討およびプロペンシティ・スコア・マッチング後の比較・検討も行われた。

(2) 除外症例
- Stage Ⅳ結腸癌。
- 異時性結腸癌。

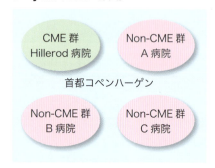

図5 本試験の概要
（Key論文を基に作図）

表1 患者背景（Key論文より）

	Non-CME (n = 1,031)	CME (n = 364)	p値
年齢（歳）	73.0	71.5	0.021
男性	472 (46%)	188 (52%)	0.054
BMI (kg/m^2)	24.8	25.0	0.43
ASA score	＊	＊	0.0024
術式	＊＊	＊＊	< 0.0001
腹腔鏡手術	667 (65%)	179 (49%)	< 0.0001

＊ score Ⅰ～Ⅳまでの各scoreで評価しているが，本項では省略する。
＊＊右半結腸切除術やS状結腸切除術など結腸切除における施行術式を示しているが，術式別の検討は本項では省略する（CMEの有無とは別）。

- ●直腸癌（肛門縁から 15cm 以内の病変）。
- ●虫垂癌。
- ●R2 切除となった症例。

4 結果

(1) Primary Endpoint に対する結果

1）術後 4 年 DFS

- ●全症例（図6）：4 年 DFS は CME 群 85.8%，Non-CME 群 75.9% で，CME 群が有意に良好であった（p=0.001）。
- ●Stage I 症例：4 年 DFS は CME 群 100%，Non-CME 群 89.8% で，CME 群が有意に良好であった（p=0.046）。
- ●Stage II 症例：4 年 DFS は CME 群 91.9%，Non-CME 群 77.9% で，CME 群が有意に良好であった（p=0.0033）。
- ●Stage III 症例：4 年 DFS は CME 群 73.5%，Non-CME 群 67.5% で，両群間に有意差を認めなかった（p=0.13）。
- ●以上の結果をまとめると，全症例および Stage I, II 症例では，CME による 4 年 DFS の改善を認めたが，Stage III 症例では CME の有用性は明らかにならなかった。

2）プロペンシティ・スコア・マッチング後の 4 年 DFS

- ●全症例（図7）：4 年 DFS は CME 群 85.8%，Non-CME 群 73.4% で，CME 群が有意に良好であった（p=0.0014）。

(2) Secondary Endpoint に対する結果

1）Non-CME 群と CME 群での病理学的所見の比較

- ●腫瘍の Stage に両群間に有意差を認めなかった。
- ●両群間で T 因子に有意差を認めなかったが，N 因子では有意差を認めた。

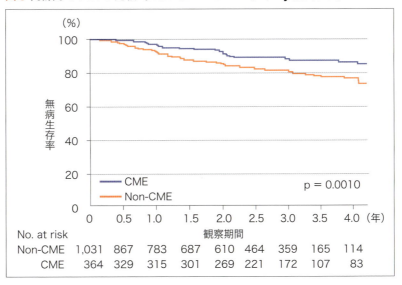

図6 両群間での DFS 比較（Non-CME vs CME）（Key 論文より）

図7 プロペンシティ・スコア・マッチング後の両群間の DFS 比較（Non-CME vs CME）（Key 論文より）

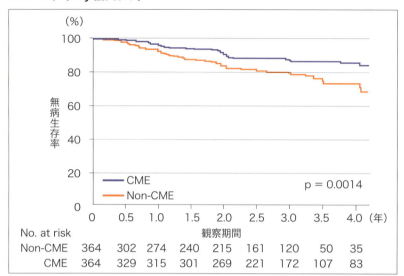

表2 両群間の病理学的初見の比較（Key 論文より）

		Non-CME 群（n = 1,031）	CME 群（n = 364）	p 値
Stage		＊	＊	0.57
T因子		＊	＊	0.44
N因子	N0	667（65％）	224（62％）	
	N1	249（24％）	70（19％）	0.0003
	N2	116（11％）	70（19％）	
摘出リンパ節個数		20.9	36.5	< 0.0001
転移リンパ節個数		1.3	2.2	0.0006
転移リンパ節比率		0.07	0.07	0.94
漿膜浸潤		188（18％）	84（23％）	0.045
組織型	腺癌	782（76％）	224（62％）	
	低分化腺癌	72（7％）	57（16％）	
	粘膜癌	155（15％）	55（15％）	< 0.0001
	印環細胞癌	7（< 1％）	18（5％）	
	その他	15（1％）	20（6％）	

＊ここでは省略する。

- 摘出リンパ節個数は CME 群で多かった。
- 漿膜浸潤症例は CME 群で多かった。
- 腫瘍分化度にも違いがみられた（**表2**）。

2）術後4年 DFS 改善に関する独立因子の検討

- 全症例：CME がハザード比 0.59（95％ CI 0.42-0.83；p = 0.0025）であり，DFS を改善させる独立因子であった。その他は ASA score 高値，Stage Ⅲ，粘液癌や印環細胞癌，R1 切除が DFS 不良となる独立危険因子であった（**表3**）。
- Stage Ⅱ症例：CME がハザード比 0.44（95％ CI 0.23-0.86；p = 0.018）であり

表3 全症例での4年DFSに関する独立危険因子の検討（Key論文より）

	ハザード比 （95% CI）	p値
CME	0.59 (0.42-0.83)	0.0025
ASA score Ⅲ〜Ⅳ	1.77 (1.10-2.84)	0.018
UICC Stage Ⅲ	5.24 (2.74-10.0)	< 0.0001
粘液癌 印環細胞癌	1.50 (1.05-2.15)	0.026
R1 切除	3.74 (2.47-5.67)	< 0.0001

表4 Stage Ⅲ症例（n = 504）での4年DFSに関する独立危険因子の検討（Key論文より）

	ハザード比 （95% CI）	p値
CME	0.64 (0.42-1.00)	0.048
粘液癌 印環細胞癌	1.59 (1.02-2.49)	0.042
漿膜浸潤	2.21 (1.51-3.23)	< 0.0001
傍神経浸潤	2.20 (1.49-3.25)	< 0.0001
術後化学療法	0.62 (0.41-0.93)	0.02

DFS改善への独立因子であった。また神経浸潤がDFS不良の独立危険因子であった。
- Stage Ⅲ症例：CMEがハザード比0.64（95% CI 0.42-1.00；p = 0.048）でありDFS改善への独立因子であった。また術後化学療法もハザード比0.62（95% CI 0.41-0.93；p = 0.02）とDFS改善への独立因子であった（**表4**）。

5 結論

- CMEは，特にStage Ⅰ，Ⅱ症例において，従来の結腸切除術よりもDFSを改善するとの結果であった。
- CMEは，Stage Ⅰ，Ⅱ，Ⅲ症例におけるDFS改善の独立因子であった。
- CMEの手技的リスクなどは今後も検証していく必要があるものの，結腸癌の予後を改善させる可能性のあるCMEの導入を考えていくべきである。

予想外の結果

- 本研究は術後合併症に関する詳細な検討がなされていないが，CME群とNon-CME群の全生存率（OS）に関する比較では，術後10.5カ月まではCME群のOSがNon-CME群と比べて不良であるとの結果であった。すなわち，術後死亡率がCME群で高いという可能性が示唆されている。
- それらの結果から術後合併症に関して著者らは，CMEにおいて中枢血管処理時に腸間膜静脈や主要神経の損傷のリスクが高いと考察している。
- 本研究においては，術後4年DFSでCMEの有効性が示された。しかしながら，術後5年OSにおいては有効性は示せていない（CME群 vs Non-CME群，74.9% vs 69.8%；p = 0.12）（**図8**）。
- この結果に関して著者らは，長期経過観察ができていない症例が多いことから5年OSに有意差を認めなかったと考察している。

図8 両群間の OS の比較（Non-CME vs CME）（Key 論文より）

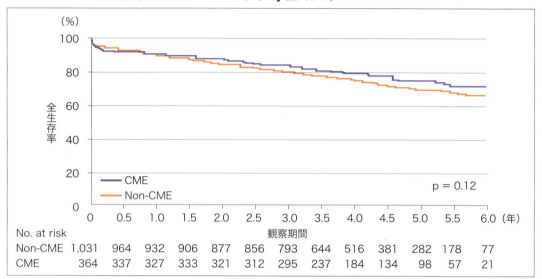

Key 論文の影響－ガイドラインやその他の研究

1）日本の大腸癌治療ガイドライン 2019 年版での記載
- 日本のガイドラインでは，次のように記載されている。
- 大腸癌手術におけるリンパ節郭清度は，術前の臨床所見および術中所見によるリンパ節転移の有無と腫瘍の壁深達度から決定する。
- 術前・術中診断でリンパ節転移を認める，または疑う場合は，D3リンパ節郭清を行う。
- 上記のような記載であり，CME に関しては明確な言及はされていない。欧米の CME と日本の D3 の比較検討でも遜色はない結果であったため，ガイドライン上 CME という表現はされていないものと思われる。

2）同様の研究：Stage Ⅰ～Ⅱ結腸癌における CME（D3）vs Standard 手術（D2）の比較検討（Storli KE, et al: Tech Coloprotocol, 2014. 図9）。
- コホート研究（ノルウェーからの報告）。
- 2007～2008 年に 3 施設で手術を施行された症例；CME（n = 89），Standard 手術（D2）（n = 105）を 50.2 カ月にわたって経過観察した報告である。
- 3 年 OS（図9）は CME 群 88.1％，Standard 群は 79.0％（p = 0.003）であり，また DFS は CME 群 82.1％，Standard 群は 74.3％（p = 0.026）であり，CME 群が有意に予後良好であった。

図9 CME（D3）vs Standard（D2）のOSの比較

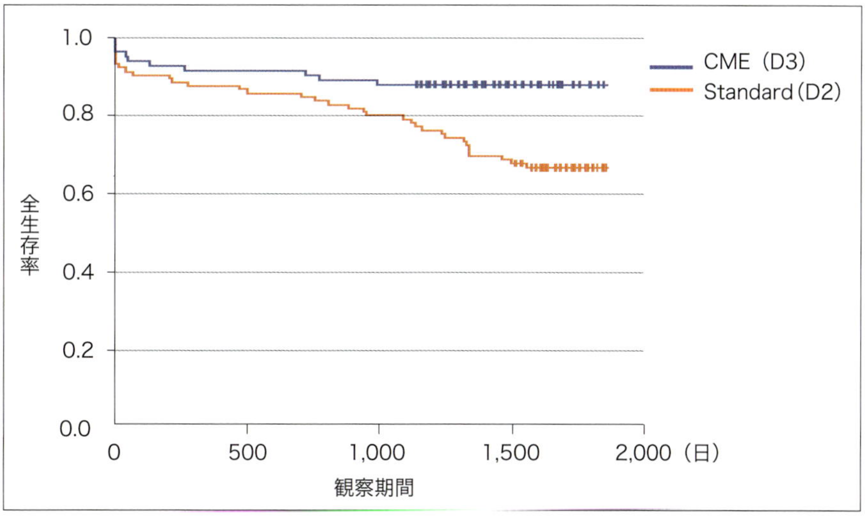

(Storli KE, et al: Tech Coloproctol 2014; 18: 557-64 より引用改変)

読んでおきたい関連文献

1) Hohenberger W, et al: Standardized surgery for colonic cancer: complete mesocolic excision and central ligation--technical notes and outcome. Colorectal Dis 2009; 11: 354-64.
2) Bokey EL, et al: Surgical technique and survival in patients having a curative resection for colon cancer. Dis Colon Rectum 2003; 46: 860-6.

今後の課題と論点

- 本研究の問題点
  - CME群はCME導入直後の症例が含まれており，外科医の技術が熟練していない時期の症例も含まれている。
  - Non-CME群の経過観察期間が有意に短い（CME群 vs Non-CME群, 2.98年 vs 2.14年，p < 0.0001）。
  - Non-CME群のなかに，フォローアップを胸部X線検査と腹部超音波検査のみで行っていた症例を認めた。
  - すなわち，Non-CME群のなかで再発率が低く見積もられている可能性がある。
- 今後「CME vs 従来法」というRCTが実現できるか？
  - 手技の比較研究において，すでにCMEの手技が標準化している現在，改めて検討する意義は少ない。
- 「腹腔鏡手術におけるCME vs 従来法」の検証は？
  - 本研究は，CME群で腹腔鏡下手術が明らかに少なかった。現在，結腸癌における術式の多くが腹腔鏡下に行われており，リスクと有用性についての検討が必要である。

Q1 に対する臨床判断：私はこう考える！

- **下部消化管内視鏡検査**：上行結腸の2型進行癌。
- **注腸造影検査**：典型的な apple core sign。
- **腹部造影 CT 検査**：腫瘍部の造影効果および壁の肥厚を認めた。また，リンパ節転移を認めたが（1個），遠隔転移は認めなかった。
- 以上より T4a（SE）N1 M0 cStage Ⅲa と診断した。
- **施行術式**：腹腔鏡下右結腸切除術，D3 リンパ節郭清。
- **術後診断**：T4a（SE）N1（No.201, 1個）M0 pStage Ⅲa。
- 選択肢 a：正しい。
- 選択肢 b：リンパ節転移を有する進行大腸癌であり，日本の大腸癌治療ガイドラインでは D3 リンパ節郭清を伴う右結腸切除術（腫瘍から口側，肛門側 10cm の結腸を切除）を行うべきであり，D1 リンパ節郭清を伴った回盲部切除術は適切な治療法ではない。
- 選択肢 c：CME を伴う右結腸切除術，いわゆる日本での D3 リンパ節郭清と同等であり，正しい。
- 選択肢 d, e：Surgical trunk とは，上腸間膜静脈（superior mesenteric vein：SMV）における胃結腸静脈幹から回結腸静脈までのことを指し（図10 点線枠内），同部の郭清が右結腸切除術においては不可欠である。Surgical trunk の郭清（SMV 前面の露出）に際し，左側に位置する上腸間膜動脈の分枝の走行が重要である。すなわち回結腸動脈（ileocolic artery：ICA）が SMV の背側を走行している場合は，ICA の処理は SMV の右縁でよいが，ICA が SMV の腹側を走行している場合は，SMV の左縁まで追求したうえでの ICA の処理が必要となる。よって d, e は正しい。

Q1 正解：b

図10 Surgical trunk
点線で囲まれた部位を Surgical trunk とよび，右結腸切除術における重要なランドマークとなる。CME 後は Surgical trunk が完全に露出する。

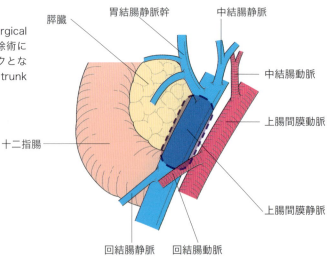

結腸癌に対する全結腸間膜切除（CME）の意義

Q3. 臨床判断のための Key 論文および周辺知識の確認！

問）2015年に報告された研究「結腸癌に対する全結腸間膜切除（Complete mesocolic excision：CME）の有用性」についての記載において正しいものに〇，誤ったものに✕をつけよ。

1. CME 群は Non-CME 群と比べて，全生存期間（OS）の有意な延長を認めなかった。
2. CME 群のリンパ節郭清個数は Non-CME 群のリンパ節郭清個数に比べ，有意に少なかった。
3. Stage Ⅲ大腸癌において，CME の施行は無病生存率（DFS）改善の独立因子であった。
4. CME 群は Non-CME 群と比べて 4 年 DFS において有意に良好な成績であった。
5. CME 群の術後合併症発症率は Non-CME 群の術後合併症発症率より有意に高い可能性がある。

Q3 正解：1. 〇　　2. ✕　　3. 〇　　4. 〇　　5. 〇

【多田和裕】

大腸（結腸）癌：結腸癌に対するリンパ節郭清

3. 結腸癌に対する手術術式：日本のD3リンパ節郭清と欧州のCME＋CVLの比較

Q1. あなたの臨床判断は？

症例問題

68歳の男性。血便を主訴に近医を受診した。

下部消化管内視鏡検査にて図1の所見を認めた。同部位の生検で高分化腺癌と診断され紹介となった。注腸造影検査では，肛門縁から30cm口側の下行結腸に台形状変形を伴う2型腫瘍を認めた。腹部造影CT検査では，図2の所見を認めたが，遠隔転移は認めなかった。以上から根治手術可能と判断した。

次のうち正しいものを1つ選べ。

a. 早期下行結腸癌である。
b. 結腸の切除範囲は，腫瘍辺縁から口側および肛門側へそれぞれ5cmの範囲とする。
c. わが国では，D2リンパ節郭清の適応である。
d. 腫瘍は漿膜面へ露出していないため，腸管を露出しなければ任意の剥離層で腸管を授動してよい。
e. 郭清されるリンパ節の個数は，腹腔鏡下手術と開腹手術では差を認めない。

（正解は206～207ページ）

図1 下部消化管内視鏡検査

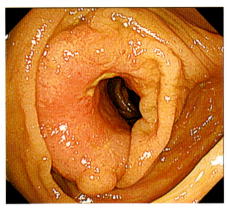

図2 腹部造影CT検査

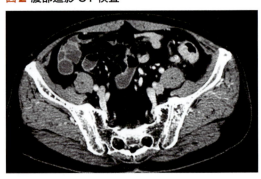

結腸癌に対する手術術式：日本の D3 リンパ節郭清と欧州の CME + CVL の比較

Q2. 臨床判断のための Key 論文および周辺知識にチャレンジ！

問）2012年にJ Clin Oncolに報告された「進行結腸癌に対する日本のD3リンパ節郭清と欧州におけるcomplete mesocolic excision (CME) +central vessel ligation (CVL) の比較」の記載において，正しいものに〇，誤ったものに×をつけよ．

1. 後腹膜から腸管および結腸間膜を剥離する層は両群間で同じであった．
2. 切除される結腸の長さは両群間で同等であった．
3. 切離した主要血管断端から腸管壁までの距離は両群間で同等であった．
4. 郭清されるリンパ節の個数は両群間で同等であった．
5. 転移陽性リンパ節の個数は両群間で同等であった．

Q2 正解：1. 〇　2. ×　3. 〇　4. ×　5. 〇

術前診断

- 下行結腸癌 T3（SS）N1a M0 cStage Ⅲb と診断する（大腸癌取扱い規約第9版）．

術前に求められる臨床判断

- 術式（結腸の切除範囲とリンパ節郭清）は？
- リンパ節の郭清範囲は？
  - D2リンパ節郭清？　D3リンパ節郭清？
    → 『大腸癌治療ガイドライン2019年版』には，術前，術中診断でリンパ節転移を認める，または疑う場合には，D3リンパ節郭清を行うと記載されている．
- 手術のアプローチは？
  - 開腹？　腹腔鏡？
    → 『大腸癌治療ガイドライン2019年版』には，個々の手術チームの習熟度を十分に考慮して適応を決定すると記載されている．

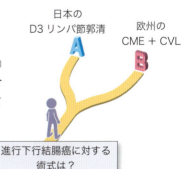

本項のテーマ

結腸の切除範囲を吟味する！
進行下行結腸癌に対する術式（結腸切除範囲）はどちらを選択するか？
　　A．日本の左結腸切除（D3 リンパ節郭清）（図3A）
　　B．欧州の左結腸切除術（CME + CVL）（図3B）

〈参考〉
- 日本：『大腸癌取扱い規約第9版』では，腫瘍と支配動脈の位置関係により郭清すべき腸管傍リンパ節の範囲が規定されている（図4）。また，『大腸癌治療ガイドライン2019年版』には，『大腸癌取扱い規約』が定める腸管傍リンパ節が郭清されるように腸管切離長を定める，と記載されている。よって下行結腸癌に対しては，左結腸切除術（D3 リンパ節郭清）が適応となる（図3A）。
- 欧州：腫瘍部位（右側結腸，横行結腸，左側結腸）に応じて一定の範囲を切除する。よって下行結腸癌に対しては，左結腸切除術（CME + CVL）が適応となる（図3B）。

図3　日本と欧州における下行結腸癌に対する腸管切除範囲の相違点

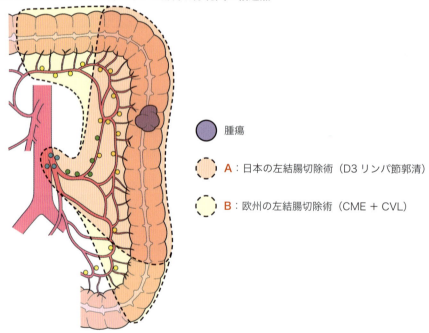

図4 日本における郭清すべき腸管傍リンパ節

a 支配動脈が1本で，腫瘍の直下に存在

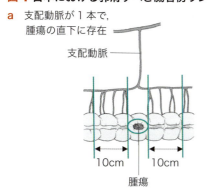

b 支配動脈が1本で腫瘍直下にはないが，腫瘍辺縁より10cm以内に存在

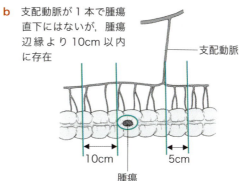

c 支配動脈が腫瘍辺縁から10cm以内に2本存在

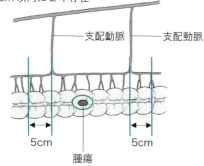

d 動脈が腫瘍辺縁から10cm以上離れている場合はより近い動脈を支配動脈とする

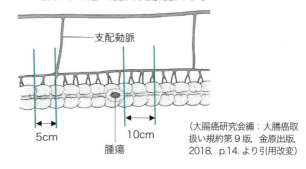

（大腸癌研究会編：大腸癌取扱い規約第9版，金原出版，2018，p.14.より引用改変）

臨床判断のためのKey論文はこれだ！

J Clin Oncol 2012; 30: 1763-9.

Understanding optimal colonic cancer surgery: comparison of Japanese D3 resection and European complete mesocolic excision with central vascular ligation.

West NP, Kobayashi H, Takahashi K, Perrakis A, Weber K, Hohenberger W, Sugihara K, Quirke P.

Quick Review
- ●研究デザイン：多施設共同後ろ向き観察研究。
- ●目的：結腸癌に対する日本の結腸切除術＋D3リンパ節郭清と欧州のcomplete mesocolic excision（CME）＋central vascular ligation（CVL）の相違点を，切除標本の所見から明らかにする。
- ●対象（比較群）：pT1-4 N0-2 M0-1の結腸癌手術症例。Erlangen大学病院（ドイツ）で手術が行われた136例（Erlangen群）と，東京医科歯科大学病院および東京都立駒込病院で手術が行われた118例（Tokyo群）を比較した。
- ●結論：両群とも高い精度でCMEがなされており，主要血管断端から腸管壁への距離も同等であった。また，Erlangen群はTokyo群と比べ，切除腸間膜の面積が広く，切除腸管の長さも長かった。その結果，Erlangen群は郭清リンパ節個数も多かったが，転移陽性リンパ節個数は両群間に有意差を認めなかった。

論文を読み解く

1 研究背景

- 結腸癌手術において，日本と欧州では腸管切除範囲とリンパ節郭清範囲が異なっていた。
- **日本**：腫瘍辺縁から10cm以上離れた腸管傍リンパ節への転移はまれなため（10cmルール），腫瘍から口側および肛門側をそれぞれ10cmの範囲を切除する。また，術前診断でのリンパ節転移の有無と腫瘍深達度に応じ，腸管傍リンパ節〜主リンパ節まで郭清範囲を拡げる（**図5a**）。
- **欧州（従来）**：腫瘍部位に応じて一定の範囲を切除する。また，リンパ節は切除範囲に含まれる腸管傍リンパ節を郭清する（**図5b**）。
- 近年，欧州ではCME＋CVLが標準化された。CMEとは，原発巣およびリンパ節が結腸間膜で完全に内包された状態で切除する方法である（直腸癌におけるTMEと同じ原理）。CVLとは，支配血管を根部で結紮・切離する方法で，日本のD3リンパ節郭清と同義である（**図5c**）。
- その結果として，日本の結腸切除術（D3リンパ節郭清）と欧州の結腸切除術（CME＋CVL）は類似する手技となったが，腸管の切除範囲は依然として異なる。

図5 腸管切除範囲とリンパ節郭清範囲

a 日本　　b 欧州（従来）　　c 欧州（CME＋CVL）

腫瘍　　腸管切離線
切除範囲　　血管切離線

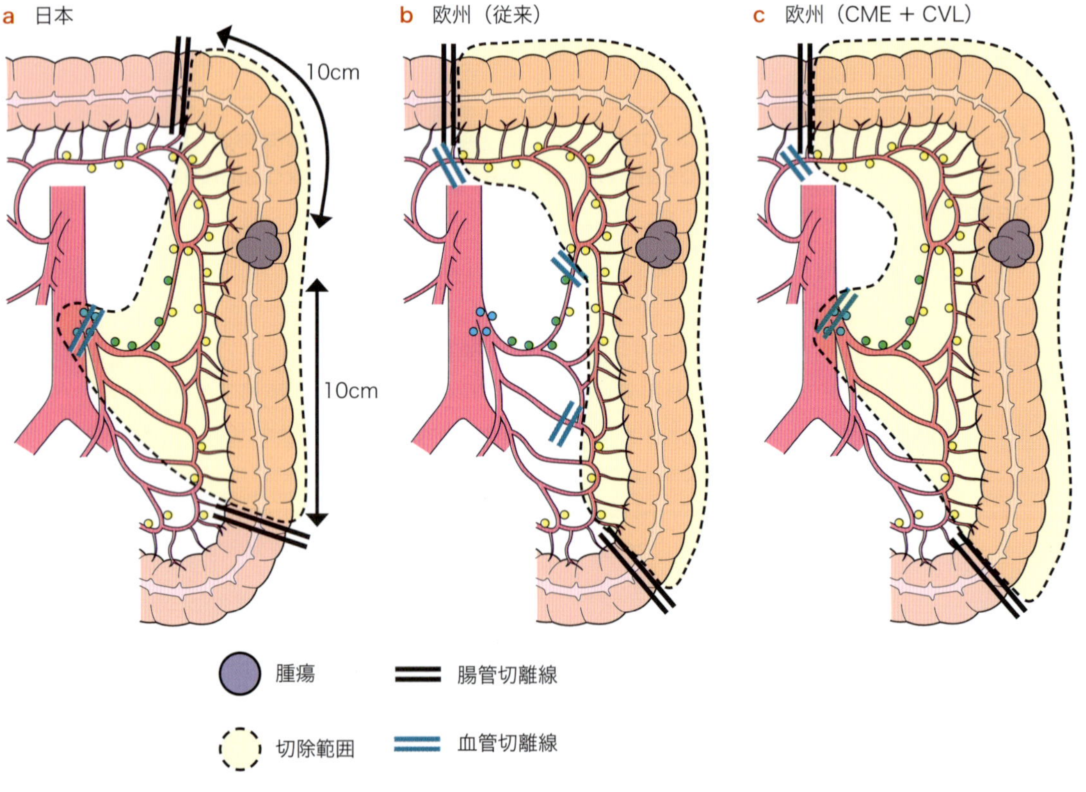

2 研究目的

- 日本の結腸切除術（D3リンパ節郭清）と欧州の結腸切除術（CME + CVL）の相違点を，切除標本の所見から明らかにする。

3 対象

(1) 適格症例

- 結腸癌。
- 浸潤癌（粘膜内癌を除く）。
- **Erlangen 群**：Erlangen大学病院（ドイツ）で行われた2007～2011年の結腸癌手術症例。
- **Tokyo 群**：東京医科歯科大学病院および東京都立駒込病院で行われた2009～2011年の結腸癌手術症例。

(2) 登録状況（図6）

- **Erlangen 群**：登録143例
  除外7例（すべて粘膜内癌）
- **Tokyo 群**：登録165例
  除外16例（直腸癌13例，粘膜内癌3例）
  別途解析31例（腹腔鏡手術31例）
- まず，Erlangen 群 136 例と Tokyo 群 118 例で患者背景および切除標本所見を比較した。
- 次にサブグループ解析として，Tokyo 群 149 例を開腹群 118 例と腹腔鏡群 31 例に分け，同様の比較を行った。

図6 登録症例（Key 論文を基に作図）

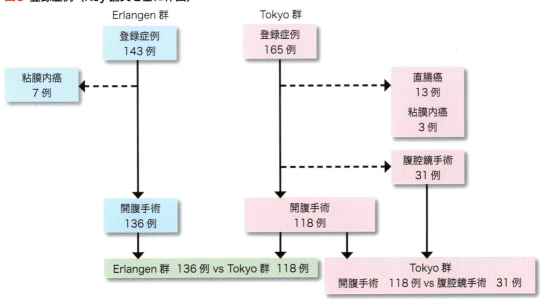

4 結果

(1) 患者背景（表1）

- Erlangen 群は Tokyo 群と比べ，BMI 値が高かった。
- Tokyo 群は Erlangen 群と比べ，左側結腸癌の割合が多かった。
- 遠隔転移を有するため，手術目的が緩和手術となった症例が Erlangen 群に多かった。

(2) CME 完遂率

- 結腸間膜を損傷することなく切除した割合（CME 完遂率）は，Erlangen 群 88%，Tokyo 群 73% と，両群ともに高かった（従来の報告では 32～48%）。
- 腫瘍部位別で CME 完遂率を比較すると，右側結腸でのみ Erlangen 群が有意に CME 完遂率が高いとの結果であったが（p＝0.015），横行結腸（p＝0.094）と左側結腸（p＝0.209）では有意差を認めなかった（図7）。
- BMI 値は CME 完遂率と相関を認めなかった。

表1 患者背景（Key 論文より）

		Erlangen 群（n＝136）	Tokyo 群（n＝118）	p 値
年齢（歳）	中央値	68	68	0.460
性別	男性 女性	74（54%） 62（46%）	64（54%） 54（46%）	0.978
BMI（kg/m^2）	中央値	26	22	＜0.001
腫瘍部位	右側結腸 横行結腸 左側結腸	51（38%） 34（25%） 51（38%）	33（28%） 12（10%） 73（62%）	0.002
手術目的	根治的 緩和的	108（79%） 28（21%）	133（96%） 5（4%）	＜0.001

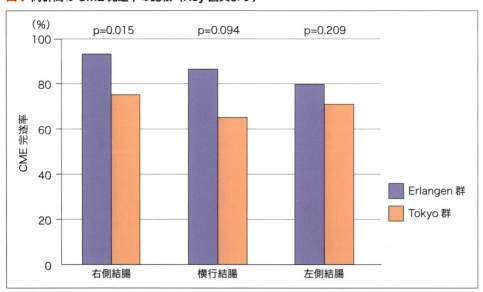

図7 両群間の CME 完遂率の比較（Key 論文より）

（3）切除標本所見（表2）

- Erlangen 群は Tokyo 群と比べ，腫瘍部位にかかわらず，切除腸間膜の面積が広く，切除結腸の長さが長く，郭清リンパ節個数が多かった。しかしながら，陽性リンパ節個数は有意差を認めなかった。
- 切離した主要血管の断端から直近の腸管壁までの距離は，両群間で有意差を認めなかった。
- 郭清リンパ節個数は，Erlangen 群では腫瘍部位，病理学的深達度および腸間膜切除面積と関連し，Tokyo 群では腫瘍部位および切除結腸の長さと関連していた。
- 転移陽性リンパ節個数は，両群ともに病理学的深達度のみと関連していた。

（4）開腹手術と腹腔鏡手術の比較（表3）

- 腹腔鏡手術に横行結腸癌は含まれていなかった。
- 腹腔鏡群（合計 31 例）においては，右側結腸癌と左側結腸癌の症例数は記載されていなかった。
- 開腹手術と腹腔鏡手術を比べると，腹腔鏡手術が切離した主要血管から腸管壁までの距離が長く，左側結腸においては切除腸間膜面積が狭く，切除結腸長が短かった。

表2 切除標本所見の比較（Key 論文より）

		右側結腸癌		横行結腸癌		左側結腸癌	
		Erlangen 群 (n = 51)	Tokyo 群 (n = 33)	Erlangen 群 (n = 34)	Tokyo 群 (n = 12)	Erlangen 群 (n = 51)	Tokyo 群 (n = 73)
深達度	1	4 (8%)	1 (3%)	0 (0%)	0 (0%)	5 (10%)	4 (6%)
	2	9 (18%)	3 (9%)	7 (21%)	0 (0%)	8 (16%)	7 (10%)
	3	30 (59%)	22 (67%)	19 (56%)	7 (58%)	29 (59%)	45 (62%)
	4	8 (16%)	7 (21%)	8 (24%)	5 (42%)	9 (18%)	17 (23%)
	p 値	0.179		0.084		0.273	
リンパ節転移	0	24 (47%)	19 (58%)	21 (62%)	6 (50%)	33 (65%)	42 (58%)
	1	16 (31%)	10 (30%)	7 (21%)	4 (33%)	11 (22%)	24 (33%)
	2	11 (22%)	4 (12%)	6 (18%)	2 (17%)	7 (14%)	7 (10%)
	p 値	0.263		0.590		0.607	
遠隔転移	0	36 (71%)	31 (94%)	26 (77%)	12 (100%)	44 (86%)	70 (96%)
	1	15 (29%)	2 (6%)	8 (24%)	0 (0%)	7 (14%)	3 (4%)
	p 値	0.010		0.067		0.054	
切除腸間膜面積（mm^2）	中央値	15,533	7,620	22,367	12,548	18,551	8,413
	p 値	< 0.001		< 0.001		< 0.001	
血管断端−腸管壁距離（mm）	中央値	95	89	98	80	107	110
	p 値	0.072		0.101		0.336	
切除結腸長（mm）	中央値	251	168	356	232	382	154
	p 値	< 0.001		0.002		< 0.001	
郭清リンパ節個数（個）	中央値	32	24	36	20	25	16
	p 値	0.004		< 0.001		< 0.001	
陽性リンパ節個数（個）	中央値	1	0	0	1	0	0
	p 値	0.410		0.584		0.588	

表3 切除標本所見－開腹手術 vs 腹腔鏡手術（Key 論文より）

		右側結腸		左側結腸	
		開腹 （n = 33）	腹腔鏡 （n は不明）	開腹 （n = 73）	腹腔鏡 （n は不明）
郭清リンパ節個数	中央値	24	24	16	19
	p 値		0.810		0.257
CME 率（%）		76	82	73	85
	p 値		0.681		0.257
切除腸間膜面積（mm^2）	中央値 p 値	－	－	8,413	6,700
			－		0.016
血管断端－腸管壁距離（mm）	中央値	89	113	110	126
	p 値		0.018		0.018
切除結腸長（mm）	中央値 p 値	－	－	154	106
			－		< 0.001

5 結論

- CME + CVL は D3 リンパ節郭清と比べて，切除範囲の長さが長く，切除腸間膜の面積が広いとの結果であった。
- また CME + CVL は，D 3 リンパ節郭清と比べて郭清リンパ節個数が多かったが，転移陽性リンパ節は同群間で差を認めなかった（**表4**）。

表4 欧州の結腸切除術（**CME + CVL**）と日本の結腸切除術（**D3 リンパ節郭清**）の比較（Key 論文を基に作図）

	結腸切除術（CME + CVL） （欧州）	結腸切除術（D3 リンパ節郭清） （日本）
CME 完遂率	より高い	高い
切除結腸長	長い	短い
切除腸間膜面積	広い	狭い
血管断端－腸管壁距離	同等	同等
郭清リンパ節個数	多い	少ない
転移陽性リンパ節個数	同等	同等

執筆者からのコメント

- 切除標本からのリンパ節検索の方法が，欧州と日本では異なる。欧州では，ホルマリン固定した標本を用いて，触診可能なリンパ節のみを検索する。日本では，新鮮切除標本を用いて，腸間膜を開き血管沿いにリンパ節を検索する。
- 欧州人と日本人では，体格（Erlangen 群は Tokyo 群より BMI が高い）が異なることを考慮する必要がある。

- 本 Key 論文では，欧州の結腸切除術（CME + CVL）と日本の結腸切除術（D3 リンパ節郭清）による治療成績の違いまでは言及していない。

Key 論文の影響－ガイドラインやその他の研究

JCOG 0404 試験

- Stage II～III の結腸癌に対し，日本の結腸切除術（D3 リンパ節郭清）を開腹手術と腹腔鏡手術とで比較した初の RCT である。
- 主要評価項目：5 年全生存率。
- 結果：開腹手術群の 5 年全生存率は 90.4% であったのに対し，腹腔鏡手術群は 91.8% との結果であったが（図8），両群ともに死亡イベント数が少なく，開腹手術に対する腹腔鏡手術の非劣勢を示せない結果であった。
- 結論：腹腔鏡手術の非劣性は説明できなかったものの，死亡イベント数が想定を下回ったことから，腹腔鏡手術は許容できる。
- わが国の結腸切除術（D3 リンパ節郭清）は欧米の結腸切除術（CME + CVL）と類似しており，その根拠として本 Key 論文が引用されている。

図8 全生存率－開腹手術 vs 腹腔鏡手術

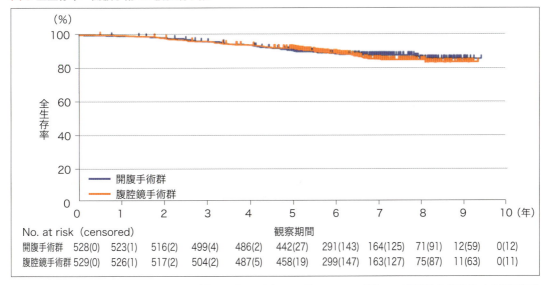

(Kitano S, et al: Lancet Gastroenterol Hepatol 2017; 2: 261-8. より引用改変)

読んでおきたい関連文献

1) Hida J, et al: The extent of lymph node dissection for colon carcinoma: the potential impact on laparoscopic surgery. Cancer 1997; 80: 188-92.
2) Gao Z, et al: Efficacy and safety of complete mesocolic excision in patients

with colon cancer: Three-year results from a prospective, nonrandomized, double-blind, controlled trial. Ann Surg 2018 Aug 24. doi: 10.1097/ SLA.0000000000003012. [Epub ahead of print]

今後の課題と論点

- **CME**：本 Key 論文で引用された CME の有用性を示す論文はすべて後ろ向き研究であり，今後 CME の有用性について前向き研究での評価が必要である。本項の「読んでおきたい関連文献」2 のごとく，進行中の前向き研究の結果が報告されており，今後はその結果に注目する必要がある。
- **結腸切除範囲**：本 Key 論文から，欧州の結腸切除長は日本の約 2 倍であり，臓器温存の面では日本の術式が有用である。一方，欧州の術式は，まれながら腫瘍から 10cm 以上離れた腸管傍リンパ節転移（右側結腸で 1 〜 4%，左側結腸で 0%）に対応でき，また残存大腸が短いことで異時性結腸癌発症のリスク軽減につながる可能性がある（大腸癌の既往は異時性大腸癌のリスクを上げる）。このように，大腸切除範囲の是非についてはさらなる検討が必要である。
- **リンパ節郭清度**：本 Key 論文の症例は全例で CVL が行われており，リンパ節郭清度の是非［欧州の方法では，High tie（CVL）が必要か Low tie でよいか，日本の方法では，D3 リンパ節郭清が必要か D2 リンパ節郭清でよいか］は評価できない。今後，リンパ節郭清度の是非についてもさらなる検討が必要である。
- **アプローチ**：本 Key 論文は開腹手術症例を対象としている。Tokyo 群に限ると，開腹手術と腹腔鏡手術を比較した場合，切除腸間膜面積，血管断端－腸管壁距離，切除結腸長が異なっていた。腹腔鏡手術が普及するなか，腹腔鏡手術症例を対象とした検討も必要かもしれない。

Q1 に対する臨床判断：私はこう考える！

- 症例問題の病変は，下部消化管内視鏡検査で示すように半周性の 2 型腫瘍であり，注腸造影検査では台形状変形を呈することから，深達度は MP 以深と診断する（進行癌）。腹部造影 CT 検査では腫瘍の漿膜側に不整は認めず，深達度は SS と診断した。また，腫瘍近傍には造影効果を有する腫大したリンパ節を 1 個認め，N1a と診断した（図9）。遠隔転移は認めなかった。
- 以上の所見から，下行結腸癌 T3（SS）N1a M0 cStage Ⅲb（大腸癌取扱い規約第 9 版）と診断した。
- 腹腔鏡下左結腸切除術および D3 リンパ節郭清（下腸間膜動脈温存）を行った。
- 病理診断は，下行結腸癌，tub2, SS, ly1, v1, N1a（No.231 に 1 個＋）M0, Stage Ⅲb であった（図10）。
- 選択肢 a：画像検査から早期癌は否定的であるため，不正解。

- 選択肢 b：日本の大腸癌治療ガイドラインによると，腫瘍から 10cm の腸管を切除する必要があるため，不正解。
- 選択肢 c：画像検査からリンパ節転移が疑われ，ガイドラインに従うと D3 リンパ節郭清が推奨されるため，不正解。
- 選択肢 d：原発巣およびリンパ節が結腸間膜で完全に内包された状態で切除（CME）する必要があるため，不正解。
- 選択肢 e：本 Key 論文にも記載されているように，腹腔鏡手術と開腹手術ではリンパ節郭清個数は同等であると評価されているので，正解。

Q1 正解：e

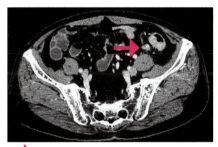

図9 腹部造影 CT 検査
→ 腫大したリンパ節

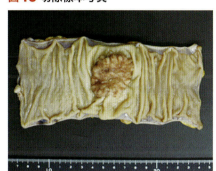

図10 切除標本写真

Q3. 臨床判断のための Key 論文および周辺知識の確認！

問）2012年に J Clin Oncol に報告された「進行結腸癌に対する日本のD3リンパ節郭清と欧州における complete mesocolic excision (CME) +central vessel ligation (CVL) の比較」の記載において，正しいものに〇，誤ったものに✕をつけよ。

1. 後腹膜から腸管および結腸間膜を剥離する際の層は両群間で異なっていた。
2. 切除される結腸の長さは，欧州の結腸切除術（CME + CVL）のほうが長い。
3. 切離した主要血管断端から腸管壁までの距離は，欧州の結腸切除術（CME + CVL）のほうが長い。
4. 郭清されるリンパ節の個数は，欧州の結腸切除術（CME + CVL）のほうが多い。
5. 転移陽性リンパ節の個数は，欧州の結腸切除術（CME + CVL）のほうが多い。

Q3 正解：1. ✕ 2. 〇 3. ✕ 4. 〇 5. ✕

【原　貴生】

大腸（結腸）癌：結腸癌に対する腹腔鏡下手術

4. 結腸癌に対する腹腔鏡下手術の有用性

Q1. あなたの臨床判断は？

症例問題

66歳の男性。腹部膨満を主訴に近医を受診した。下部消化管内視鏡検査でS状結腸に図1の所見を認めたため当院紹介となった。生検では中分化腺癌との診断を受け，S状結腸癌による腸閉塞症と診断し，大腸ステントを留置した。ステント留置後の注腸造影検査（図2）では口側腸管の軽度の拡張を認めた。腹部CT検査では腸管傍リンパ節の腫大を認めたものの，遠隔転移は認めなかった。なお，患者のPSは0であり，全身状態は良好である。

本症例の治療方針に関して最も適切なものを1つ選べ。

a. S状結腸癌に対する腹腔鏡下手術は，標準治療となり，開腹手術よりも優先すべきである。
b. S状結腸癌に対する腹腔鏡下手術は，入院期間の短縮が指摘されており，開腹手術よりも優先すべきである。
c. S状結腸癌に加えて横行結腸癌が併存する多発大腸癌症例にも腹腔鏡下手術の有効性は確立されている。
d. 根治的外科的切除を前提とした術前の腸閉塞解除処置としてのステント治療は，緊急手術を回避し術後合併症のリスクを軽減させる。
e. 根治的外科的切除を前提とした術前の腸閉塞解除処置としてのステント治療は，長期予後を改善させる。

（正解は217ページ）

図1 下部消化管内視鏡検査

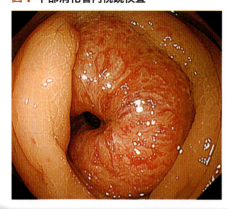

図2 注腸造影検査（ステント留置後）

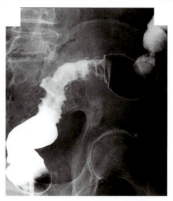

Q2. 臨床判断のための Key 論文および周辺知識にチャレンジ！

問）JCOG 0404試験「進行結腸癌に対する腹腔鏡下手術と開腹手術の根治性に関するランダム化比較試験」について，正しい記載に〇，誤った記載に×をつけよ。

1. 開腹手術群と腹腔鏡下手術群において 5 年全生存率はともに 90％以上であった。
2. 腹腔鏡下手術群における開腹手術群に対する全生存率の非劣性が証明された。
3. JCOG 0404 試験は，横行結腸癌症例を除外している。
4. 腹腔鏡下手術群において晩期有害事象が有意に多いことが示された。
5. これまでの海外の RCT と比較して，わが国では腹腔鏡下手術群における開腹移行率が低いことが示された。

Q2 正解：1. 〇　2. ×　3. 〇　4. ×　5. 〇

治療前診断

- S 状結腸癌（中分化腺癌）。
- 腹部 CT 検査では腸管傍リンパ節の腫大を認めたものの，遠隔転移は認めず，手術適応病変と考えられる（cStage Ⅲ b）。

治療前に求められる臨床判断

- 切除可能な結腸癌手術のアプローチは？
- 横行結腸癌，直腸癌の場合はどうすべきか？
- 局所進行癌，肥満，癒着症例ではどうすべきか？
- 腹腔鏡下手術の長期成績（腫瘍学的妥当性）はどのような評価か？

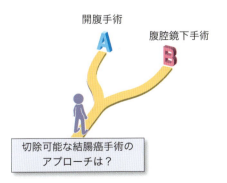

本項のテーマ

結腸癌に対する手術術式を吟味する！
- A. 開腹手術
- B. 腹腔鏡下手術

臨床判断のための Key 論文はこれだ！

Lancet Gastroenterol Hepatol 2017; 2: 261-8.

> Survival outcomes following laparoscopic versus open D3 dissection for stage II or III colon cancer (JCOG0404): a phase 3, randomised controlled trial.

Kitano S, Inomata M, Mizusawa J, Katayama H, Watanabe M, Yamamoto S, Ito M, Saito S, Fujii S, Konishi F, Saida Y, Hasegawa H, Akagi T, Sugihara K, Yamaguchi T, Masaki T, Fukunaga Y, Murata K, Okajima M, Moriya Y, Shimada Y.

Quick Review
- ●本論文は日本臨床腫瘍研究グループ（JCOG）から 2017 年に発表された論文である。
- ●**研究デザイン**：第三相多施設共同無作為化比較試験。
- ●**目的**：治癒切除可能な結腸癌症例に対する日本の D3 リンパ節郭清を伴った腹腔鏡下手術の長期成績を明らかにし，開腹手術に対する非劣性を検証する。
- ●**対象（比較群）**：治癒切除可能な結腸癌に対する腹腔鏡下手術症例と開腹手術症例。
- ●**結論**：結腸癌に対する腹腔鏡下手術群の開腹手術群に対する非劣性は証明されなかったものの，両群ともに全生存期間が予想以上に良好であったため，結腸癌に対する D3 リンパ節郭清を伴った腹腔鏡下手術は認容できる。

論文を読み解く！

1 研究背景

- ●国内において，結腸癌に対する腹腔鏡下手術と開腹手術との長期成績を明らかにした無作為化比較試験はない。
- ●一方，海外においては米国（NCI trial），英国（Classic trial），オーストラリア，ドイツ，スペイン，ヨーロッパ（COLOR trial）の研究グループが 1990 年代後半に大規模な臨床試験を開始している。それらの報告によると，術後 2 ～ 3 年までの短期予後に関しては腹腔鏡下手術と開腹手術との間に差を認めないとされているが，長期予後は明らかになっていなかった。

- またこれらの報告では，腹腔鏡下手術群の21％が開腹手術に移行し，手術時間の中央値が開腹手術の95分に比べて，腹腔鏡下手術群で150分と延長したことが報告されている。一方，入院期間の中央値は，腹腔鏡下手術群での5日に対して，開腹手術群では6日であり，また非経口鎮痛剤の使用を必要とした日数も，腹腔鏡下手術群の3日に対して，腹腔鏡下手術群の4日と，いずれも腹腔鏡下手術群で統計学的に有意に短かったことを報告している。
- 本研究は，わが国における治癒切除可能な術前深達度T3，T4（他臓器浸潤例を除く）の結腸癌（横行・下行結腸癌を除く）症例を対象として，腹腔鏡下手術を施行した症例の長期成績を，国際的標準治療である開腹手術の遠隔成績と比較・評価（非劣性の検証）することを目的に施行された。

2 研究目的

(1) Primary Endpoint

- 治癒切除可能な結腸癌症例を対象として，開腹手術に対する腹腔鏡下手術の全生存期間（overall survival：OS）に関する非劣性を明らかにする。

(2) Secondary Endpoint

- 治癒切除可能な結腸癌症例を対象として，開腹手術に対する腹腔鏡下手術の開腹移行割合，晩期有害事象，無再発生存率（relapse-free survival：RFS）に対する非劣性を明らかにする。

3 対象：どのようにして症例選択バイアスを回避しているか

(1) 適格症例と登録状況

1) 適格症例

- 組織学的に結腸癌と診断されている。
- 腫瘍の主占居部位が盲腸，上行結腸，S状結腸，直腸S状部（Rs）のいずれかである。
- 術前画像診断にて① T3またはT4，② N0-2，③ M0（TNM分類）のすべてを満たす。
- 腫瘍の最大径が8cm以下である。
- 20歳以上75歳以下。
- 主要臓器機能が保たれている。
- 試験参加について患者本人から文書で同意が得られている。

2) 登録状況 （図3）

- 2004～2009年までに日本の30施設が症例の登録を行った。
- 計4回のプロトコール改訂が行われた結果，予定登録数：850例→1,050例，登録期間：3年→4.5年，総研究期間：8年→9.5年と変更になった。
- 登録症例1,057例のうち，開腹手術群528例，腹腔鏡下手術群529例に無作為に割り付けられた。
- pStage Ⅰ・Ⅱ症例に対しては術後補助化学療法（5-FU + I-LV）は施行せず，pStage Ⅲ症例に対しては術後補助化学療法を施行することとした。

(2) 除外症例
- 横行結腸癌，直腸癌（Ra，Rb）症例。
- 他臓器浸潤症例（SI），腸閉塞症症例。
- 多発病変の症例。
- 胃を含む腸管切除手術の既往を有する症例。
- 他のがん種に対する化学療法および放射線治療の既往がある症例。

図3 登録症例（Key 論文より）

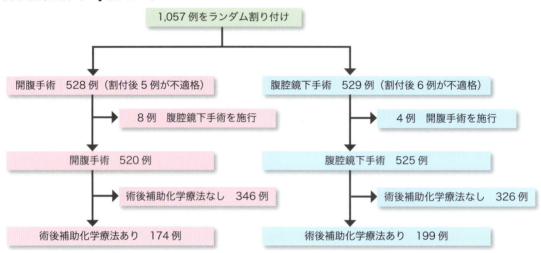

4 結果

(1) Primary Endpoint に関する結果
- 両群間の患者背景を**表1**に示す。
- 登録症例の年齢（中央値）は両群ともに64歳であった。
- 臨床病期は，開腹手術群でStage II 366例（69％），Stage III 160例（30％）であったのに対し，腹腔鏡下手術群はStage II 331例（63％），Stage III 197例（37％）であった。
- 腫瘍占拠部位（結腸/直腸S状部）の検討では，開腹手術群391/137であったのに対し，腹腔鏡下手術群407/122との結果であった。
- 開腹手術群528例，腹腔鏡下手術群529例における5年OSはそれぞれ90.4％（95％ CI 87.5-92.6），91.8％（95％ CI 89.1-93.8）であり，有意差を認めなかった（**図4**）。
- 本試験では開腹手術群に対する腹腔鏡下手術群のハザード比（HR）の95％ CIの上限がHRの許容域である1.366を下回るかどうかを検証した。結果として，HRは1.06（90％ CI 0.79-1.41）であり，CI上限が1.366を超えたため腹腔鏡下手術群の開腹手術群に対する非劣性は証明されなかった。

表1 患者背景（Key 論文より）

		開腹手術群（n = 528）	腹腔鏡下手術群（n = 529）
性別	男性	312 (59%)	282 (53%)
	女性	216 (41%)	247 (47%)
年齢（歳）		64 (57〜69)	64 (28〜69)
BMI (kg/m^2)	≦20	85 (16%)	91 (17%)
	21〜25	319 (60%)	304 (57%)
	>25	124 (23%)	134 (25%)
臨床病期	II	366 (69%)	331 (63%)
	III	160 (30%)	197 (37%)
	IV	2 (<1%)	1 (<1%)
腫瘍部位	盲腸	55 (10%)	46 (9%)
	上行結腸	100 (19%)	109 (21%)
	S状結腸	236 (45%)	252 (48%)
	直腸Rs	137 (26%)	122 (23%)

図4 両群間の OS の比較（Key 論文より）

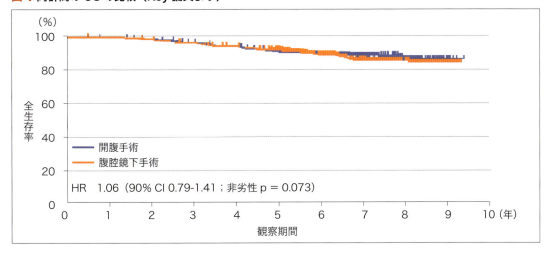

(2) Secondary Endpoint に対する結果

- 開腹移行割合，晩期有害事象，RFS を検討した。
- 腹腔鏡下手術群における開腹手術移行割合は 5.5％であった（**表2**）。
- 晩期合併症（便秘，下痢，麻痺性イレウス，腸閉塞症）の頻度は腹腔鏡下手術群と開腹手術群で同等であった（**表3**）。
- 5年 RFS は開腹手術群 79.7％，腹腔鏡下手術群 79.3％であった（HR 1.065）（**図5**）。

5 結論

- 結腸癌に対する腹腔鏡下手術の開腹手術に対する非劣性は証明されなかったものの，両群ともに OS が良好な結果であった。
- よって，結腸癌に対する D3 リンパ節郭清を伴った腹腔鏡下手術は認容できる。

表2 術式および病理結果の比較（Key論文より）

		開腹手術（n = 528）	腹腔鏡下手術（n = 529）
術式	回盲部切除術	54 (10%)	37 (7%)
	右半結腸切除術	99 (19%)	111 (21%)
	S状結腸切除術	214 (41%)	234 (44%)
	前方切除術	154 (29%)	138 (26%)
	ハルトマン手術	1 (<1%)	0
	部分切除	4 (1%)	7 (1%)
	その他	2 (<1%)	2 (<1%)
D3リンパ節郭清		524 (99%)	527 (100%)
開腹移行		NA	29 (5%)
病理結果	腫瘍径（cm）	4.5 (3.5〜5.5)	4.3 (3.5〜5.5)
	郭清リンパ節個数	22 (15〜31)	21 (16〜30)
	pStage 0	4 (1%)	2 (<1%)
	I	59 (11%)	58 (11%)
	II	246 (47%)	222 (42%)
	III	203 (38%)	232 (44%)
	IV	15 (3%)	15 (3%)
	不明	1 (<1%)	0

NA：not available

表3 晩期合併症の比較（Key論文より）

	開腹手術（n = 519）	腹腔鏡下手術（n = 525）
全合併症（グレード2〜4）	65 (13%)	53 (10%)
便秘	31 (6%)	23 (4%)
下痢	15 (3%)	14 (3%)
麻痺性イレウス	6 (1%)	9 (2%)
腸閉塞	16 (3%)	11 (2%)

図5 両群間のRFSの比較（Key論文より）

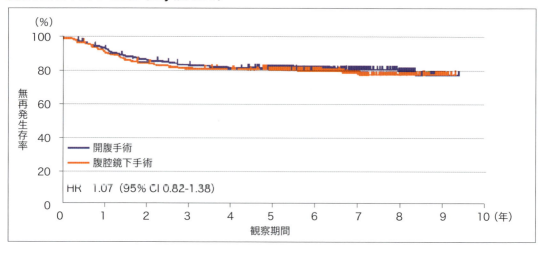

予想外の結果

- 本試験では，腹腔鏡下手術群の開腹手術群に対する非劣性が証明されなかった。
- その理由としては，両群ともに5年OSは90％を超えており，試験計画時の想定よりも予後が良好であり，治療の有用性を比較するためには検出力不足であったことが考えられる。それゆえ，本試験の結果の解釈としては，腹腔鏡下手術はacceptable optional treatmentと位置づけるものと判断した。
- 長期成績が想定よりはるかに良好であった理由として以下の4点が考察されている。
  (1) 試験期間中に進行再発癌に対する新規の抗癌剤治療（分子標的薬など）が導入された(FOLFOX, CapeOX, FOLFIRI, Bevacizumab, Cetuximab, Panitumumabなど)。
  (2) 試験期間中に，D3リンパ節郭清技術の向上および新しいエネルギーデバイスによる術後合併症の低下など，外科治療の進歩を認めた。また転移性肝癌などに対するconversion therapyなど積極的な外科治療が普及した。
  (3) 試験計画時に想定された長期成績は大腸癌研究会全国大腸癌登録データ（1994年）を基に算出されたが，大腸癌研究会全国大腸癌登録データと比較して，実際の試験登録症例は適格規準に従い全身状態不良例が除外された。
  (4) 本試験の参加施設は日本を代表する癌治療のleading hospitalであり，手術において95％を超える高いD3リンパ節郭清施行率および適切な術後補助化学療法が施行されており，大腸癌研究会全国大腸癌登録データと比較して質の高い治療が提供されている可能性がある。
- 本研究は結腸癌に対するD3リンパ節郭清（Japanese D3 dissection）の長期成績を前向きに分析した初めての論文であり，西欧諸国にとってもこの結果は有用であると考えられた。

Key論文の影響－ガイドラインやその他の研究

1) 大腸癌治療ガイドライン2019年版での記載
- 「CQ：大腸癌に対して腹腔鏡下手術は推奨されるか？」に対し，「腹腔鏡下手術は大腸癌手術の選択肢の1つとして，開腹手術と同等に行うことを弱く推奨する。ただし，横行結腸癌および直腸癌に対する腹腔鏡下手術の有効性は十分に確立されていないことを患者に説明したうえで実施する。局所進行癌，肥満や癒着症例は難度が高いので，個々の手術チームの習熟度を十分に考慮して適応を決定する。（推奨度2・エビデンスレベルB）」と記載されている。

2) 海外における大規模ランダム化比較試験との比較（表4）
- 海外では1990年代より結腸癌に対する開腹手術と腹腔鏡下手術の長期成績をPrimary endpointとした大規模ランダム化比較試験が開始された。これらの臨床試験の短期・長期成績の結果をふまえ，進行結腸癌に対する腹腔鏡下手術は低侵襲手術として標準治療の1つになっている。

表4 海外における RCT との比較

	COST 試験	COLOR 試験	CLASICC 試験	0404 試験
症例数	863	1,076	794	1,057
開腹手術	428	542	268	528
腹腔鏡手術	435	534	526	529
開腹移行割合	21%	17%	29%	5.4%
全合併症*	0.7% vs 1.1% p = 0.098	20% vs 21% p = NS	11% vs 13% p = NS	22.3% vs 14.3% p < 0.001
5年 OS*	85% vs 86% p = 0.51	74% vs 74% p = 0.40	68% vs 66% p = 0.35	90.4% vs 91.8% p = NS
5年 DFS*	81% vs 80% p = 0.50	68% vs 67% p = 1.40	68% vs 66% p = 0.70	79.7% vs 79.3% p = NS (無再発生存率)

*：開腹手術 vs 腹腔鏡手術の順に表記　　　（総括報告書 JCOG0404：進行大腸がんに対する腹腔鏡下手術と開腹手術の根治性に関するランダム化比較試験より引用改変）

● 本研究においても腹腔鏡下手術群は開腹手術群と比較して，手術時間は長くなるものの，出血量が少なく，初回排ガスまでの日数，在院日数が短かった。在院中の有害事象は，創関連合併症が腹腔鏡下手術群で少なかったが，縫合不全・術後腸閉塞症の発症率に有意差は認められなかった。開腹移行割合は5.4%で，海外臨床試験の約1/4であった。

読んでおきたい関連文献

1) Weeks JC, et al: Short-term quality-of-life outcomes following laparoscopic-assisted colectomy vs open colectomy for colon cancer: a randomized trial. JAMA 2002; 287: 321-8.
2) Veldkamp R, et al: Laparoscopic surgery versus open surgery for colon cancer: short-term outcomes of a randomised trial. Lancet Oncol 2005; 6: 477-84.
3) Guillou PJ, et al: Short-term endpoints of conventional versus laparoscopic-assisted surgery in patients with colorectal cancer (MRC CLASICC trial): multicentre, randomised controlled trial. Lancet 2005; 365: 1718-26.

今後の課題と論点

● 本試験の結果，Stage II，III進行結腸癌症例に対する標準治療は従来どおり開腹手術であり，腹腔鏡下手術は治療のオプションと結論された。

● ただし，BMI > 25kg/m² の肥満症例の長期成績が，開腹手術よりも腹腔鏡下手術で劣る可能性があるので，腹腔鏡下手術の適応には十分注意する必要がある。これらの研究の成果より，腹腔鏡下手術の安全性と有効性を担保しながら，腹腔鏡下手術の有する利点を活かしたうえで，患者 QOL の向上を最大限考慮して術式選択を行う必要がある。

結腸癌に対する腹腔鏡下手術の有用性

Q1 に対する臨床判断：私はこう考える！

- 症例問題の画像は，S状結腸癌（中分化腺癌）である。
- S状結腸癌による腸閉塞症に対しステントを留置した。
- 腹部CT検査では腸管傍リンパ節の腫大を認めるものの，遠隔転移は認めず，手術適応と判断した。
- 大腸癌治療ガイドライン2019年版によると，手術に関して，「腹腔鏡下手術は大腸癌手術の選択肢の1つとして，開腹手術と同等に行うことを弱く推奨する。ただし，横行結腸癌および直腸癌に対する腹腔鏡下手術の有効性は十分に確立されていないことを患者に説明したうえで実施する。」としている。ステント治療に関しては「根治的外科的切除を前提とした術前の腸閉塞解除処置（Bridge to surgery：BTS）としてのステント治療は，緊急手術を回避し術後合併症のリスクを軽減する。一方，穿孔等が長期予後を悪化させる可能性も指摘されている。」と記載されている。
- 選択肢a，b：腹腔鏡下手術は結腸癌手術の選択肢の1つとして，開腹手術と同等に行うことを弱く推奨しているため不正解。
- 選択肢c：横行結腸癌および直腸癌に対する腹腔鏡下手術の有効性は十分に確立していないため不正解。
- 選択肢d：正解。
- 選択肢e：閉塞性大腸癌に対するBTSの長期予後に対する有用性は確立されていないため不正解。

Q1 正解：d

大腸（結腸）癌 4

Q3. 臨床判断のための Key 論文および周辺知識の確認！

問）結腸癌に対する腹腔鏡下手術に関して正しい記載に〇，誤った記載に✕をつけよ。

1. JCOG 0404試験により，結腸癌に対する腹腔鏡下手術は標準治療に位置づけられた。
2. JCOG 0404試験によると，腹腔鏡下手術群と開腹手術群のOSに有意差は認められなかった。
3. 大腸癌治療ガイドライン2019年版によると，横行結腸癌および直腸癌に対する腹腔鏡下手術の有効性は十分に確立されていない。
4. 大腸癌治療ガイドライン2019年版によると，局所進行癌，肥満や癒着症例は難度が高いため，個々の手術チームの習熟度を十分に考慮して手術アプローチを決定する，と記載されている。

Q3 正解：1. ✕　　2. 〇　　3. 〇　　4. 〇

【嵯峨邦裕】

大腸（結腸）癌：結腸癌に対する術後補助化学療法

5. 結腸癌に対する術後補助化学療法（1）

Q1. あなたの臨床判断は？

症例問題

67歳の男性。排便時出血を主訴に近医を受診した。下部消化管内視鏡検査でS状結腸に図1の所見を認めたため紹介となった。生検では高分化腺癌の診断であり，腹部CT検査（図2）では遠隔転移を認めないものの，腫瘍周囲のリンパ節腫大を認めた。

腹腔鏡下S状結腸切除術を行った後の病理検査結果は，T3(SS), N1a, Stage ⅢBとの診断であった。なお，本症例のPSは0であり，必要であれば最も効果的な術後補助化学療法を希望している。

本症例の術後補助化学療法のレジメンのなかで最も適切なものを選べ。

a. 術後補助化学療法は必要ない。
b. 5-FU + LV療法を行う。
c. FOLFOX療法を行う。
d. FOLFOX + Bevacizumab併用療法を行う。
e. FOLFOX + Cetuximab併用療法を行う。

（正解は227ページ）

図1 下部消化管内視鏡検査

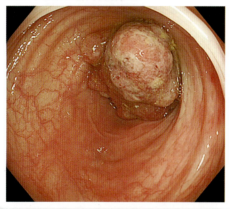

図2 腹部CT検査

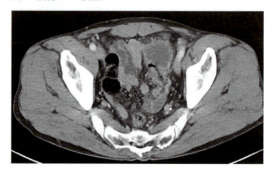

結腸癌に対する術後補助化学療法(1)

Q2. 臨床判断のための Key 論文および周辺知識にチャレンジ！

問）MOSAIC 試験について正しい記載に○，誤った記載に×をつけよ。

1. MOSAIC 試験は，結腸癌術後補助化学療法における 5-FU + LV 療法の有用性を明らかにした臨床試験である。
2. MOSAIC 試験の対象は，Stage Ⅱ，Ⅲ結腸癌術後症例である。
3. MOSAIC 試験では，Stage Ⅱ結腸癌術後補助化学療法の有用性が明らかになった。
4. MOSAIC 試験の Primary endpoint は，全生存率である。
5. MOSAIC 試験の結果により，FOLFIRI 療法が結腸癌術後補助化学療法の標準レジメンとなった。

Q2 正解：1. ×　　2. ○　　3. ×　　4. ×　　5. ×

治療前診断

- 進行 S 状結腸癌。
- 遠隔転移を認めず，腫瘍周囲に腫大したリンパ節を認めた。
- 切除標本の病理診断は，T3（SS）N1a Stage ⅢB であった。

治療前に求められる臨床判断

- 推奨される術後補助化学療法は？
- 術後補助化学療法は何コース施行するのが望ましいか？
- 術後補助化学療法を完遂できる頻度は？
- 術後補助化学療法の逸脱理由で最も多いものは？
- 術後補助化学療法の副作用は？

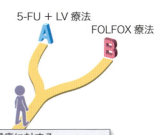

結腸癌に対する術後補助化学療法の至適レジメンは？

本項のテーマ

結腸癌に対する術後補助化学療法を吟味する！
- A．5-FU + LV 療法*
- B．FOLFOX 療法**

* 5-FU + LV 療法：フルオロウラシル（5FU）とロイコボリン（LV）を併用する化学療法。
** FOLFOX 療法：フルオロウラシル（5FU）とロイコボリン（LV）に Oxaliplatin を併用する化学療法。

臨床判断のための Key 論文はこれだ！

N Engl J Med 2004; 350: 2343-51.

Oxaliplatin, fluorouracil, and leucovorin as adjuvant treatment for colon cancer.

André T, Boni C, Mounedji-Boudiaf L, Navarro M, Tabernero J, Hickish T, Topham C, Zaninelli M, Clingan P, Bridgewater J, Tabah-Fisch I, de Gramont A; Multicenter International Study of Oxaliplatin/5-Fluorouracil/Leucovorin in the Adjuvant Treatment of Colon Cancer (MOSAIC) Investigators.

Quick Review ●結腸癌に対する Oxaliplatin を用いた術後補助化学療法の有用性を検証した臨床試験（MOSAIC 試験）。

●**研究デザイン**：第三相多施設共同無作為化比較試験。

●**目的**：結腸癌術後補助化学療法における FOLFOX（5-FU + LV + Oxaliplatin）療法の有用性を明らかにする（5-FU + LV 療法における Oxaliplatin の上乗せ効果を検証する）。

●**対象（比較群）**：5-FU + LV 療法（Oxaliplatin を併用しない症例）。

●**結論**：FOLFOX 療法群は 5-FU + LV 療法群と比べ，無病生存率が良好である（5-FU + LV 療法に Oxaliplatin を併用することで，無病生存率が改善する）。

論文を読み解く！

1 研究背景

- 2004 年以前は，結腸癌術後補助化学療法は 5-FU + LV 療法が標準治療であった。
- その後開発された新規白金製剤である Oxaliplatin は，5-FU + LV と併用（FOLFOX 療法）することで，再発結腸癌の予後を改善させることが報告された。
- しかしながら，結腸癌術後補助化学療法における FOLFOX 療法の有用性は明らかになっていなかった。
- MOSAIC 試験は結腸癌術後補助化学療法における FOLFOX 療法の有用性を明らかにする（5-FU + LV 療法における Oxaliplatin の上乗せ効果を確認する）目的で行われた臨床試験である。

2 研究目的

（1）Primary Endpoint

- 5-FU + LV 群と FOLFOX 群の無病生存率（disease-free survival：DFS）を比較する。

（2）Secondary Endpoint

- 5-FU + LV 群と FOLFOX 群の有害事象および全生存率（overall survival：OS）を比較する。

結腸癌に対する術後補助化学療法（1）

3 対象：どのようにして症例選択バイアスを回避しているか

(1) 適格症例と登録状況

1）適格症例

- 根治手術が行われた Stage II，III結腸癌症例。
- 18 〜 75 歳。
- PS が良好。
- CEA 10ng/mL 未満。
- 前治療を受けていない。
- 肝・腎機能に異常なし。
- インフォームドコンセントが得られている。

2）登録状況

- 1998 〜 2001 年までに 20 カ国の 146 施設から 2,246 例が登録された。
- 2,246 例を 5-FU ＋ LV 群と FOLFOX 群に無作為に振り分けた（ただし両群間の年齢，性別，PS，Stage，深達度，腸閉塞症の有無，穿孔の有無，病理学的分化度，リンパ節転移の有無などの患者背景は両群間で統一した）。

(2) 除外症例

- 直腸癌（肛門縁から 15cm 以内）。
- 非根治手術症例。
- 過去に悪性腫瘍の既往がある症例。

(3) レジメン

day 1	day 7	day 14

（2 週間を 1 コースとし 12 コース行う）

5-FU ＋ LV 群：LV 200mg/m^2 2 時間
5-FU 400mg/m^2 bolus
5-FU 600mg/m^2 22 時間持続静注

FOLFOX 群：上記に加え，Oxaliplatin 85mg/m^2 2 時間

4 結果

(1) Primary Endpoint に対する結果

1）全登録症例の DFS（図3）

- FOLFOX 群の 3 年 DFS は 78.2％であったのに対し，5-FU ＋ LV 群の 3 年 DFS は 72.9％であり，FOLFOX 群が有意に良好であった（p ＝ 0.002）。
- 再発における FOLFOX 群と 5-FU ＋ LV 群のハザード比は 0.77（95％ CI 0.65-0.91；p ＝ 0.002）であった。

2）Stage II症例の DFS（図4）

- Stage II症例に限定すると，FOLFOX 群の 3 年 DFS は 87.0％であったのに対し，

大腸（結腸）癌 5

5-FU＋LV 群の3年 DFS は 84.3％であった。
- 再発における FOLFOX 群と 5-FU＋LV 群のハザード比は 0.80（95％ CI 0.56-1.15）であった。

3）Stage Ⅲ症例の DFS（図4）
- Stage Ⅲ症例に限定すると，FOLFOX 群の3年 DFS は 72.2％であったのに対し，5-FU＋LV 群の3年 DFS は 65.3％であった。
- 再発における FOLFOX 群と 5-FU＋LV 群のハザード比は 0.76（95％ CI 0.62-0.92）であった。

図3 全登録症例の3年 DFS（Key 論文より）

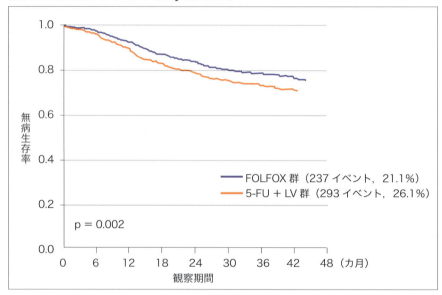

図4 Stage 別の3年 DFS（Key 論文より）

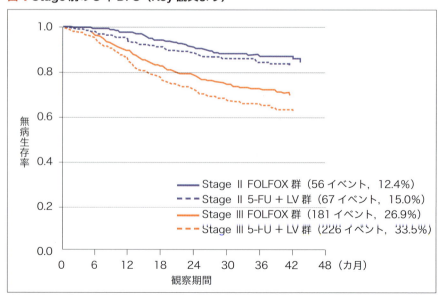

（2）Secondary Endpoint に対する結果

1）有害事象（表1）

- 12コースの完遂率は，5-FU＋LV群で86.5%，FOLFOX群で74.7%であった。
- FOLFOX群のGrade 3，4有害事象で頻度が高いものは，好中球減少，下痢，嘔吐であった。
- Grade3, 4の好中球減少は，FOLFOX群が5-FU＋LV群と比べ有意に多かった（41.1% vs 4.7%，p＜0.001）。
- しかしながら，発熱や感染を伴う重篤な好中球減少は，FOLFOX群1.8%，5-FU＋LV群0.2%であり，有意差を認めるものの，両群ともに少ないとの結果であった。
- FOLFOX群でOxaliplatin投与に伴う末梢神経障害を92.1%に認めたが，その半数（48.2%）はGrade 1であり，Grade 3の末梢神経障害を12.4%で認めた（表2）。
- しかしながら，12カ月後にはGrade 3の末梢神経障害は1.1%まで低下し，時間の経過とともに末梢神経障害は改善されていた（表2）。

表1 FOLFOX群と5-FU＋LV群の有害事象の比較（Key論文より）

(%)	FOLFOX群 (n = 1,108)			5-FU＋LV群 (n = 1,111)			p値	
	全Grade	Grade 3	Grade 4	全Grade	Grade 3	Grade 4	全Grade	Grade 3, 4
知覚異常	92.1	12.4	NA	15.6	0.2	NA	< 0.001	0.001
好中球減少	78.9	28.8	12.3	39.9	3.7	1.0	< 0.001	< 0.001
血小板減少	77.4	1.5	0.2	19.0	0.2	0.2	< 0.001	0.001
貧血	75.6	0.7	0.1	66.9	0.3	0.0	< 0.001	0.09
嘔気	73.7	4.8	0.3	61.1	1.5	0.3	< 0.001	< 0.001
下痢	56.3	8.3	2.5	48.4	5.1	1.5	< 0.001	< 0.001
嘔吐	47.2	5.3	0.5	24.0	0.9	0.5	< 0.001	< 0.001
口内炎	41.6	2.7	0.0	39.6	2.0	0.2	0.34	0.41
皮膚障害	31.5	1.4	0.6	35.5	1.7	0.7	0.05	0.67
脱毛	30.2	NA	NA	28.1	NA	NA	0.28	NA
アレルギー反応	10.3	2.3	0.6	1.9	0.1	0.1	< 0.001	< 0.001
血栓症	5.7	1.0	0.2	6.5	1.7	0.1	0.48	0.29
発熱 / 感染を伴う好中球減少	1.8	1.4	0.4	0.2	0.1	0.1	< 0.001	< 0.001

表2 FOLFOX群の末梢神経障害発症率と重症度，および経時的経過（Key論文より）

Grade	治療中 (n = 1,106)	1カ月後 (n = 1,092)	6カ月後 (n = 1,058)	12カ月後 (n = 1,018)	18カ月後 (n = 967)
0	87 (7.9%)	424 (38.8%)	624 (59.0%)	718 (70.5%)	738 (76.3%)
1	533 (48.2%)	439 (40.2%)	338 (31.9%)	240 (23.6%)	191 (19.8%)
2	349 (31.6%)	174 (15.9%)	82 (7.8%)	49 (4.8%)	33 (3.4%)
3	137 (12.4%)	55 (5.0%)	14 (1.3%)	11 (1.1%)	5 (0.5%)

2）全生存率（OS）

- FOLFOX 群の全死亡症例数は 133 例で，5-FU ＋ LV 群の総死亡症例数は 146 例との結果であり，ハザード比は 0.90（95% CI 0.71-1.13）であった。
- FOLFOX 群の 3 年 OS は 87.7%であり，5-FU ＋ LV 群は 86.6%であった。

5 結論

- 結腸癌術後補助化学療法において，FOLFOX 群は 5-FU ＋ LV 群と比べ，DFS が有意に良好であった。
- 結腸癌術後補助化学療法での 5-FU ＋ LV 療法における Oxaliplatin の上乗せ効果が証明された。
- これらの結果より，FOLFOX 療法が結腸癌術後補助化学療法の標準治療となった。

予想外の結果

- Primary endpoint である DFS では，FOLFOX 群が有意に良好な結果であったが，Secondary endpoint である OS は両群間に有意差を認めなかった（後述）。

Key 論文の影響ーガイドラインやその他の研究

1）大腸癌治療ガイドライン 2019 年版

- わが国の大腸癌治療ガイドライン 2019 年版には，「Stage Ⅲ結腸癌を対象とした術後補助化学療法において Oxaliplatin 併用療法は 5-FU ＋ LV に比べて再発・死亡の相対リスクを約 20%減少させることが欧米で実施された RCT で再現性をもって確認されており，最も有効な治療選択肢として推奨される」と記載されている。
- また術後補助化学療法として，5-FU ＋ LV，UFT ＋ LV，Capecitabine，S-1，CapeOX に加え，FOLFOX が推奨されると記載されている。

2）MOSAIC 試験に関するその後の解析結果

①全生存率（OS）について

- 前述のように MOSAIC 試験では，Primary endpoint である 3 年 DFS は，FOLFOX 群が 5-FU ＋ LV 群より有意に良好な結果であった。
- しかしながら Secondary endpoint である OS では有意差を認めなかった。
- その後の報告では，6 年 OS の報告がされており，FOLFOX 群 78.5%，5-FU ＋ LV 群 76.9%（HR 0.84，95% CI 0.71-1.00；p ＝ 0.046）と有意に FOLFOX 群が良好であることが示された（図5）。

② Stage Ⅱ結腸癌について

- MOSAIC 試験では，Stage Ⅲ結腸癌に対する FOLFOX 療法の有用性（3 年 DFS）を示したが Stage Ⅱ結腸癌に限定すると有意差を認めなかった。
- またその後の報告では，6 年 OS も Stage Ⅱ症例では有意差を認めないことが明らか

になった（図6）。

● 後の解析でも同様に，特に低リスク Stage II 結腸癌症例では，FOLFOX 療法の有用性は明らかにならなかったが，高リスク Stage II 結腸癌症例では 6 年 OS に有意差は認めないものの，再発までの期間（time to recurrence）が有意に FOLFOX 群が長いとの結果であった（HR 0.62, 95% CI 0.41-0.92；p ＝ 0.002）（Tournigand C, et al: J Clin Oncol 2012; 30: 3353-60.）。

図5 FOLFOX 群と 5-FU ＋ LV 群の 6 年 OS

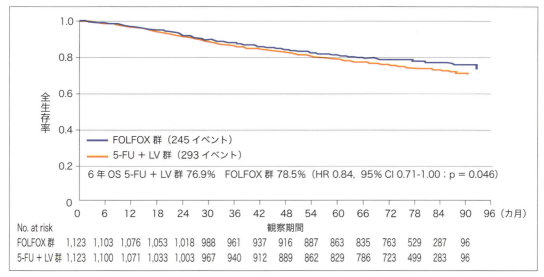

(André T, et al: J Clin Oncol 2009; 27: 3109-16. より引用改変)

図6 Stage 別の FOLFOX 群と 5-FU ＋ LV 群の 6 年 OS の比較

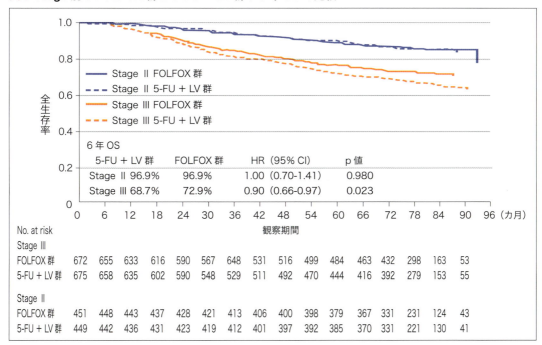

(André T, et al: J Clin Oncol 2009; 27: 3109-16. より引用改変)

さらに読んでおきたい関連文献

1) André T, et al: Improved overall survival with oxaliplatin, fluorouracil , and leucovorin as adjuvant treatment in stage II or III colon cancer in the MOSAIC trial. J Clin Oncol 2009; 27: 3109-16.

2) Tournigand C, et al: Adjuvant therapy with fluorouracil and oxaliplatin in stage II and elderly patients (between ages 70 and 75 years) with colon cancer; Subgroup analyses of the multicenter international study of oxaliplatin, fluorouracil, and leucovorin in the adjuvant treatment of colon cancer trial. J Clin Oncol 2012; 30: 3353-60.

3) André T, et al: Adjuvant fluorouracil, leucovorin, and oxaliplatin in stage II to III colon cancer; Update 10-year survival and outcomes according to BRAF mutation and mismatch repair status of the MOSAIC study. J Clin Oncol 2015; 33: 4176-87.

今後の課題と論点

● 以下のような場合にも，FOLFOX 療法が推奨されるのか？

適格症例から外れた場合

　　①高齢者（75 歳以上）

　　②PS 不良

　　③直腸癌［エビデンスが少ない。結腸癌のエビデンスを参考にして実施する（大腸癌治療ガイドライン 2019 年版）。］

　　④遠隔転移切除後（R0）

　　⑤全身的合併症を有する症例（呼吸器疾患，心疾患，肝疾患）

● 結腸癌術後補助化学療法の個別化における FOLFOX 療法の位置づけは，どのように変化するのだろうか？

　1）右側結腸癌と左側結腸癌の薬剤感受性の違いと使い分け

　2）癌の遺伝子解析によるレジメンの選択

● FOLFOX 療法の有害事象に対する対応

　1）有害事象を軽減する手法の開発

結腸癌に対する術後補助化学療法（1）

Q1 に対する臨床判断：私はこう考える！

- 症例問題の画像は，S状結腸癌であり根治手術が可能であった。
- 切除標本の病理診断は Stage ⅢB であった。
- PS 0 であり，最も効果的な術後補助化学療法を希望されている。
- 選択肢 a：本症例は Stage ⅢB であり，術後補助化学療法を施行するのが望ましい。
- 選択肢 b：5-FU＋LV 療法は MOSAIC 試験の結果より，「最も効果的なレジメン」とはいえない。
- 選択肢 c：正解。
- 選択肢 d：術後補助化学療法における Bevacizumab の有用性は明らかになっていない。
- 選択肢 e：術後補助化学療法における Cetuximab の有用性は明らかになっていない。

Q1 正解：c

Q3. 臨床判断のための Key 論文および周辺知識の確認！

問）MOSAIC試験について正しい記載に〇，誤った記載に✕をつけよ。

1. MOSAIC 試験とは，結腸癌術後補助化学療法における FOLFOX 療法の有用性を明らかにした臨床試験である。
2. MOSAIC 試験では Stage Ⅱ大腸癌に対する FOLFOX 療法の有用性は明らかにならなかった。
3. MOSAIC 試験の Primary endpoint は無病生存期間（DFS）である。
4. MOSAIC 試験後の追跡調査でも，FOLFOX 群の全生存率（OS）の延長は認められなかった。

Q3 正解：1. 〇　　2. ✕　　3. 〇　　4. ✕

大腸（結腸）癌　5

【二宮繁生】

大腸（結腸）癌：結腸癌に対する術後補助化学療法

6. 結腸癌に対する術後補助化学療法（2）

Q1. あなたの臨床判断は？

症例問題

78歳の女性。便潜血陽性を指摘されたため，近医を受診し下部消化管内視鏡検査を行ったところ，図1の所見を認めた。生検では高分化腺癌との診断であり，胸部・腹部CT検査では，上行結腸の壁肥厚を認めるものの，漿膜外浸潤を疑う所見や遠隔転移は認めなかった（図2）。以上の所見から，上行結腸癌の診断で腹腔鏡下右結腸切除術（D3リンパ節郭清）を行った。

切除標本の病理検査結果は，T3（SS），N0（0/16），P0，H0，M0，ly0，v0，StageⅡであった。なお，患者のPSは0である。

本症例の術後補助化学療法に関する以下の問いで最も適切なものを選べ。

a. 術後補助化学療法は行わない。
b. 5-FU + LV療法を行う。
c. FOLFOX療法を行う。
d. Cape OX療法を行う
e. FOLFOX + Bevacizumab 併用療法を行う。

（正解は236ページ）

図1 下部消化管内視鏡検査

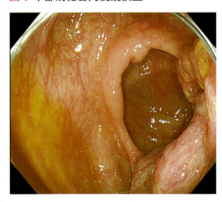

図2 腹部CT検査

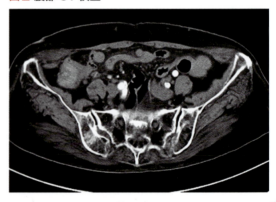

Q2. 臨床判断のための Key 論文および周辺知識にチャレンジ！

問）MOSAIC試験およびサブグループ解析について，正しい記載に〇，誤った記載に✕をつけよ。

1. MOSAIC 試験は，結腸癌術後補助化学療法における FOLFOX 療法の有用性を明らかにした臨床試験である。
2. MOSAIC 試験の対象症例は，直腸癌を含む全大腸癌である。
3. MOSAIC 試験では，Stage Ⅱ 結腸癌に対して FOLFOX 療法の有用性が明らかになった。
4. MOSAIC 試験のサブグループ解析では，70 歳以上の高齢者でも FOLFOX 療法の有用性が明らかになった。
5. MOSAIC 試験のサブグループ解析では，High risk Stage Ⅱ 結腸癌の再発までの期間（time to recurrence）は FOLFOX 群で有意に長いとの結果であった。

Q2 正解：1. 〇　2. ✕　3. ✕　4. ✕　5. 〇

術前診断

- 上行結腸進行癌と診断した。
- 遠隔転移を認めず，漿膜外浸潤の所見を認めない。
- 切除可能病変である。

治療前に求められる臨床判断

- 病変の部位は？
- 術式選択は開腹手術か？　腹腔鏡下手術か？
- 至適なリンパ節郭清の範囲は？
- 頻度の高い術後合併症は何か？
- 術後補助化学療法は行うべきだろうか？

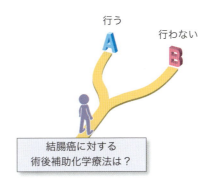

本項のテーマ

Stage Ⅱ結腸癌および高齢者結腸癌(70歳以上)に対する術後補助化学療法を吟味する！
- A. 5-FU + LV 療法*
- B. FOLFOX 療法**

* 5-FU + LV 療法：フルオロウラシル（5-FU）とロイコボリン（LV）を併用する化学療法。
** FOLFOX 療法：フルオロウラシル（5-FU）とロイコボリン（LV）に Oxaliplatin を併用する化学療法。

臨床判断のための Key 論文はこれだ！

J Clin Oncol 2012; 30: 3353-60.

> **Adjuvant therapy with fluorouracil and oxaliplatin in stage Ⅱ and elderly patients (between ages 70 and 75 years) with colon cancer: Subgroup analyses of the multicenter international study of oxaliplatin, fluorouracil, and leucovorin in the adjuvant treatment of colon cancer trial.**

Tournigand C, André T, Bonnetain F, Chibaudel B, Lledo G, Hickish T, Tabernero J, Boni C, Bachet JB, Teixeira L, de Gramont A.

Quick Review
- ●**研究デザイン**：第三相多施設共同無作為化比較試験のサブグループ解析。
- ●**目的**：Stage Ⅱ結腸癌および高齢者結腸癌（70歳以上）に対する術後補助化学療法としての FOLFOX（5-FU + LV + Oxaliplatin）療法の有用性を明らかにする（5-FU + LV 療法における Oxaliplatin の上乗せ効果を検証する）。
- ●**対象（比較群）**：5-FU + LV 療法（Oxaliplatin を併用しない症例）。
- ●**結論**：Stage Ⅱ結腸癌および高齢者（70歳以上）の結腸癌術後症例では，FOLFOX療法の有用性が示されなかった（5-FU + LV 療法に Oxaliplatin を上乗せする効果は示されなかった）。

論文を読み解く！

1 研究背景

- ●MOSAIC 試験（N Engl J Med 2004; 350: 2343-51.）の結果により，FOLFOX 療法が Stage Ⅲ結腸癌術後の標準的な術後補助化学療法となった（p.221 ～ 224 参照）。
- ●しかしながら，Stage Ⅱ結腸癌および高齢者結腸癌（70歳以上）症例に対する FOLFOX療法の有用性は明らかでない。

- 本Key論文はMOSAIC試験に登録された症例のなかで，Stage II結腸癌および高齢者結腸癌（70歳以上）症例に対するFOLFOX療法の有用性を明らかにする目的で行われた，MOSAIC試験のサブグループ解析である。

2 研究目的

(1) Primary Endpoint
- Stage II結腸癌および高齢者結腸癌（70歳以上）症例の5-FU＋LV群とFOLFOX群の無病生存率（disease-free survival：DFS）を比較する。

(2) Secondary Endpoint
- 再発までの期間（time to recurrence：TTR），全生存率（overall survival：OS）を両群間で比較する。

3 対象：どのようにして症例選択バイアスを回避しているか

適格症例と登録状況
- MOSAIC試験の適格症例，登録状況，除外基準については，p.221参照。
- 登録された2,246例を年齢，Stageにより図3のように分類した。
- Stage II症例については，表1によりLow riskとHigh riskとに分類した。

図3 MOSAIC試験登録症例（Key論文より）

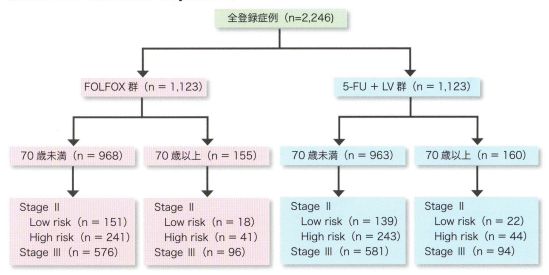

表1 High risk Stage II症例の定義
（Key論文を基に作図）

T4	低分化腺癌
穿孔例	脈管侵襲陽性
腸閉塞	リンパ節郭清個数10個未満

*Low risk Stage II症例は上記以外

4 結果

A. Stage II 結腸癌症例

- 全 2,246 例中, 899 例が Stage II 結腸癌であった。
- FOLFOX 群が 451 例, 5-FU + LV 群が 448 例であった。
- High risk Stage II が 569 例, Low risk Stage II が 330 例であった。

(1) Primary Endpoint (DFS) に対する結果

1) Low risk Stage II 症例の DFS

- Low risk Stage II 症例の 5 年 DFS は, FOLFOX 群 86.0％, 5-FU + LV 群 89.3％, ハザード比 1.36 (95％ CI 0.76-2.45；p = 0.305) であり, 両群間で有意差を認めなかった。

2) High risk Stage II 症例の DFS

- High risk Stage II 症例の 5 年 DFS は, FOLFOX 群 82.3％, 5-FU + LV 群 74.6％, ハザード比 0.62 (95％ CI 0.51-1.01；p = 0.063) であり, 両群間で有意差を認めなかった (図 4)。

3) 全 Stage II 症例の DFS

- 全 Stage II 症例の比較では, 5 年 DFS はハザード比 0.84 (95％ CI 0.62-1.14；p = 0.258) であり, FOLFOX 群と 5-FU + LV 群で有意差を認めなかった。

(2) Secondary Endpoint (TTR, OS) に対する結果

1) Low risk Stage II 症例の TTR, OS

- Low risk Stage II 症例の TTR の比較では, ハザード比 1.01 (95％ CI 0.5-2.05；p = 0.972) であり, FOLFOX 群と 5-FU + LV 群で有意差を認めなかった。
- OS の比較では, ハザード比 1.36 (95％ CI 0.67-2.5；p = 0.399) であり, 両群間に有意差を認めなかった。

2) High risk Stage II 症例の TTR, OS

- High risk Stage II 症例の TTR の比較では, ハザード比 0.62 (95％ CI 0.41-0.92；p = 0.02) であり, FOLFOX 群で有意に TTR が延長する (再発までの期間が長い) との結果であった。また 5 年 TTR は, FOLFOX 群 86.8％, 5-FU + LV 群 78.8％であった。

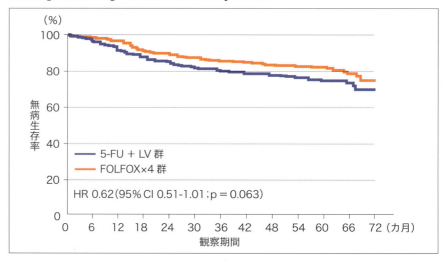

図 4 High risk Stage II 症例の DFS (Key 論文より)

- High risk Stage II 症例の OS の比較では，ハザード比 0.91（95％ CI 0.61-1.36；p＝0.648）と両群間に有意差を認めなかった（図5）。

3）全 Stage II 症例の TTR, OS

- 全 Stage II 症例の TTR の比較では，ハザード比 0.7（95％ CI 0.49-0.99；p＝0.045）であり，FOLFOX 群は 5-FU＋LV 群と比べて再発までの期間が有意に長かった。
- 全 Stage II 症例の OS の比較では，ハザード比 1.0（95％ CI 0.7-1.41；p＝0.986）であり，両群間に有意差を認めなかった。

▶図5 High risk Stage II 症例の OS の比較（Key 論文より）

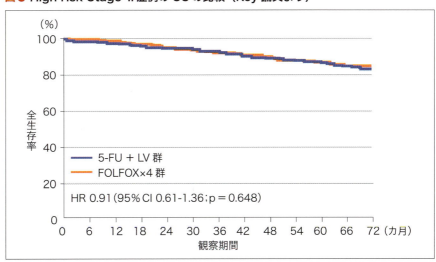

B. 70歳以上の高齢者結腸癌症例

- 全2,246例中，315症例が70歳以上であった。
- 315例中，155例が FOLFOX 群であり，160例が 5-FU＋LV 群であった。
- 315例の平均年齢は72歳であった。
- 患者背景や既往歴は，両群間で有意差を認めなかった。
- 重篤な有害事象は FOLFOX 群 30例，5-FU＋LV 群 15例に認め，FOLFOX 群で有意に多かった（p＝0.018）。

(1) Primary Endpoint（DFS）に対する結果

- 70歳以上の症例の5年 DFS は，FOLFOX 群 69.1％，5-FU＋LV 群 65.8％，ハザード比 0.93（95％ CI 0.64-1.35；p＝0.71）であり，両群間で有意差を認めなかった（図6）。

(2) Secondary Endpoint（TTR，OS）に対する結果

- 70歳以上の症例の TTR の比較では，ハザード比 0.68（95％ CI 0.43-1.06；p＝0.089）であり，両群間で有意差を認めなかった。
- 70歳以上の症例の OS の比較では，5年 OS は FOLFOX 群 75.8％，5-FU＋LV 群 76.1％，ハザード比 1.10（95％ CI 0.73-1.65；p＝0.661）であり，両群間で有意差を認めなかった（図7）。

図6 年齢別のDFSの比較（Key論文より）

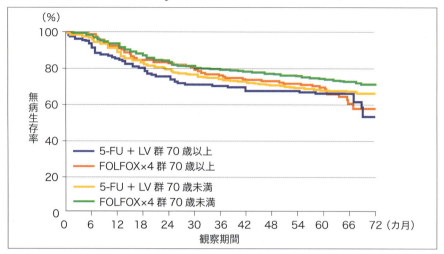

図7 年齢別のOSの比較（Key論文より）

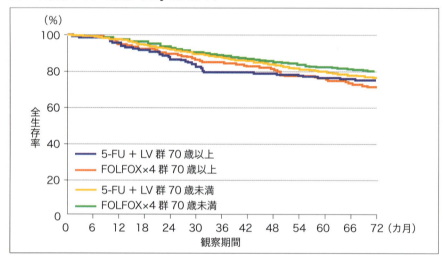

5 結論

- MOSAIC試験（18～75歳，Stage Ⅱ，Ⅲを対象）の結果より，結腸癌術後の標準的補助化学療法がFOLFOX療法となった。
- しかしながら，Stage Ⅱ結腸癌および70歳以上の高齢者では，FOLFOX療法の有用性（Oxaliplatinの上乗せ効果）は明らかにならなかった。

予想外の結果

- High risk Stage Ⅱ症例および全Stage Ⅱ症例では，TTRがFOLFOX群で有意に延長したにもかかわらず，DFSやOSに有意差を認めなかった。

Key 論文の影響 ― ガイドラインやその他の研究

1) 大腸癌治療ガイドライン 2019 年版での記載

- 大腸癌治療ガイドライン 2019 年版には，「Stage III 結腸癌に術後補助化学療法は推奨されるか？」との Clinical Question に対し，「Stage III 結腸癌に対して Oxaliplatin 併用療法を行うことを強く推奨する」と記載されている。
- 一方，「Stage II 大腸癌に術後補助化学療法は推奨されるか？」との Clinical Question に対しては，「再発高リスクの場合には補助化学療法を行うことを弱く推奨する」と記載されている。
- また，「70 歳以上の高齢者に術後補助化学療法は推奨されるか？」との Clinical Question に対しては，「化学療法に対してリスクとなるような基礎疾患や併存症がなければ，70 歳以上の高齢者にも術後補助化学療法を行うことを強く推奨する」と記載されているものの，「70 歳以上の症例に対する Oxaliplatin 併用療法は，一貫した結果が得られておらず，その適応は慎重に判断する必要がある」と記載されている。

2) その後の報告

- 前述のように MOSAIC 試験では，Primary endpoint である 3 年 DFS の検討では，FOLFOX 群が 5-FU + LV 群より有意に良好な結果であった。
- しかしながら，今回のサブグループ解析では，Stage II 結腸癌と 70 歳以上の高齢者に対する FOLFOX 療法と 5-FU + LV 療法で DFS に有意差を認めなかった。
- MOSAIC 試験対象症例の長期成績を検討した報告では，Stage II 症例に関しては FOLFOX 群と 5-FU + LV 群を比較すると，6 年 OS も両群間で有意差を認めなかった（André T, et al: J Clin Oncol 2009; 27: 3109-16.）。またその後の 10 年 OS の検討でも両群間で有意差を認めないとの結果であった（André T, et al: J Clin Oncol 2015; 33: 4176-87.）。

さらに読んでおきたい関連文献

1) André T, et al: Oxaliplatin, fluorouracil, and leucovorin as adjuvant treatment for colon cancer. N Engl J Med 2004; 350: 2343-51.
2) André T, et al: Improved overall survival with oxaliplatin, fluorouracil, and leucovorin as adjuvant treatment in stage II or III colon cancer in the MOSAIC trial. J Clin Oncol 2009; 27: 3109-16.
3) André T, et al: Adjuvant fluorouracil, leucovorin, and oxaliplatin in stage II to III colon cancer; Update 10-year survival and outcomes according to BRAF mutation and mismatch repair status of the MOSAIC study. J Clin Oncol 2015; 33: 4176-87.

今後の課題と論点

●以下のような場合にも，FOLFOX療法が推奨されるのか？

適格症例から外れた場合

①PS不良

②直腸癌症例

③遠隔転移切除後（R0）

④全身合併症を有する症例（呼吸器疾患，心疾患，肝疾患）

Q1 に対する臨床判断：私はこう考える！

●78歳，高齢者。

●症例問題の画像は上行結腸癌（高分化腺癌）であり，根治手術が可能であった。

●切除標本の病理結果は，T3（SS），N0，Stage Ⅱ であり，脈管侵襲を認めなかった。

●以上の結果より，高齢者で Low risk Stage Ⅱ 結腸癌と診断する。

●選択肢 a：正解。

●選択肢 b：Low risk Stage Ⅱ 結腸癌であり，術後補助化学療法は必要ない。

●選択肢 c，d：Stage Ⅱ 結腸癌および高齢者結腸癌症例に対する術後補助化学療法では，Oxaliplatin の上乗せ効果は証明されていない。

●選択肢 e：術後補助化学療法における Bevacizumab の有用性は明らかになっていない。

Q1 正解：a

Q3. 臨床判断のための Key 論文および周辺知識の確認！

問）MOSAIC試験およびサブグループ解析結果について，正しい記載に〇，誤った記載に✕をつけよ。

1. MOSAIC 試験をサブグループ解析した本 Key 論文では，高齢者に対する術後補助化学療法の有用性が明らかになった。
2. MOSAIC 試験をサブグループ解析した本 Key 論文では，Stage Ⅱ 結腸癌症例への術後補助化学療法の有用性が明らかになった。
3. High risk Stage Ⅱ 結腸癌症例に対する FOLFOX 療法は，再発までの期間（TTR）を延長させることが明らかになった。
4. MOSAIC 試験後の追跡調査でも，Stage Ⅱ 結腸癌症例への FOLFOX 療法の有用性を示すことができなかった。

Q3 正解：1. ✕　2. ✕　3. 〇　4. 〇

【二宮繁生】

大腸（直腸）癌：直腸癌に対する肛門側切離断端長

7. 直腸癌手術における肛門側切離マージン

Q1. あなたの臨床判断は？

症例問題

78歳の男性。上部直腸に45mm大の2型直腸癌を認めたため，当院紹介となった（図1）。拡張型心筋症の既往があり，心臓超音波検査にて左室駆出率は48%であった。術中に3cmの肛門側切離マージンを確保したうえで，腹腔鏡下低位前方切除術を行った。切除標本（図2）の肛門側切離マージンは2cmであった。なお，病理診断はT3(SS) N0 M0, pStage IIA, pPM0, pDM0, pRM0であった。
今後の治療方針に関して正しいものを1つ選べ。

a. 切除標本の肛門側切離マージンが2cm以下であり，追加切除が望ましい。
b. 切除標本の肛門側切離マージンが2cm以下であるが，心機能不良のため経過観察とする。
c. 術中に3cm以上の肛門側切離マージンを確保しており，病理診断でもpDM0であることから追加治療は必要ない。
d. 切除標本の肛門側切離マージンが2cm以下であり，術後補助化学療法が必要である。
e. 本症例では，切除標本の肛門側切離マージンが2cmであったため，局所再発を発症する可能性が高い。

（正解は245ページ）

図1 注腸造影検査

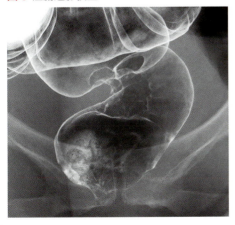

図2 切除標本

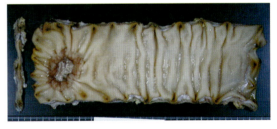

Q2. 臨床判断のための Key 論文および周辺知識にチャレンジ！

問）2002年にDis Colon Rectumに報告された研究「Discontinuous rectal cancer spread in the mesorectum and the optimal distal clearance margin in situ」についての記載において正しいものに〇，誤ったものに×をつけよ。

1. 直腸癌における直腸間膜内の非連続性病巣の頻度は43%であった。
2. 直腸癌における直腸間膜内の非連続性病巣の様式ではリンパ節転移が最も多かった。
3. ホルマリン固定後の組織収縮率は50%である。
4. 組織収縮率を考慮した最大肛門側腫瘍浸潤は20mmであった。
5. 直腸間膜は直腸壁と同様に，肛門側の切離マージンは術中判断で3cmまで縮小することができる。

Q2 正解：1. 〇　　2. 〇　　3. ×　　4. ×　　5. 〇

術前診断

- 症例は直腸Rb領域のcT3 N0 M0 cStage ⅡA（大腸癌取扱い規約第9版）。
- 根治切除術を行い，切除標本の肛門側切離マージンが2cmであった。

治療方針決定に求められる臨床判断

- 直腸癌手術における肛門側切離マージンはどのくらい必要なのか？
- 直腸癌の肛門側切離範囲を決定するものは？
    腫瘍の肛門側進展
    →直腸壁内および直腸間膜内の進展距離に違いはあるのか？

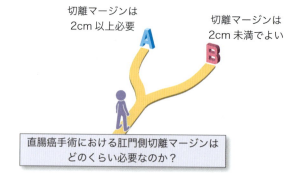

図3 参考：直腸癌に対する欧米と日本の標準術式

a Total Mesorectal Excision（TME）

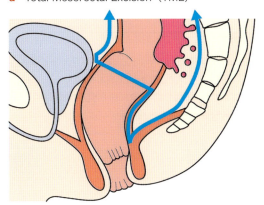

b Tumor Specific Mesorectal Excision（TSME）

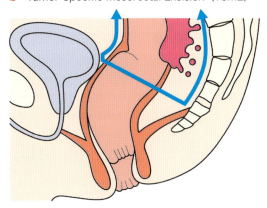

本項のテーマ

直腸癌手術における肛門側切離マージンを吟味する！
腫瘍の肛門側進展において直腸壁内および間膜内の進展距離に違いはあるのか？

臨床判断のための Key 論文はこれだ

Dis Colon Rectum 2002; 45: 744-9.

Discontinuous rectal cancer spread in the mesorectum and the optimal distal clearance margin in situ.

Ono C, Yoshinaga K, Enomoto M, Sugihara K.

Quick Review
- 東京医科歯科大学単施設で1997〜1999年までの2年間で行われた研究。
- **研究デザイン**：単施設前向き研究。
- **目的**：直腸癌手術における肛門側の適切な切離マージンを決定するために，直腸間膜内の癌の非連続的な進展を明らかにする。
- **対象**：根治手術を行った40例の直腸癌症例。
- **結果**：肛門括約筋が温存可能な直腸癌に対しては，術中の直腸間膜は腫瘍から3cm肛門側まで処理することで十分である。

論文を読み解く！

1 研究背景

- かつて Dukes 分類 B, C の直腸癌術後の局所再発率は 30% 以上と報告されていた。
- しかしながら，TME の概念が導入されて以来，直腸癌術後の局所再発は激減した。
- これまで多くの研究で直腸癌手術における肛門側の適切な切離マージンについて議論されてきたが，以下の 3 つの問題を含んでいた。
  - ①腫瘍の肛門側進展を直腸壁内のみで評価しており，直腸間膜内進展の評価をしていない。
  - ②切除標本のホルマリン固定後の収縮を考慮していない。
  - ③広範囲に肛門側に進展した直腸癌症例に対する検討がなされていない。

2 研究目的

- 直腸癌手術における肛門側の適切な切離マージンを決定するために，直腸間膜内の直腸癌の不連続的な進展について病理学的に明らかにする。
- 肛門括約筋温存可能な直腸癌症例に対する肛門側切離マージンに関して，組織収縮率を考慮した検討を行う。

3 対象：どのようにして症例選択バイアスを回避しているか

(1) 症例

- 東京医科歯科大学において 1997 ～ 1999 年までの 2 年間に手術が行われた直腸癌症例 40 例。
- 男性 29 例，女性 11 例。年齢の中央値 62 歳。
- 直腸癌の定義：肛門縁から仙骨岬角までの間に腫瘍下縁が存在する症例で，腹膜翻転部で上部と下部に分類した。
- 根治切除の定義は，外科的剥離面（CRM）および肛門側面ともに病理学的に切除断端陰性が確認されたものとした。

(2) 手術方法

- すべての手術は 1 人の外科医の執刀により行われた。
- 直腸間膜を損傷しないように全周性に剥離し，背側では骨盤神経叢を温存した。
- 直腸の肛門側切離ラインは，直腸を伸展しないように注意しつつ腫瘍下縁から 3cm 以上離すこととした。

(3) 切除標本の処理

- 切除標本は，腫瘍対側で長軸方向に切開を入れ，ボードに貼り付けて 10% ホルマリンに 48 時間固定させた。
- 口側・肛門側ともに 5mm 間隔で直腸壁および間膜を含めて切開を加え，4 μm のパラフィン切片を作成した。

(4) 直腸間膜内の腫瘍進展様式の病理学的検討

- それぞれのパラフィン切片で直腸壁内および直腸間膜内の腫瘍の不連続な進展を検索した。
- 直腸間膜内の不連続な進展として，リンパ節転移，脈管侵襲，傍神経浸潤，直腸間膜巣を評価した（**図4**）。

(5) 組織収縮の評価

- 肛門側切離マージンは術中およびホルマリン固定後に測定した。
- 術中の測定方法としては，触診により腫瘍下縁を同定し，そこから3cm以上のマージンを確保して切離ラインとした。
- 術中の切離マージンとホルマリン固定後の肛門側マージンから組織収縮率を測定した。

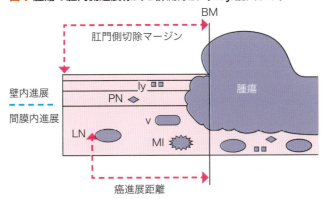

図4 腫瘍の肛門側進展様式と計測方法（Key論文より）

BM：測定開始点，ly：リンパ管侵襲，v：脈管侵襲，PN：傍神経浸潤，
LN：リンパ節転移，MI：直腸間膜内病巣

4 結果

(1) 登録症例の臨床病理学的特徴（表1）

- 登録症例の臨床病理学的特徴を**表1**に示す。
- 登録症例の年齢（中央値）は62歳で，男性29例，女性11例であった。
- Dukes分類は，A 11例，B 11例，C 13例，D 5例であった。
- 腫瘍の局在は上部直腸21例，下部直腸19例であった。
- 施行術式は，直腸前方切除術29例，腹会陰式直腸切断術10例，ハルトマン手術1例であった。

（2）直腸間膜内への腫瘍の非連続な進展（表2）

- 直腸間膜内への腫瘍の非連続な進展は17例（43%）に認めた。そのうち，肛門側への進展は3例のみであり，17例すべてで腫瘍下部への非連続な進展であった。
- 非連続な進展の様式としてはリンパ節転移が最も多く，15例（38%）であった。

（3）組織収縮率

- 肛門側切離マージンは，手術直後3.2（1.0〜6.0）cmであったのに対し，ホルマリン固定後は2.0（0.3〜4.2）cmとの結果であり，組織収縮率は60（41〜67）%であった。

表1 40症例の臨床病理学的検討（Key論文より）

年齢（範囲）	62（33〜83）
性別 　男性／女性	29/11
腫瘍局在 　上部直腸 　下部直腸	21 19
手術術式 　前方切除術 　腹会陰式直腸切断術 　ハルトマン手術	29 10 1
外科的剝離断端距離 （CRM）（mm）	7.7 （0.5〜24.5）
脈管侵襲 　陽性／陰性	32/8
リンパ節浸潤 　陽性／陰性	35/5
pT 1/2/3/4	4/7/28/1
pN 0/1/2	22/13/5
pM 0/1	35/5
Dukes A/B/C/D	11/11/13/5

表2 直腸間膜内への腫瘍の不連続な進展を認めた症例とその形態（Key論文より）

浸潤形態	症例数
リンパ節転移	9
リンパ節転移＋脈管侵襲	3
リンパ節転移＋リンパ管侵襲	1
リンパ節転移＋間膜内病巣	1
リンパ節転移＋脈管侵襲＋間膜内病巣	1
間膜内病巣	1
傍神経浸潤	1
合計	17

表3 肛門側腫瘍浸潤例（Key論文より）

症例	局在	手術術式	分化型	pTMN	浸潤形態	浸潤部位	病理学的DS（mm）	収縮率（%）	調整後DS（mm）
1	上部	AR	中分化	pT3 N1 M0	LN	直腸間膜	14	58	24
2	上部	AR	中分化	pT2 N0 M0	ly	粘膜下層	4	70	6
3	上部	AR	中分化	pT3 N2 M0	LN	直腸間膜	20	83	24
4	下部	HP	高分化	pT1 N0 M0	D	粘膜	2.5	33	8
5	下部	AR	中分化	pT3 N2 M0	LN	直腸間膜	8	70	11
6	下部	APR	高分化	pT2 N0 M0	ly	粘膜下層	2	93	2

DS：distal spread，AR：前方切除術，HP：ハルトマン手術，APR：腹会陰式直腸切除術，
LN：リンパ節転移，ly：リンパ管侵襲

(4) 肛門側腫瘍浸潤
- 肛門側腫瘍浸潤は6例に認めた（**表3**）。
- 組織収縮率を考慮した最大肛門側腫瘍浸潤は24mmであった。

(5) 局所再発
- すべての症例で少なくとも24カ月以上のフォローアップを実施。
- 4例（10%）の症例（Dukes C：2例，Dukes D：2例）で局所再発を認めた。
- 局所再発に対する対応
  - 1例：腹会陰式直腸切除術を行い残存腫瘍および膣壁合併切除施行
  - 2例：内腸骨静脈周囲リンパ節再発に対して切除
  - 1例：膀胱と吻合部の間の再発腫瘍を切除

5 結論

- TMEの概念により直腸癌術後の局所再発率は減少し，今回の研究でも同様の結果が得られた。
- 肛門括約筋が温存可能な直腸癌手術においては，直腸間膜の肛門側処理は腫瘍から3cm確保すれば十分である。

執筆者からのコメント

- 本Key論文により，43%の症例で直腸間膜内への腫瘍の不連続な進展を認めた。つまり，TMEにより局所再発を抑えることができる。
- また，今回の研究結果では腫瘍の肛門側への不連続な進展の最大は24mmであった。以上の結果より，少なくとも肛門側切離マージンは腫瘍下縁から3cmまでに縮小することができる。
- さらに多くの症例の蓄積により，より正確な結果を求める必要がある。

Key論文の影響－ガイドラインやその他の研究

1) 大腸癌取扱い規約第9版（2018年）での記載（図5）
- 腫瘍下縁が腹膜翻転部より口側に存在する症例では3cm以上，腹膜翻転部より肛門側に存在する症例では2cm以上の直腸間膜内進展はまれである。
- よって，肛門側直腸間膜の切離長はRS癌とRa癌では3cm，Rb癌では2cm以上を目安とする。

2) 肛門側切離マージンに関する他の研究
- Rullier Eらも同様に，直腸癌症例における肛門側切離マージンについて以下のように報告している（Ann Surg 2005; 241: 465-9）。
- 対象となった症例は下部直腸癌症例（n=92）で，肛門側断端陰性症例98%，外科的剥離断端陰性89%，根治切除症例89%であった。
- それらの症例のなかで，2年以上経過観察可能であった症例（n=58）の局所再発率は2%で，5年全生存率は81%，5年無再発生存率は70%であったと報告している（図6）。

図5 肛門側直腸間膜の切離長

a 腫瘍下縁が腹膜翻転部より口側にある場合　　b 腫瘍下縁が腹膜翻転部より肛門側にある場合

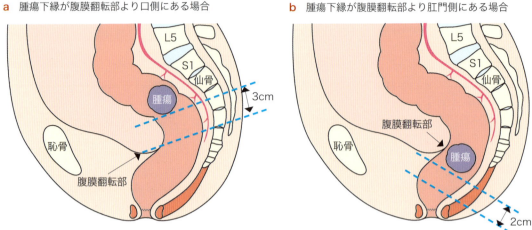

（大腸癌研究会編：大腸癌取扱い規約第9版，金原出版，2018，p.14. より引用改変）

図6 下部直腸癌への括約筋温存手術の生存曲線

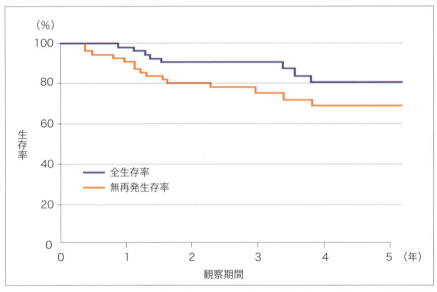

（Rullier E, et al: Ann Surg 2005; 241: 465-9. より引用改変）

読んでおきたい関連文献

1) Vernava AM 3rd, et al: A prospective evaluation of distal margins in carcinoma of the rectum. Surg Gynecol Obstet 1992; 175: 333-6.
2) Moore HG, et al: Adequacy of 1cm distal margin after restorative rectal cancer resection with sharp mesorectal excision and preoperative combined-modality therapy. Ann Surg Oncol 2003; 10: 80-5.
3) Rullier E, et al: Sphincter-saving resection for all rectal carcinomas: the end of the 2-cm distal rule. Ann Surg 2005; 241: 465-9.

直腸癌手術における肛門側切離マージン

今後の課題と論点

- 直腸癌の肛門側切離マージンは，以前は5cm以上が標準であったが，さまざまな臨床病理学的検討によって，2cm以上が主流となり，現在は高・中分化腺癌であれば進行癌で1cm，早期癌で0.5cmあれば十分とする報告もある。ただし，未分化癌や浸潤性の強い進行癌では2cm以上は必要である。
- 重要なことは，直腸間膜の十分な切除であり，腸管壁への連続進展は1cm以内である。

Q1に対する臨床判断：私はこう考える！

- 直腸癌に対する肛門側切離マージンに関する問題。
- 選択肢a，b，d，e：組織収縮率および癌の浸潤範囲を考慮すると，切除標本で2cmのマージンを確保できている場合には術中に3cmのマージンを確保している状態が推察され，癌の遺残はない可能性が高く，局所再発率は低いものと思われるため，追加切除は不要である。したがって不正解。
- 選択肢c：正解。

Q1 正解：c

大腸（直腸）癌 7

Q3. 臨床判断のためのKey論文および周辺知識の確認！

問）2002年にDis Colon Rectumに報告した研究「Discontinuous rectal cancer spread in the mesorectum and the optimal distal clearance margin in situ」についての記載において正しいものに〇，誤ったものに✕をつけよ。

1. 直腸癌においての肛門側切離マージンは，直腸壁内進展と直腸間膜内進展の両方を考慮しなければならない。
2. TMEの概念により直腸癌術後の局所再発率は減少した。
3. 本研究での局所再発率は20％であった。
4. 術後病理検査での肛門側切離マージンは，ホルマリンによる組織収縮を考慮するべきである。

Q3 正解：1. 〇　2. 〇　3. ✕　4. 〇

【小川雄大】

大腸（直腸）癌：直腸癌に対するリンパ節郭清

8. 直腸癌に対する total mesorectal excision (TME)

Q1. あなたの臨床判断は？

症例問題

54歳の女性。健診で便潜血陽性を指摘され近医を受診した。下部消化管内視鏡検査で直腸 Rb（腫瘍肛門側は肛門管上縁より 40mm の位置）に図1の所見を認め紹介となった。生検で高分化腺癌の診断であり，注腸造影検査では図2の所見を認め，腹部 CT 検査（図3）では遠隔転移や周囲臓器への浸潤およびリンパ節転移の所見を認めなかった。以上の所見より直腸癌 Rb cT3 N0 M0 Stage ⅡA と診断した。

本症例の治療方針として最も適切なものを選べ。

a. ESD の適応である。
b. 腹腔鏡下直腸局所切除術を行う。
c. D3リンパ節郭清を伴った低位前方切除術を行う。
d. 化学療法の適応である。
e. 化学放射線療法の適応である。

（正解は 254 ページ）

図1 下部消化管内視鏡検査
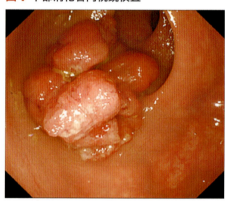

図2 注腸造影検査
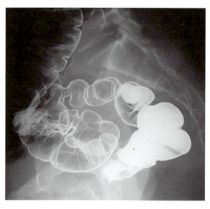

図3 腹部 CT 検査
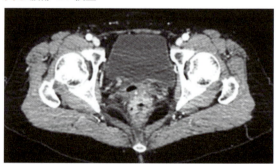

直腸癌に対する total mesorectal excision（TME）

Q2. 臨床判断のための Key 論文および周辺知識にチャレンジ！

問）1982年にBr J Surgに報告された「直腸癌に対するTME」に関する記載のなかで正しいものに〇，誤ったものに✕をつけよ。

1. 著者（Heald RJ）らは，直腸癌術後の局所再発の原因は，癌の肛門側直腸間膜への浸潤（distal tumor spread）と考えた。
2. TME（total mesorectal excision）は，著者らが提唱した肛門管直上までの直腸間膜を全切除する術式である。
3. 直腸間膜を鈍的に切除する blunt dissection が標準的であった時代に比べ，著者らの TME の概念により直腸癌術後の局所再発率は著明に減少した。
4. 著者らは，TME による直腸間膜の全切除の必要性を示したが，上・中部直腸癌に対しては，直腸壁の血行が不良となり，縫合不全の発症率が高かった。

Q2 正解：1. 〇　2. 〇　3. 〇　4. 〇

治療前診断

- 下部直腸癌（Rb），cT3 N0 M0 cStage ⅡA と診断した。
- 遠隔転移やリンパ節転移を認めない。
- 周囲臓器への浸潤を認めない。

治療前に求められる臨床判断

- 根治切除可能な直腸癌に対する標準治療は何だろうか？
- 至適リンパ節郭清範囲を行うための直腸間膜処理はどのように行うべきだろうか？
- 欧米では，本 Key 論文が報告される前には，直腸間膜の blunt dissection や forceful dissection（鈍的な剥離を主体とした操作）が主流であった。
- 日本では，D3リンパ節郭清という概念のもと，TME に近い形で処理されていた。
- 直腸癌の局所再発率はどのようにすれば減少させることができるのだろうか？

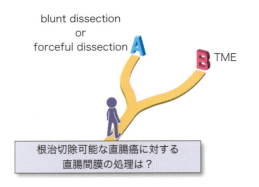

〈参考〉
図4 blunt dissection および直腸間膜全切除術（TME）

a　過去に行われていた鈍的操作で剥離を行う blunt dissection

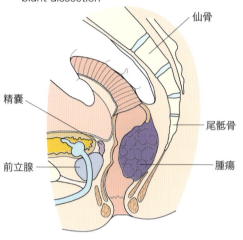

（Atlas of Surgical Operations, 7th ed. より引用改変）

b　直腸間膜全切除術（TME）

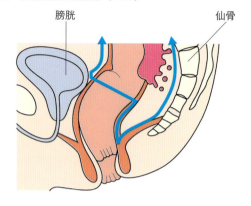

（N Engl J Med 2001; 345: 690-2. より引用改変）

本項のテーマ

直腸癌に対するTMEの意義およびリンパ節郭清について吟味する！
　A. blunt dissection or forceful dissection
　B. TME

臨床判断のためのKey論文はこれだ

Br J Surg 1982; 69: 613-6.

The mesorectum in rectal cancer surgery-the clue to pelvic recurrence?

Heald RJ, Husband EM, Ryall RD.

Quick Review
- 直腸癌手術において，局所再発率の低下にTMEが有用であることを提唱した論文である。
  - ●研究デザイン：単一施設での観察研究。
  - ●目的：直腸癌手術における肛門管直上までの直腸間膜の全切除を行うTMEが局所再発率を減少させるか否かを明らかにする。
  - ●対象：直腸癌に対するTMEによる前方切除術。
  - ●結論：従来式手術（直腸間膜のblunt dissectionやforceful dissection）に比べ，TMEによる前方切除術を行った症例では，局所再発率が著名に減少した。

論文を読み解く

1 研究背景

- 1970年代に器械吻合器（図5）が臨床応用されたことにより，直腸癌手術においては前方切除術が排便機能温存術式の主役となった。
- TME以前の直腸癌に対する前方切除術においては，直腸間膜のblunt dissectionやforceful dissection（鈍的な剥離を主体とした操作）が主流であり，直腸間膜の残存を認めることが多かった。
- 特に，腫瘍肛門側直腸間膜の残存を認めることが多かった。
- そのため，直腸癌手術において吻合部や骨盤内の局所再発の頻度が高かった。
- Heald RJ らは直腸間膜に遺残した小病巣が吻合部や骨盤内再発の原因になると考え，直腸癌に対するTMEによる手術を考案した。
- 本Key論文は1982年に報告されたものではあるが，現在の直腸癌手術の基礎となった論文であるため，本項で解説することとした。

図5 1970年代にソ連（現ロシア）で臨床応用された器械吻合器
Staplar方式の器械吻合器の原型といわれている。

a PKS-25

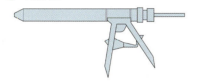

b aの改良型のSPTU

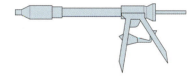

2 研究目的

- 直腸癌手術における肛門管直上までの直腸間膜の全切除を行うTMEが，術後局所再発率を減少させるか否かを明らかにする。

3 手術手技

- 剣状突起から恥骨まで開腹する。
- まず，直視下に自律神経の損傷に注意して，左側結腸の授動を行う。
- そのまま結腸間膜の剥離層を骨盤内へ進める。
- Blunt dissectionやforceful dissection（図4a）を避け，直腸間膜を包む臓側骨盤内筋膜（visceral pelvic fascia）と壁側骨盤内筋膜の間を，ハサミあるいは電気メスにより鋭的剥離を行う（図4b）。
- 可能であれば，腫瘍肛門側腸管のクランプを行ったうえで切離を行う。
- 必要な症例（マージンが2cm以下か，組織型が低分化の場合）は肛門側断端の評価を術中迅速病理診断にて行う。
- 器械吻合による吻合を行う。

4 対象

- 1978年4月～1982年1月までにTMEを施行した直腸癌113例（図6）。
- 対象となった直腸癌は肛門縁から4～15cmに局在する症例。
- 1982年1月の時点において，2年以上のフォローアップを行うことができた60例について検討した。
- このうち10例は緩和手術で，50例は根治手術であった。
- 緩和手術の対象には肝転移症例や術中腫瘍破裂症例などが含まれていた。
- 根治手術できたものの進行度はDukes分類でA：8例，B：32例，C：10例であった。

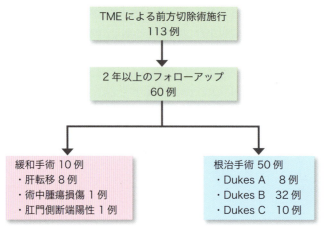

図6 対象症例（Key論文を基に作図）

5 結果

(1) 根治手術症例

- 50例の根治手術症例のうち，直腸の肛門側マージンは31例が3cm以下，19例がそれ以上であった（表1）。
- 腫瘍の局在は肛門縁から平均8～9cmで，吻合部は4～5cmであった。
- 50例のうち3例は肝転移が原因で死亡したが，局所の再発が生じた症例は認めなかった（表2）。

(2) 緩和手術症例

- 緩和手術症例10例中9例が死亡し，そのうち3例は骨盤内病変が原因であった（それぞれ腫瘍遺残に伴う尿毒症，腫瘍破裂，吻合部再発に関連した病態が原因であった）。

表1 切離断端の肛門側マージン（非伸展標本）（Key 論文より）

マージン（cm）	根治手術（n = 50）	緩和手術（n = 10）
5 以上	6	1
5〜4	4	1
4〜3	9	2
3〜2	11	1
2〜1	10	3
0〜1	10	2

表2 根治手術後再発の内訳（Key 論文より）

再発形式		備考
肝転移	4 例	3 例は死亡。1 例は肝切除後 2 年経過時点で生存。
肺 / 肝 / 骨転移	2 例	
骨盤内	なし	
吻合部	なし	

6 結論

- 今回の検討では術後化学療法や放射線療法を行っておらず，直腸癌術後の局所再発には TME による手術手技が関係していると考えられた。
- 腫瘍から肛門側 5cm のマージンが確保できれば十分であると考え，2cm 未満の症例は術中迅速病理診断での確認が必要と考えた。
- TME による前方切除術は自律神経や肛門機能の温存が可能である。また，直腸間膜の残存が局所再発に関与することからも，直腸癌手術において TME による手術が有用である。

執筆者からのコメント

- 本 Key 論文は 1980 年代に発表され，現在の直腸癌に対する標準治療の基礎となった論文である。
- それまで直腸癌手術において課題であった局所再発を劇的に減少させることが可能となり，本 Key 論文が報告されてから直腸癌に対する直腸間膜の取り扱いに対する概念が大きく変わった。
- 癌に対する手術は局所コントロールのために行われるものであり，直腸間膜切除の有用性のみならず，発生学的見地からの切除が重要であることを示している。
- 本 Key 論文発表後にすべての直腸癌に対して TME が有用か，また上部直腸癌に対してはどのような直腸間膜処理が望ましいか，などの議論がなされるようになった。
- 本 Key 論文は 1982 年に報告された古い論文ではあるものの，現在の直腸癌手術の基礎となった論文であるため本項にて解説した。

Key 論文の影響 — ガイドラインやその他の研究

1）大腸癌治療ガイドライン 2019 年版での記載
- わが国の大腸癌治療ガイドライン 2019 年版には，「直腸切除の原則は，TME（total mesorectal excision）または TSME（tumor-specific mesorectal excision）である。」と記載されている。

2）その他の TME に関する研究
- ヨーロッパの Heald RJ らと同様，米国の Enker WE らも TME について，直腸間膜を損傷することなく，en block に切除することが大切であると報告している。なお，Enker WE らは局所再発率が 5～8% であったと報告している。
- また，直腸癌に対する術前放射線療法＋ TME により局所再発率が低下することが報告された。
- 同様に 1996～1999 年にオランダで行われた Dutch trial では，「術前放射線療法＋ TME 群」で局所再発率が 5.6% と良好な結果であった（図7）。
- また，「TME ＋術後補助放射線療法」による低い局所再発率も報告された（表3）。

3）TSME（tumor-specific mesorectal excision）に関する研究
- 肛門管直上までの直腸間膜切除は下部直腸癌に対しては必須であると思われるが，上部および中部の直腸癌に関しては，直腸壁の血行が不良となり縫合不全の可能性が高くなる。
- そのため，腫瘍から一定の距離（2～4cm）の肛門側までの腸間膜を完全切除する TSME が報告された。
- 大腸癌取扱い規約第 9 版（2018 年）でも，腸管傍リンパ節の郭清範囲は RS と Ra では腫瘍肛門縁から 3cm，Rb では 2cm とされている。

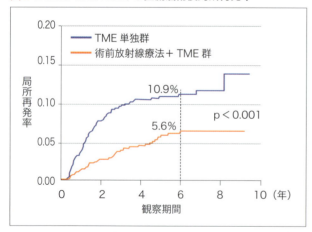

図7 Dutch trial における直腸癌術後局所再発率

(Br J Surg 2005; 92: 217-24. より引用改変)

表3 TME ＋術後補助放射線療法による局所再発率

発表者	発表年	局所再発率(%)
Wide	2004	10.0
Bulow	2002	11.0
Vironen	2002	9.0
Tacchi	2001	9.0
Kapiteijin	2001	Rd ＋ 2.4 Rd － 8.4*
Law	2001	11.4
Leo	2000	9.2
Heald	1998	2.0
Arbman	1996	5.0

（*Rd －は放射療法なし）

さらに読んでおきたい関連文献

1) Enker WE, et al: Total mesorectal excision in the operative treatment of carcinoma of the rectum. J Am Coll Surg 1995; 181: 335-46.
2) Peeters KC, et al: The TME trial after a median follow-up of 6 years: increased local control but no survival benefit in irradiated patients with resectable rectal carcinoma. Ann Surg 2007; 246: 693-701.
3) Kapiteijn E, et al: Preoperative radiotherapy combined with total mesorectal excision for resectable rectal cancer. N Engl J Med 2001; 345: 638-46.
4) Lowry AC, et al: Consensus statement of definitions for anorectal physiology and rectal cancer. Dis Colon Rectum 2001; 44: 915-9.

今後の課題と論点

- 直腸間膜の全切除に伴い，吻合部の血流低下が原因で起こる縫合不全が問題となった。
- 吻合部が肛門縁から 6cm 以内の症例では，縫合不全の発症率は 18％と高頻度であり，TME 導入以前に比べて高い結果であった。
- TME 後の高い縫合不全発症率に対する対応として次のような工夫が行われている。
  1) Heald RJ らは，吻合部が肛門縁から 7cm 以内の症例では横行結腸人工肛門を造設した。人工肛門は吻合部に問題がなければ術後 5 ～ 6 週で閉鎖した。
  2) 術中リークテストを行い，吻合部の評価を行った。
  3) 上部直腸癌に対しては，前述した TSME により，縫合不全発症率の低下が報告された。
- TME とは，膜に包まれた状態での直腸間膜切離であり，術中出血や神経損傷が減少する可能性があると思われる。
- さらに，拡大視が可能な内視鏡手術のほうが TME が施行しやすい可能性がある。
- また，術前診断にて N0 症例や早期直腸癌症例に対する TME の必要性について評価する必要がある。

Q1 に対する臨床判断：私はこう考える！

- 症例問題の画像は，下部直腸（Rb）の進行癌（cT3 N0 M0 cStage ⅡA）である。
- 遠隔転移を認めず，根治切除が可能である。
- 選択肢 a：内視鏡的切除術の適応は粘膜内癌，粘膜下層への軽度浸潤癌である。本症例は進行癌であり，リンパ節郭清を伴った手術の適応である。
- 選択肢 b：T3 病変が疑われており，リンパ節郭清が必要である。
- 選択肢 c：正解。大腸癌治療ガイドライン 2019 年版にも記載されているように TME による低位前方切除術の適応と考える。
- 選択肢 d，e：根治切除可能であり，第一選択ではない。
- 欧米で行われた臨床試験では，術前化学放射線療法により局所再発率の低下が示されているが，生存率の向上は示されなかった。日本では術後合併症の観点から，術前化学放射線療法は積極的には行われていないのが現状である。

Q1 正解：c

Q3. 臨床判断のための Key 論文および周辺知識の確認！

問）1982年にBr J Surgに報告された「直腸癌に対するTME」に関する記載のなかで正しいものに〇，誤ったものに✕をつけよ。

1. 著者（Heald RJ）らは直腸癌の術後局所再発の予防に TME が有用であると報告した。
2. TME では直腸間膜の損傷をしないように鋭的操作にて直腸間膜を全切除する層で骨盤に向けて剥離することが重要である。
3. 本 Key 論文で術後 2 年以上経過した根治手術症例 50 例では，吻合部および骨盤内再発は認めなかった。
4. 直腸間膜を鈍的に剥離する blunt dissection と比べて，TME を行った症例では著明に局所再発率の低下を認めた。
5. TME により，縫合不全の発症率も減少する。

Q3 正解：1. 〇   2. 〇   3. 〇   4. 〇   5. ✕

【藤永淳郎】

大腸（直腸）癌：直腸癌に対するリンパ節郭清

9. 直腸癌に対する側方リンパ節郭清の意義

Q1. あなたの臨床判断は？

症例問題

68歳の女性。便秘を主訴に近医を受診した。下部消化管内視鏡検査で図1の所見を認めたため精査・加療目的にて紹介となった。

生検では高分化腺癌との診断であり，注腸造影検査では図2の所見を認め，CT検査（図3）では側方リンパ節転移および遠隔転移を認めず，根治手術可能と判断した。

次のうち正しいものを1つ選べ。

a. 下部進行直腸癌であり，リンパ節転移率は低い。
b. 本症例で病理学的に側方リンパ節転移を認める確率は1％以下である。
c. わが国では術前化学放射線療法が標準治療である。
d. 本症例に対する標準治療はわが国と欧米諸国で同様である。
e. わが国では，側方リンパ節郭清を伴った根治手術が推奨されている。

（正解は262ページ）

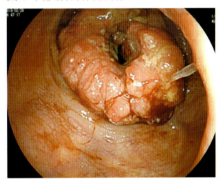

図1 下部消化管内視鏡検査

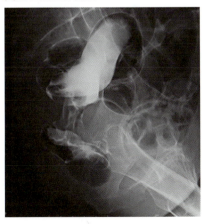

図2 注腸造影検査

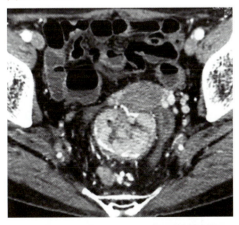

図3 CT検査

Q2. 臨床判断のための Key 論文および周辺知識にチャレンジ！

問）JCOG 0212試験について，正しい記載に○，誤った記載に×をつけよ．

1. JCOG 0212試験は，下部直腸癌における直腸間膜切除＋側方リンパ節郭清に対する直腸間膜切除の非劣性を明らかにする目的でデザインされた臨床試験である．
2. JCOG 0212試験では，直腸間膜切除群と直腸間膜切除＋側方リンパ節郭清群で手術時間，出血量に有意差を認めなかった．
3. JCOG 0212試験では，直腸間膜切除群と比べ直腸間膜切除＋側方リンパ節郭清群では中等度以上勃起機能障害が多い傾向であった．
4. JCOG 0212試験では，直腸間膜切除群と直腸間膜切除＋側方リンパ節郭清群で局所再発率は同等であった．
5. JCOG 0212試験の結果，下部進行直腸癌では側方リンパ節郭清が推奨される．

Q2 正解：1. ○　　2. ×　　3. ○　　4. ×　　5. ○

術前診断

- 下部進行直腸癌である．
- 直腸間膜内にリンパ節転移を認めるが，遠隔転移を認めず，根治手術可能病変と判断する．

術前に求められる臨床判断

- 術式は？
  - 側方リンパ節郭清は行うべきか？
- 拡大リンパ節郭清の手術時間や出血量への影響は？
- 術後合併症の発症率は増加しないか？
- 局所再発率への影響は？
- 長期予後に関する影響は？

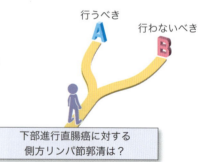

本項のテーマ

直腸癌に対する側方リンパ節郭清を吟味する！
下部進行直腸癌の手術アプローチは，どちらを選択するか？
A. 直腸間膜切除＋側方リンパ節郭清（ME ＋ LLND）（図4）
B. 直腸間膜切除（ME）

図4 側方リンパ節郭清

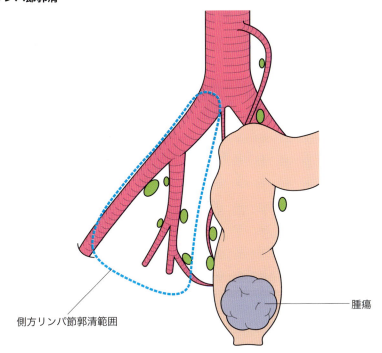

臨床判断のための Key 論文はこれだ！

Ann Surg 2017; 266: 201-7.

Mesorectal excision with or without lateral lymph node dissection for clinical stage II/III lower rectal cancer (JCOG0212): A multicenter, randomized controlled, noninferiority trial.

Fujita S, Mizusawa J, Kanemitsu Y, Ito M, Kinugasa Y, Komori K, Ohue M, Ota M, Akazai Y, Shiozawa M, Yamaguchi T, Bandou H, Katsumata K, Murata K, Akagi Y, Takiguchi N, Saida Y, Nakamura K, Fukuda H, Akasu T, Moriya Y; Colorectal Cancer Study Group of Japan Clinical Oncology Group.

Quick Review
- 日本臨床腫瘍研究グループ（JCOG）から2017年に発表された論文である（JCOG 0212試験）。
  - **研究デザイン**：多施設共同無作為化比較試験。
  - **目的**：直腸間膜切除＋側方リンパ節郭清群に対する直腸間膜切除単独群の非劣性を検証すること。
  - **対象（比較群）**：直腸間膜切除単独群と直腸間膜切除＋側方リンパ節郭清群。
  - **結論**：直腸間膜切除＋側方リンパ節郭清に対する直腸間膜切除単独の非劣性は明らかにならなかった。しかしながら、直腸間膜切除＋側方リンパ節郭清群では局所再発率が有意に低く、特に骨盤側方での局所再発率低下の傾向が顕著であった。

論文を読み解く！

1 研究背景

- 下部直腸癌に対する欧米における標準術式は直腸間膜切除（ME）または全直腸間膜切除（TME）である。一方，日本では，側方リンパ節郭清（LLND）を伴う ME が標準術式となっている。
- 直腸癌では側方リンパ節転移が約 15％に認められる。LLND を行っていない欧米の主要施設での検討では，ME または TME を施行した場合の局所再発率は，わが国の ME＋LLND を施行した症例と同等であった。
- しかしながら，ME または TME と ME＋LLND を前向きに比較したエビデンスレベルの高い報告はない。
- JCOG 0212 試験は，下部直腸癌手術における ME＋LLND に対する ME の非劣性を明らかにする目的でデザインされた臨床試験である。

2 研究目的

(1) Primary Endpoint

- ME＋LLND に対する，ME 単独の無再発生存期間（relapse-free survival：RFS）における非劣性を明らかにする。

(2) Secondary Endpoint

- ME＋LLND 群と ME 単独群の全生存率（overall survival：OS），局所 RFS，有害事象発症率，重篤な有害事象発症率，手術時間，出血量，術後合併症の頻度，死亡率（術後 30 日以内の全死因による死亡）を両群間で比較する。

3 対象：どのようにして症例選択バイアスを回避しているか

(1) 適格症例と登録状況

1）適格症例

- ステージ II / III 直腸腺癌症例。
- PS 0 〜 1。
- 腫瘍下縁が腹膜翻転部以下の直腸。
- 直腸間膜以外のリンパ節（側方リンパ節も含む）に腫大を認めない。
- 他臓器浸潤を認めない。
- 化学療法未施行。
- 20 〜 75 歳の症例。

2）登録状況（図5）

- 当初 701 例を登録。
- ME＋LLND 群 351 例，ME 単独群 350 例に無作為に割り付けられた。

(2) 患者背景

- 表1 に示す。

図5 登録症例（Key 論文より）

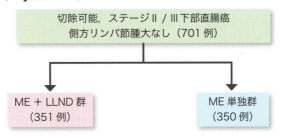

表1 患者背景（Key 論文より）

因子		ME + LLND 群（n = 351）	ME 単独群（n = 350）
性別	男性	236 (67%)	236 (67%)
	女性	115 (33%)	114 (33%)
年齢	≦60歳	174 (50%)	154 (44%)
	>61歳	177 (50%)	196 (56%)
cStage	II	188 (54%)	197 (56%)
	III	163 (46%)	153 (44%)
腫瘍の局在	Ra	81 (23%)	80 (23%)
	Rb	270 (77%)	270 (77%)
肛門縁からの距離	≦5cm	197 (56%)	201 (57%)
	>5cm	151 (43%)	147 (42%)
腫瘍径	≦5cm	210 (60%)	184 (53%)
	>5cm	141 (40%)	166 (47%)

4 結果

（1）Primary Endpoint に対する結果（図6）

- 5年 RFS は ME + LLND 群 73.4%，ME 単独群 73.3% であった。
- ハザード比 95% CI 上限値は規定していた基準を上回っており，ME 単独群の ME + LLND 群に対する非劣性は証明できなかった。

（2）Secondary Endpoint に対する結果

1）5年 OS（図7）

- 5年 OS は ME + LLND 群 92.6%，ME 単独群 90.2% であった。

2）局所再発率（表2）

- 局所再発率は ME + LLND 群 7%，ME 単独群 13% であり，ME 単独群で有意に高かった（p = 0.02）。

3）手術時間，出血量，術後合併症頻度，死亡率

- 手術時間の中央値は ME + LLND 群 360 分，ME 単独群 254 分で，ME + LLND 群で有意に長かった（p < 0.0001）。
- 出血量の中央値は ME + LLND 群 576mL，ME 単独群 337mL で，ME + LLND 群で有意に多かった（p < 0.0001）。

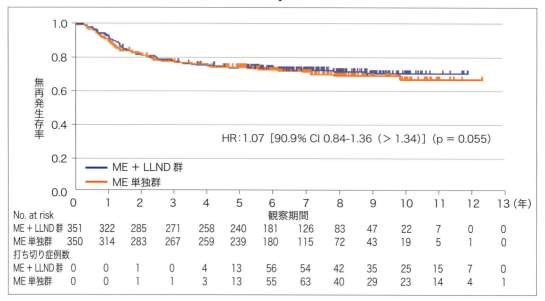

図6 ME ＋ LLND 群と ME 単独群の RFS の比較（Key 論文より）

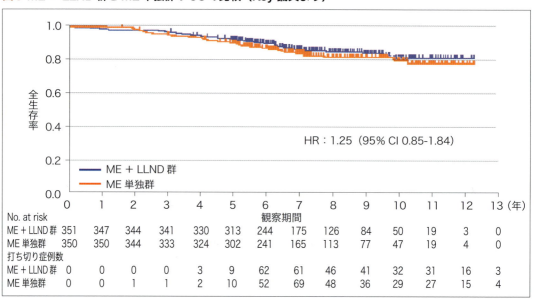

図7 ME ＋ LLND 群と ME 単独群の OS の比較（Key 論文より）

表2 局所再発率（Key 論文より）

	ME ＋ LLND 群	ME 単独群	p 値
吻合部	7	2	
吻合部および骨盤中央部	0	1	
骨盤中央部	11	12	
骨盤中央部および側方部	3	2	
骨盤側方部	4	23	
残存腫瘍	1	4	
合計	26 (7%)	44 (13%)	0.02

- グレード3/4の術後合併症はME＋LLND群22％，ME単独群16％で，ME＋LLND群で多い傾向であったが，有意差は認めなかった（p＝0.07）。
- 最も高頻度に発症したグレード3/4の合併症は縫合不全でME＋LLND群6％，ME単独群5％であった。
- 排尿障害，男性性機能には両群間に有意差を認めなかったものの，中等度以上の勃起機能障害の発症はME＋LLND群で多い傾向であった。

5 結論

- ME＋LLNDに対するME単独の非劣性は証明できなかった。しかしながら，ME＋LLND群では局所再発率が有意に低く，特に骨盤側方ではその傾向が顕著であった。
- 両群間の5年OSと5年RFSに有意差を認めなかった。
- 局所再発という観点から，下部直腸癌に対してはME＋LLNDが標準治療であることを示唆する結果であった。

予想外の結果

- 術前画像診断で側方リンパ節転移が陰性の症例を対象としたにもかかわらず，ME＋LLND群で組織学的な側方リンパ節転移を7％に認めた。
- 局所再発率はME単独群で13％と，ME＋LLND群に比べ有意に高かった。
- ME＋LLND群ではME単独群と比較し，手術時間の延長と出血量の増加を認めたものの，術後合併症の発症頻度に有意差を認めなかった。

Key論文の影響－ガイドラインやその他の研究

1）大腸癌治療ガイドライン2019年版での記載

- 腫瘍下縁が腹膜翻転部より肛門側にあり，壁深達度がcT3以深の直腸癌に対しては側方リンパ節郭清を推奨すると記載されている。
- また，①術前または術中診断にて側方リンパ節転移陽性の場合は強く推奨，②術前または術中診断にて側方リンパ節転移陰性の場合は局所再発の抑制効果が期待できるため弱く推奨，と記載されている。

2）直腸癌に対するロボット支援下手術

- 直腸癌手術における泌尿生殖機能障害の減少対策として，繊細な手術操作を行うことができるロボット支援下手術が期待されている。
- ロボット支援下手術と従来式の腹腔鏡下手術の比較に関しては，ロボット支援下手術で泌尿生殖機能障害が減少するとする報告がある。
- しかしながら，ロボット支援下手術はコストが高く，長期予後に関する報告は少ないため，十分な有用性は確立されていない。

読んでおきたい関連文献

1) Broholm M, et al: Possible benefits of robot-assisted rectal cancer surgery regarding urological and sexual dysfunction: a systematic review and meta-analysis. Colorectal Dis 2015; 17: 375-81.
2) Fujita S, et al: Postoperative morbidity and mortality after mesorectal excision with and without lateral lymph node dissection for clinical stage II or stage III lower rectal cancer (JCOG0212): results from a multicentre, randomised controlled, non-inferiority trial. Lancet Oncol 2012; 13: 616-21.

今後の課題と論点

1) どのような症例で側方リンパ節郭清を省略できるか？
- 現時点では側方リンパ節郭清を省略できる症例の基準は明らかではない。
- 手術リスク・術後機能障害とのバランスを総合的に考慮して適応を決定すべきである。
- 術前放射線療法など，側方リンパ節郭清の代替療法となりうる治療法の検討も期待される。

2) 側方リンパ節転移の術前診断の精度
- MRI検査における側方リンパ節転移の診断能は，短径10mmをカットオフとするよりも5mmをカットオフとしたほうが良好であるが，リンパ節の短径のみを基準とした診断基準には限界がある。

Q1 に対する臨床判断：私はこう考える！

- 症例問題の画像は，直腸間膜内リンパ節転移を伴う下部進行直腸癌である。
- 画像診断において，側方リンパ節転移は認めない。
- 遠隔転移を認めていないため，根治手術が可能である。
- JCOG 0212 試験の結果より，側方リンパ節郭清が推奨される。
- 選択肢 a：下部進行直腸癌のリンパ節転移頻度は，T2（MP）24％，T3（A）51％，T4（AI）62％と報告されており（大腸癌研究会全国登録），決して低くないため不正解。
- 選択肢 b：JCOG 0212 試験では約7％の症例に側方リンパ節転移を認めたため，不正解。
- 選択肢 c：側方リンパ節郭清を伴う根治切除術が標準治療であるため，不正解。
- 選択肢 d：欧米では術前化学放射線療法が標準治療であるため，不正解。
- 選択肢 e：正解。

Q1 正解：e

Q3. 臨床判断のための Key 論文および周辺知識の確認！

問）JCOG 0212試験について，正しい記載に〇，誤った記載に✕をつけよ。

1. JCOG 0212試験により，下部直腸癌において ME + LLND に対する ME 単独の非劣性が証明された。
2. JCOG 0212試験では，術前画像診断で側方リンパ節転移陽性と判断された症例は除外された。
3. JCOG 0212試験では，ME 単独群と ME + LLND 群で局所再発率に有意差は認めなかった。
4. JCOG 0212試験では，局所再発の観点から，下部進行直腸癌に対しては ME + LLND が標準治療であることが示された。
5. JCOG 0212試験では，ME 単独群と ME + LLND 群で合併症発症率に有意差は認めなかった。

Q3 正解：1. ✕　　2. 〇　　3. ✕　　4. 〇　　5. 〇

【藤永淳郎】

大腸（直腸）癌：直腸癌に対する腹腔鏡下手術

10. 直腸癌に対する腹腔鏡下手術の有用性

Q1. あなたの臨床判断は？

症例問題

72歳の男性。血便と便柱狭小化を主訴に近医を受診した。下部消化管内視鏡検査（図1）と注腸造影検査（図2）の所見を認めたため紹介となった。

生検では高分化管状腺癌の診断であり，CT検査（図3）では，周囲臓器浸潤，遠隔転移およびリンパ節転移を認めず，根治手術可能と判断した。

次のうち正しいものを1つ選べ。

a. 病変の位置は下部直腸（Rb）である。
b. 進行直腸癌であり，開腹手術が最も推奨される。
c. 進行癌であるが，遠隔転移・リンパ節転移を認めず，腹腔鏡下手術が最も推奨される。
d. 排便を認めているため，経過観察でよい。
e. 局所切除のみで十分である。

（正解は274ページ）

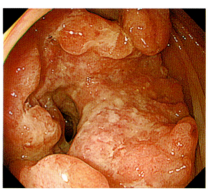
図1 下部消化管内視鏡検査

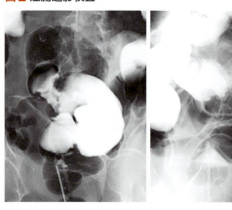
図2 注腸造影検査

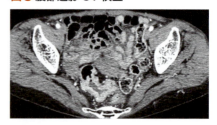
図3 腹部造影CT検査

Q2. 臨床判断のための Key 論文および周辺知識にチャレンジ！

問）2015年にN Engl J Medに掲載されたCOLOR II studyについて，正しい記載に〇，誤った記載に×をつけよ．

1. COLOR II試験は，直腸癌に対する側方リンパ節郭清の予後延長効果を明らかにするために行われた臨床試験である．
2. COLOR II試験では，直腸癌に対する開腹手術と腹腔鏡下手術の3年全生存率に有意差は認めなかった．
3. COLOR II試験では，肛門縁から15cm以内に存在する直腸癌に対する腹腔鏡下手術の意義については言及されていない．
4. COLOR II試験では，直腸癌に対する腹腔鏡下手術は，開腹手術と同等の3年局所再発率であった．

Q2 正解：1. ×　2. 〇　3. ×　4. 〇

術前診断

- 画像診断は，2型進行直腸癌（Rs），cT3 N0 M0 cStage II a である．
- リンパ節転移や遠隔転移を認めず，根治手術可能病変と考える．

術前に求められる臨床判断

- 癌の深達度は T3 である．
- 周囲臓器の浸潤を認めない．
- リンパ節転移および遠隔転移を認めない．
- 手術のアプローチは？
- 直腸癌に対する腹腔鏡下手術の安全性（短期成績）は？
- 直腸癌に対する腹腔鏡下手術の腫瘍学的妥当性（長期成績）は？

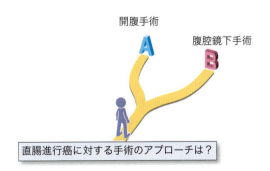

本項のテーマ

直腸癌に対する腹腔鏡下手術を吟味する！
- A. 開腹手術（図4）
- B. 腹腔鏡下手術（図5）

図4 開腹手術

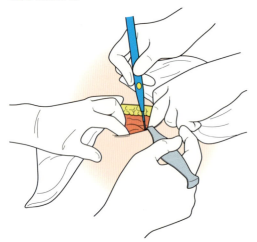

図5 腹腔鏡下手術

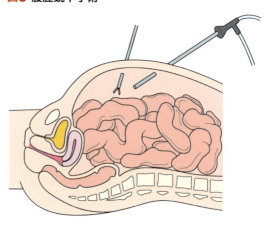

臨床判断のための Key 論文はこれだ！

N Engl J Med 2015; 372: 1324-32.

A randomized trial of laparoscopic versus open surgery for rectal cancer.

Bonjer HJ, Deijen CL, Abis GA, Cuesta MA, van der Pas MH, de Lange-de Klerk ES, Lacy AM, Bemelman WA, Andersson J, Angenete E, Rosenberg J, Fuerst A, Haglind E; COLOR II Study Group.

Quick Review
- 欧州の COLOR II Study Group から 2015 年に発表された論文である。
- **研究デザイン**：欧州 8 カ国で行われた多施設共同無作化比較試験（RCT）。
- **目的**：肛門縁から 15cm 以内に存在する病変で，周囲臓器への浸潤および遠隔転移を認めない単発直腸癌症例に対する腹腔鏡下手術の長期成績を明らかにすること。
- **対象（比較群）**：開腹手術。
- **結論**：周囲臓器浸潤を伴わない直腸癌に対する腹腔鏡下手術の長期成績は開腹手術と同等であり，治療選択の 1 つとなる。

直腸癌に対する腹腔鏡下手術の有用性

論文を読み解く❗

1 研究背景

- ●大腸癌は現在，世界で3番目に患者数が多い癌であり，年間約1千400万人が罹患し，70万人が癌死している。
- ●大腸癌の約1/3が直腸癌で，半世紀前までは局所再発率の高さから，予後不良であった。
- ●1980年代にTME（total mesorectal excision）の概念が生まれ，さらに術前化学療法も組み合わされるようになり，直腸癌に対する手術成績は飛躍的に向上した。
- ●また直腸癌に対しては，腹腔鏡下手術が全世界で急速に普及してきた。直腸癌に対する腹腔鏡下手術は，術後疼痛の軽減，出血量の減少，術後回復期間の短縮など短期成績が良好であると報告されている。
- ●結腸癌に対する腹腔鏡下手術が，開腹手術と同等の長期成績をもたらすというエビデンスはすでにいくつかの研究により証明されているが，直腸癌に関してはいまだ証明されていない。
- ●COLOR II試験は，直腸癌に対する腹腔鏡下手術および開腹手術の術後長期成績を比較するためにデザインされた臨床試験である。

2 研究目的

(1) Primary Endpoint
- ●直腸癌に対する開腹手術と腹腔鏡下手術の術後3年局所再発率。

(2) Secondary Endpoint
- ●直腸癌に対する開腹手術と腹腔鏡下手術の術後3年無病生存率および全生存率。

3 対象：どのようにして症例選択バイアスを回避しているか

(1) 適格症例と登録状況
1）適格症例
- ●単発かつ直腸腺癌。
- ●肛門縁から15cm以内に存在する直腸癌。
- ●遠隔転移および周囲臓器浸潤を認めない。
- ●インフォームドコンセントが得られている。

2）登録状況（図6）
- ●腹腔鏡下手術の開腹手術に対する非劣性試験。
- ●8カ国，30施設でオープンラベル試験にて行われた。
- ●腹腔鏡下手術と開腹手術を2：1の割合で振り分けた。
- ●最終解析対象症例は，腹腔鏡下手術699例，開腹手術345例であった。

大腸（直腸）癌

10

267

図6 登録症例（Key 論文より）

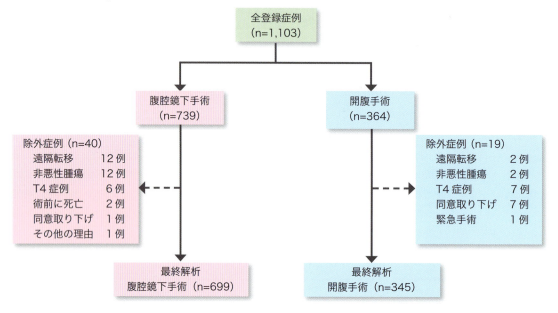

(2) 除外症例
- 画像検査で腫瘍が骨盤内筋膜まで 2mm 以内に存在すると判定された T3 もしくは T4 症例。
- 非悪性腫瘍，術前に死亡，緊急手術，その他の理由（患者本人の承諾が得られない等）。

4 結果

(1) Primary Endpoint に対する結果

1) 登録症例の臨床病理学的特徴（表1）
- 腹腔鏡下手術と開腹手術との間に有意差を認めなかった。
- 術前化学放射線療法を受けた症例数も両群ともに同等であった。

2) 外科的剥離面癌陽性率（CRM 陽性率）（表2）
- 腹腔鏡下手術と開腹手術との間に有意差を認めなかった。
- しかしながら下部直腸に限定すると，外科的剥離面癌陽性率は腹腔鏡下手術では 9% であったのに対し，開腹手術では 22% と高かった。

3) 術後 3 年局所再発率（表2）

1．Intention-to-treat 分析による術後 3 年局所再発率
- 全症例の比較では，3 年局所再発率は腹腔鏡下手術 5%，開腹手術 5% であり有意差を認めなかった。
- 部位別の比較では，上部直腸および中部直腸の 3 年局所再発率は両群間で有意差を認めなかったが，下部直腸では腹腔鏡下手術の局所再発率が 4.4% であったのに対し，開腹手術では 11.7% と高かった。

2．As-treated 分析による術後 3 年局所再発率
- 全症例の比較では，3 年局所再発率は腹腔鏡下手術 4.3%，開腹手術 6.3% であり有意

差を認めなかった。

- 部位別の比較では，Intention-to-treat 分析同様に上部直腸および中部直腸の 3 年局所再発率に有意差を認めなかったが，下部直腸では腹腔鏡下手術群が 3.8% であったのに対し，開腹手術では 12.7% と高い結果であった。
- 局所再発を認めた症例は 46 例で，そのうち 27 例に遠隔転移を認めた。

表1 登録症例の臨床病理学的特徴（Key 論文より）

特徴	腹腔鏡下手術（n = 699）	開腹手術（n = 345）
性別 [例（%）]		
男性	448（64）	211（61）
女性	251（36）	134（39）
年齢（歳）	66.8±10.5	65.8±10.9
ASA-PS[*] [例（%）]		
Ⅰ：健康	156（22）	65（19）
Ⅱ：軽度の全身疾患	386（55）	211（61）
Ⅲ：重度の全身疾患	131（19）	61（18）
Ⅳ：生命を脅かす重度の全身疾患	5（1）	1（< 1）
データなし	21（3）	7（2）
BMI（kg/m²）	26.1±4.5	26.5±4.7
肛門縁からの距離 [例（%）]		
上部直腸（10 〜 15cm）	223（32）	116（34）
中部直腸（5 〜< 10cm）	273（39）	136（39）
下部直腸（< 5cm）	203（29）	93（27）
臨床病期 [例（%）]		
Ⅰ	201（29）	96（28）
Ⅱ	209（30）	107（31）
Ⅲ	257（37）	126（37）
データなし	32（5）	16（5）
術前放射線療法 [例（%）]	412（59）	199（58）
術前化学療法 [例 / 全例数（%）]	196/609（32）	99/295（34）
遺残腫瘍なし [例 / 全例数（%）]	33/412（8）	19/199（10）
病理学的病期 [例（%）]		
Ⅰ	231（33）	107（31）
Ⅱ	180（26）	91（26）
Ⅲ	233（33）	125（36）
Ⅳ	4（1）	0
データなし	18（3）	3（1）
肉眼的完全切除 [例（%）]		
完全切除	589（84）	303（88）
部分切除	58（8）	19（6）
incomplete	19（3）	9（3）
データなし	33（5）	14（4）
リンパ節郭清個数		
中央値	13（10 〜 18）	14（10 〜 19）
データなし	16（2）	4（1）

[*] ASA-PS：American Society of Anesthesiologists physical status

表 2 外科的剥離面癌陽性率と術後 3 年局所再発率（Key 論文より）

部位と術式	外科的剥離面		局所再発（Intention-to-treat 分析）		局所再発（As-treated 分析）	
	癌陽性 [例（%）]	群間比較 [%（95% CI）]	再発率 （%）	群間比較 [%（95% CI）]	再発率 （%）	群間比較 [%（95% CI）]
全部位 腹腔鏡下手術 開腹手術	56/588（10） 30/300（10）	− 0.5（− 4.9 〜 3.5）	5.0 5.0	0.0（− 2.6 〜 2.6）	4.3 6.3	− 2.0（− 4.7 〜 0.7）
上部直腸 腹腔鏡下手術 開腹手術	18/196（9） 9/97（9）	− 0.1（− 8.2 〜 6.4）	3.5 2.9	0.6（− 2.9 〜 4.1）	3.0 3.9	− 0.9（− 4.6 〜 2.8）
中部直腸 腹腔下手術 開腹手術	22/228（10） 4/115（3）	6.2（0.1 〜 11.2）	6.5 2.4	4.1（0.7 〜 7.5）	5.7 4.1	1.6（− 2.3 〜 5.5）
下部直腸 腹腔鏡下手術 開腹手術	15/164（9） 17/79（22）	− 12.4（− 23.2 〜 − 3.0）	4.4 11.7	− 7.3（− 13.9 〜 − 0.7）	3.8 12.7	− 8.9（− 15.6 〜 − 2.2）

（2）Secondary Endpoint に対する結果

1）全 Stage，Stage 別の術後 3 年無病生存率（図 7）

● 全 Stage での術後 3 年無病生存率は両群間に有意差を認めなかった。

● Stage 別の比較では，Stage III において腹腔鏡下手術での術後 3 年無病生存率が有意に良好な結果であった。

2）全 Stage，Stage 別の 3 年全生存率（図 8）

● 全 Stage，Stage 別いずれも両群間に術後 3 年全生存率に有意差を認めなかった。

5 結論 ||||||||||||||||||||||||||||||||||||||||||||||||

● 本試験では，直腸癌に対する腹腔鏡下手術と開腹手術において，術後 3 年局所再発率，無病生存率，全生存率に有意差を認めなかった。

● よって，直腸癌に対する腹腔鏡下手術は，開腹手術と同等の長期成績を示すことが証明された。

図7 全Stage, Stage別の無病生存率の比較（Key論文より）

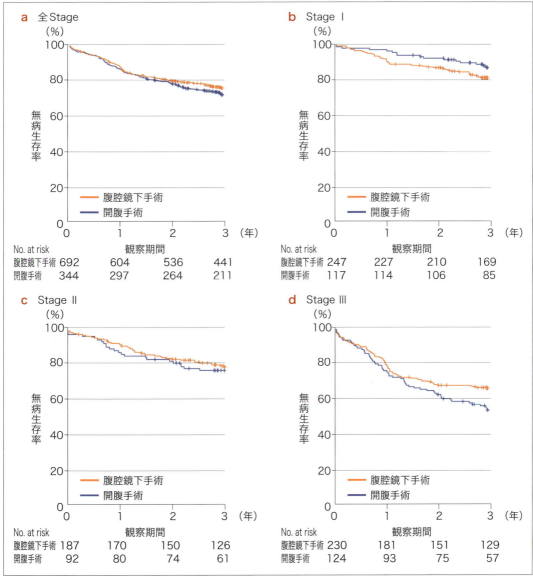

Key論文の影響－ガイドラインやその他の研究

1）大腸癌治療ガイドラン2019年版での記載

- 腹腔鏡下手術は大腸癌手術の選択肢の1つとして行うことを弱く推奨する（推奨度2, エビデンスレベルB），ただし横行結腸癌および直腸癌に対する腹腔鏡下手術の有効性は十分に確立されていないことを患者に説明したうえで実施する，と記載されている．
- また，直腸癌を対象としたCOREAN試験，COLOR II試験では，開腹手術群と腹腔

図8 全Stage，Stage別の全生存率の比較（Key論文より）

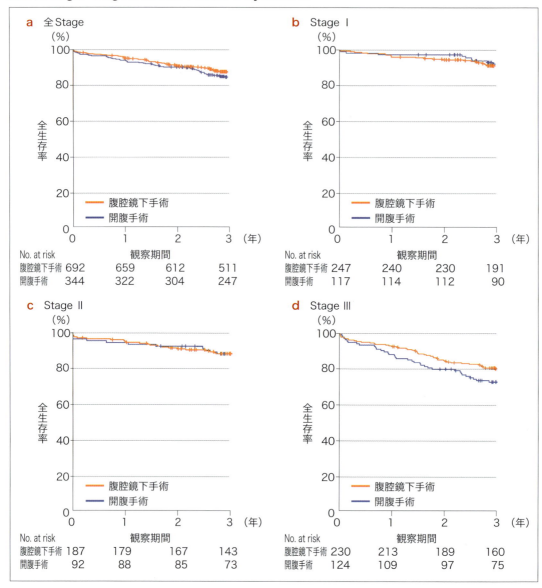

鏡下手術群で生存率に差はなかったと報告されている一方，ACOSOG Z6051試験およびALaCaRT試験での腫瘍学的切除成功率の検討では，腹腔鏡下手術の非劣性は証明されなかった，と記載されている。

2）過去の直腸癌手術に関する研究と本Key論文との比較

① Dutch trial（オランダ）（2001年）

- 切除可能な直腸癌に対する術前放射線療法の有用性を検証した多施設共同無作為化比較試験である。
- 本Key論文では腹腔鏡下手術および開腹手術では3年局所再発率は両群ともに5%であったのに対し，Dutch trialの2年局所再発率は8.2%であった。

② CLASICC trial（欧州）（2007 年）

- 直腸癌に対する腹腔鏡下手術の手術成績を検討した最初の多施設共同無作為化比較試験である。
- その報告によると，3 年局所再発率は腹腔鏡下手術群 9.7%，開腹手術群 10.1% であり，両群間に有意差を認めなかった。
- しかしながら腹腔鏡下手術群の CRM 陽性率が 16% と，本 Key 論文（10%）より高い結果となっていた.

③ COREAN trial（韓国）（2014 年）

- 術前化学放射線療法後の下部直腸癌に対する腹腔鏡下手術の手術成績を検討した多施設共同無作為化比較試験である。
- その報告によると，3 年局所再発率は腹腔鏡下手術群 2.6%，開腹手術群 4.1% であり，良好な成績であった。
- 3 年無病生存率の検討では，腹腔鏡下手術群 79.2%，開腹手術群 72.5% であり，本 Key 論文と同等の治療成績であった。

④ ALaCaRT trial（オーストラリア，ニュージーランド）（2015 年），
   ACOSOG trial（米国，カナダ）（2015 年）

- 直腸癌に対する腹腔鏡下手術の腫瘍学的妥当性を検証した多施設共同無作化比較試験である。
- いずれの試験も，開腹手術に対する腹腔鏡下手術の CRM 陽性率における非劣性を証明できなかった。

読んでおきたい関連文献

1) Kapiteijn E, et al: Preoperative radiotherapy combined with total mesorectal excision for resectable rectal cancer, For The Dutch Colorectal Cancer Group. N Engl J Med 2001; 345: 638-46.

2) Jayne DG, et al: Randomized trial of laparoscopic-assisted resection of colorectal carcinoma: 3-year results of the UK MRC CLASICC trial. J Clin Oncol 2007; 25: 3061–8.

3) Jeong SY, et al: Open versus laparoscopic surgery for mid-rectal or low-rectal cancer after neoadjuvant chemoradiotherapy (COREAN trial): survival outcomes of an open-label, non-inferiority, randomised controlled trial. Lancet Oncol 2014; 15: 767–74.

4) Stevenson AR, et al: Effect of laparoscopic-assisted resection vs open resection on pathological outcomes in rectal cancer: the ALaCaRT randomized clinical trial. JAMA 2015; 314: 1356–63.

5) Fleshman J, et al: Effect of laparoscopic-assisted resection vs open resection of stage II or III rectal cancer on pathologic outcomes: the ACOSOG Z6051 randomized clinical trial. JAMA 2015; 314: 1346-55.

6) Hida K, et al; Japan Society of Laparoscopic Colorectal Surgery: Open versus

laparoscopic surgery for advanced low rectal cancer: A large, multicenter, propensity score matched cohort study in japan. Ann Surg 2018; 268: 318-24.

今後の課題と論点

● 以下のような場合にも，腹腔鏡下手術が推奨されるのか？
  ① 周囲臓器浸潤を認める症例，T4 症例
  ② リンパ節転移を認める場合（側方リンパ節転移を含む）
  ③ 高齢者，全身的合併症を有する場合（呼吸器疾患，心疾患，肝疾患）
● これまでの研究では，本 Key 論文，CLASICC trial，COREAN trial のように，直腸癌に対する腹腔鏡下手術を支持する報告もあるが，いまだ一定の見解を得られておらず，腹腔鏡下手術手技の向上，短期成績，長期成績など，今後さらなる検討が必要である。

Q1 に対する臨床判断：私はこう考える！

● 術前の画像診断は，2 型進行直腸癌（Rs），cT3 N0 M0 cStage Ⅱa である。
● 選択肢 a：不正解。症例問題の画像は，全周性の進行直腸 S 状部癌である。
● 選択肢 b：正解。遠隔転移，リンパ節転移を認めず，根治手術が可能である。大腸癌治療ガイドラインでは開腹手術となる。
● 選択肢 c：不正解。明らかな進行癌であり，通常は開腹手術の適応であると考えられる。現行の大腸癌治療ガイドライン 2019 年版では，「直腸癌に対する腹腔鏡下手術の有効性と安全性は確立されていない」とされており，当該施設での腹腔鏡下手術の習熟度等を考慮し，術式については十分に検討すべきである。
● 選択肢 d：不正解。病変はほぼ全周性であり，通過障害をきたすおそれがあるため，経過観察とすべきではない。
● 選択肢 e：不正解。進行癌であるため，D3 リンパ節郭清を伴う根治手術が必要である。

Q1 正解：b

直腸癌に対する腹腔鏡下手術の有用性

Q3. 臨床判断のための Key 論文および周辺知識の確認！

問）2015年にN Engl J Medに掲載されたCOLOR II studyについて，正しい記載に〇，誤った記載に✕をつけよ。

1. 直腸癌に対する側方リンパ節郭清の予後延長効果を明らかにするために行われた臨床試験である。
2. 直腸癌術後の3年局所再発率は，開腹手術および腹腔鏡下手術のいずれも5％であり，有意差を認めなかった。
3. 下部直腸癌症例の外科剥離面癌陽性率と局所再発率は，開腹手術と腹腔鏡下手術との間に有意差を認めなかった。
4. 術後3年全生存率および術後3年無病生存率については，開腹手術のほうが腹腔鏡下手術より優れていた。

Q3 正解：1. ✕　　2. 〇　　3. ✕　　4. ✕

【其田和也】

大腸（直腸）癌

10

大腸（直腸）癌：直腸癌に対する周術期化学放射線療法

11. 局所進行直腸癌に対する術前化学放射線療法

Q1. あなたの臨床判断は？

症例問題

68歳の男性。血便と便柱狭小化を主訴に近医を受診した。下部消化管内視鏡検査（図1）と注腸造影検査（図2）で異常所見を認めたため紹介となった。

生検では腺癌の診断であり，CT検査（図3）およびPET-CT検査（図4）では，遠隔転移および周囲臓器浸潤は認めないが，両側側方リンパ節転移を認めた。

次のうち正しいものを1つ選べ。

a. 病変の位置は直腸S状部である。
b. 明らかな進行癌であり，早急な手術が推奨される。
c. 側方リンパ節転移を認めるため，術前化学放射線療法（CRT）が強く推奨される。
d. 排便は認めているため，経過観察でよい。
e. 側方リンパ節転移を認めるが，根治手術は十分可能である。

（正解は287ページ）

図1 下部消化管内視鏡検査

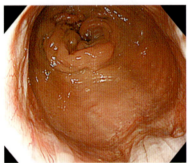

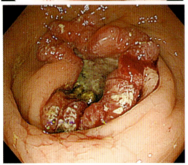

図2 注腸造影検査

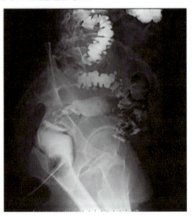

図3 腹部造影CT検査

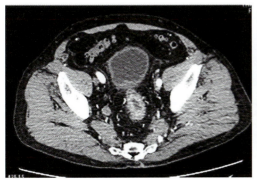
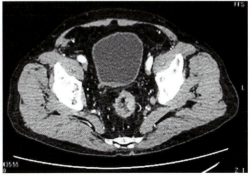

図4 PET-CT検査

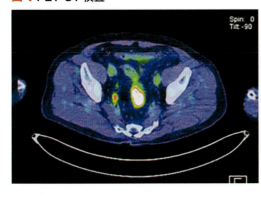
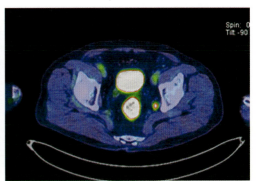

Q2. 臨床判断のためのKey論文および周辺知識にチャレンジ！

問）ドイツで行われたCAO/ARO/AIO-94第三相試験について，正しい記載に○，誤った記載に×をつけよ。

1. CAO/ARO/AIO-94第三相試験は，局所進行直腸癌に対する術前CRTの有用性を明らかにするために行われた。
2. CAO/ARO/AIO-94第三相試験では，局所進行直腸癌に対する術前CRTの短期成績のみが明らかにされた。
3. CAO/ARO/AIO-94第三相試験では，局所進行直腸癌に対する術前CRTは，有意に生存率を向上させることが証明された。
4. CAO/ARO/AIO-94第三相試験では，局所進行直腸癌に対する術前CRTは，局所再発の制御に有用性を認めた。

Q2 正解：1. ○ 2. × 3. × 4. ○

病理組織学的診断

- 直腸 RbRa に亜全周性の 2 型進行癌を認める。
- 周囲臓器浸潤と遠隔転移は認めないが，両側側方リンパ節転移を認める。

治療前に求められる臨床判断

- 癌の深達度は？
- 周囲臓器浸潤および遠隔転移の有無は？
- 側方リンパ節転移の有無は？
- 局所コントロールを含めた治療戦略は？
    A　術前化学放射線療法（CRT）
    B　術後 CRT
- 術前 CRT による長期生存率の向上は？

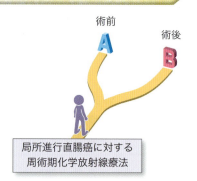

局所進行直腸癌に対する周術期化学放射線療法

本項のテーマ

局所進行直腸癌に対する術前化学放射線療法の時期を吟味する！
    A．術前 CRT
    B．術後 CRT

臨床判断のための Key 論文はこれだ❗

J Clin Oncol 2012; 30: 1926-33.

Preoperative versus postoperative chemoradiotherapy for locally advanced rectal cancer: results of the German CAO/ARO/AIO-94 randomized phase III trial after a median follow-up of 11 years.

Sauer R, Liersch T, Merkel S, Fietkau R, Hohenberger W, Hess C, Becker H, Raab HR, Villanueva MT, Witzigmann H, Wittekind C, Beissbarth T, Rödel C.

Quick Review
- ドイツのワーキンググループ（CAO/ARO/AIO-94）から 2012 年に発表された論文である。
    - 研究デザイン：多施設共同無作為化比較試験（RCT）。
    - 目的：肛門縁から 16cm 以内に存在する局所進行直腸癌に対する術前 CRT の長期成績を明らかにする。
    - 対象（比較群）：術後 CRT。
    - 結論：局所進行直腸癌に対する術前 CRT は局所制御に有効であったが，生存率の改善に寄与しなかった。

局所進行直腸癌に対する術前化学放射線療法

論文を読み解く！

1 研究背景

- 歴史的には，局所進行直腸癌に対する術後放射線療法と FU 系薬剤を用いた化学療法の併用療法（CRT）が局所再発を減少させ，生存率を向上させることが示されてきた。
- 一方，この 20 年間で，さまざまな術前 CRT が開発され発展してきた。
- その後術前 CRT と術後 CRT の有効性を比較した 3 つの RCT が行われた（米国での 2 試験，ドイツでの本 Key 論文の試験）。
- 米国での 2 試験のうち 1 試験は症例数が確保できず中止となり，もう 1 試験は完遂され，術前 CRT が無再発生存率と全生存率を有意に改善させたが，局所制御には寄与しなかった。
- ドイツで行われた本 Key 論文の試験（CAO/ARO/AIO-94）結果は 2004 年に公表された（New Engl J Med 2004）。
- その報告によると，術前 CRT 群と術後 CRT 群では全生存率に有意差を認めなかった。
- しかしながら，術後 5 年局所再発率は術前 CRT 群が有意に低いとの結果であった。
- 本 Key 論文は CAO/ARO/AIO-94 対象症例をさらに長期間（11 年）追跡調査した結果を報告した論文である。

2 研究目的

(1) Primary Endpoint

- 術前および術後 CRT の 10 年全生存率（overall survival：OS）。

(2) Secondary Endpoint

- 術前および術後 CRT の 10 年局所再発率，10 年遠隔転移発症率。

3 対象と方法：どのようにして症例選択バイアスを回避しているか

(1) 適格症例と登録状況

1）適格症例

- 直腸腺癌，18 〜 75 歳。
- 肛門縁から 16cm 以内に存在する cT3 〜 4 もしくは cN+ 症例。
- インフォームドコンセントが得られている。

2）登録状況（図5）

- 多施設共同無作為化第三相試験。
- オープンラベル試験。
- 術前 CRT 406 例，術後 CRT 393 例（うち CRT 未施行 145 例）。

(2) 除外症例

- cStage Ⅰ および cStage Ⅳ症例。

図5 登録症例（Key 論文より）

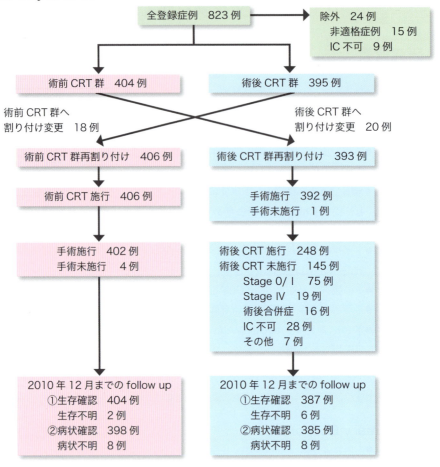

4 結果

(1) Primary Endopoint に対する結果

1) 登録症例の臨床病理学的特徴（表1）
- 術後 CRT は当初 399 例が登録されたが，切除標本の病理診断が Stage 0, I であった 75 例および Stage IV であった 19 例，術後合併症のため CRT が施行できなかった 16 例，インフォームドコンセントが得られなかった 28 例，その他 7 例の計 145 例で術後 CRT が施行されていなかった。
- 3 群間で臨床病理学的特徴に有意差を認めなかった。

2) 10 年 OS の比較
- 術後 10 年 OS は術前 CRT 群 59.9%，術後 CRT 群 59.6% で，両群間に有意差を認めなかった（p＝0.85）（図6a）。

(2) Secondary Endopoint に対する結果

1) 術後 10 年遠隔転移発症率
- 術後 10 年遠隔転移発症率は術前 CRT 群 29.8%，術後 CRT 群 29.6% であり，両群間に有意差を認めなかった（p＝0.90）（図6b）。

表1 登録症例の臨床病理学的特徴（Key 論文より）

背景因子	術前 CRT（n = 406）No.（%）	術後 CRT（n = 248）No.（%）	CRT なし（n = 145）No.（%）
年齢（歳）			
中央値	62	61	63
範囲	30 〜 77	33 〜 76	40 〜 76
性別			
男性	293 (72%)	164 (66%)	91 (63%)
女性	113 (28%)	84 (34%)	54 (37%)
肛門縁からの距離（cm）			
0 〜< 5	117 (29%)	59 (24%)	27 (19%)
5 〜< 10	189 (47%)	102 (41%)	66 (46%)
10 〜 16	85 (21%)	79 (32%)	45 (31%)
不明	15 (4%)	8 (3%)	7 (5%)
TNM 分類			
pCR/stage 0	36 (9%)	0	2 (1%)
y I / I	111 (27%)	2 (< 1%)	73 (50%)
y II / II	117 (29%)	87 (35%)	28 (19%)
y III / III	103 (25%)	146 (59%)	21 (14%)
y IV / IV	31 (8%)	13 (5%)	19 (13%)
不明	4 (1%)	0	1 (< 1%)
術式			
なし	4 (1%)	0	1 (< 1%)
低位前方切除術	255 (63%)	169 (68%)	105 (72%)
内括約筋切除術	36 (9%)	18 (7%)	5 (3%)
腹会陰式直腸切断術	109 (27%)	61 (25%)	33 (23%)
その他	2 (< 1%)	0	0
不明	0	0	0
根治度			
R0	387 (95%)	240 (97%)	141 (97%)
遠隔転移なし	357	228	122
遠隔転移あり	30	12	19
R1	4 (1%)	8 (3%)	1 (1%)
遠隔転移なし	4	7	1
遠隔転移あり	0	1	0
R2	3 (1%)	0	1 (1%)
遠隔転移なし	2	0	1
遠隔転移あり	1	0	0
不明 /RX	8 (2%)	0	1 (1%)
切除なし	4 (1%)	0	1 (1%)

2) 術後10年局所再発率

- 術後10年局所再発率は術前CRT群7.1%,術後CRT群10.1%であり,有意に術前CRT群で低かった（p = 0.048）（図7a）。
- 術後CRT施行群と非施行群の比較では,術後CRT施行群の局所再発率が9.4%であったのに対し,非施行群では12.5%であり,有意に術後CRT施行群が良好な成績であった（p < 0.001）（図7b）。

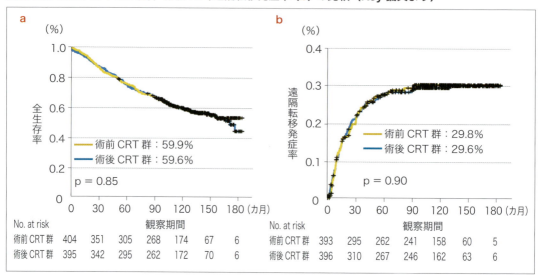

図6 各群の術後10年OS（a），術後10年遠隔転移発症率（b）の比較（Key論文より）

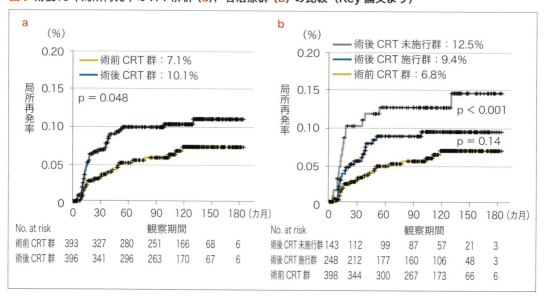

図7 術後10年局所再発率のITT解析（a），各治療群（b）の比較（Key論文より）

【局所再発リスク因子の解析】

- **表2**に各治療群別の術後 5 年および 10 年局所再発率における各因子の影響を示す。
- 多変量解析では，術後 CRT 非施行，根治度 R1 が独立した局所再発のリスク因子となった（**表3**）。
- また独立因子とはならなかったものの，内括約筋温存手術，腹会陰式直腸切断術，Stage III, IV 症例ではハザード比が高いとの結果であった（**表3**）。

【フォレストプロット解析による術前 CRT 群と実際に術後 CRT を施行した症例の局所解析における因子解析（表4）】

- 局所再発に関して術後 CRT はほぼすべての解析因子においてハザード比の上昇を認めた。
- そのなかで，内括約筋切除術と腹会陰式直腸切断術は，ハザード比 2.24（95%CI 1.07-4.71；p=0.03）であり，有意に術後 CRT で局所再発のリスクが高いとの結果であった。

表2 各治療群別の術後 5 年および 10 年局所再発率における各因子の影響（Key 論文より）

因子	術前 CRT 症例数	術前 CRT 局所再発率 5 年	術前 CRT 局所再発率 10 年	術後 CRT 症例数	術後 CRT 局所再発率 5 年	術後 CRT 局所再発率 10 年	術後 CRT なし 症例数	術後 CRT なし 局所再発率 5 年	術後 CRT なし 局所再発率 10 年
総数	398	4.7	6.8	248	8.8	9.4	143	12.5	12.5
年齢（歳）									
≦中央値	198	6.3	7.1	137	8.8	8.8	60	16.3	16.3
＞中央値	200	3.0	6.6	111	8.8	10.2	83	9.7	9.7
性別									
男性	287	3.7	6.6	164	9.5	10.5	90	16.8	16.8
女性	111	7.2	7.2	84	7.5	7.5	53	5.9	5.9
肛門縁からの距離（cm）									
0〜< 5	116	10.1	10.1	59	16.1	16.1	27	4.5	4.5
5〜< 10	185	1.2	4.9	102	7.8	9.3	64	18.7	18.7
10〜16	83	2.5	4.3	79	2.7	2.7	45	10.4	10.4
術式									
低位前方切除術	253	2.6	4.7	169	3.9	3.9	104	15.2	15.2
内括約筋切除術	36	2.8	6.0	18	23	23	5	40	40
腹会陰式直腸切断	108	10.4	12.3	61	18.2	20.7	33	0	0
yTNM 分類									
pCR/0	36	2.9	2.9	0			2	0.0	0.0
y I / I	111	1.0	3.4	2	50	50	73	6.1	6.1
y II / II	116	2.8	4.2	87	3.6	3.6	28	20	20
y III / III	102	9.5	11.0	146	10.9	12	20	32.0	32.0
y IV / IV	30	18.7	45.8	13	16.7	16.7	19	6.7	6.7
根治度									
R0	387	4.6	6.7	240	7.7	8.3	141	12	12
R1	4	25.0	−	8	48.6	48.6	0		

表3 局所再発リスクに関する多変量解析（Key 論文より）

因子	ハザード比	95% CI	p 値
施行された治療			
術前 CRT	1.0		
術後 CRT	1.01	0.51-1.98	0.98
術後 CRT 非施行	3.86	1.93-7.72	< 0.001
年齢（歳）			
≦中央値	1.0		
＞中央値	0.71	0.41-1.23	0.22
性別			
男性	1.0		
女性	0.73	0.40-1.33	0.30
肛門縁からの距離（cm）			
0～< 5	1.0		
5～< 10	0.83	0.42-1.65	0.60
10～16	0.62	0.24-1.59	0.32
術式			
低位前方切除術	1.0		
内括約筋切除術	2.09	0.88-4.94	0.09
腹会陰式直腸切断術	1.34	0.46-2.81	0.45
yTNM 分類			
pCR/0	1.0		
yⅠ/Ⅰ	1.07	0.13-8.82	0.95
yⅡ/Ⅱ	1.85	0.24-14.57	0.56
yⅢ/Ⅲ	4.14	0.55-31.54	0.17
yⅣ/Ⅳ	4.72	0.57-24.19	0.15
根治度			
R0	1.0		
R1	8.75	3.16-24.19	< 0.001

表4 フォレストプロット解析による，局所再発率における術前 CRT と術後 CRT との比較（Key 論文より）

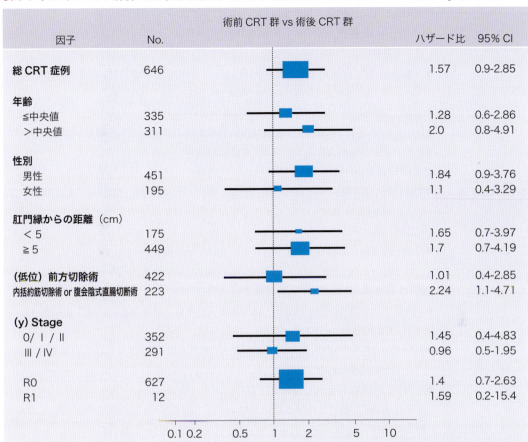

5 結論

- 本試験では，術前 CRT および術後 CRT はいずれも局所制御に有効であったが，生存率の向上には寄与しなかった。
- 直腸癌治療における生存率の向上のため，さらなる研究が求められる。

Key 論文の影響－ガイドラインやその他の研究

1）大腸癌治療ガイドライン 2019 年版での記載

- CQ25；R0 切除可能な直腸癌に対して，術前治療は推奨されるか？

①局所再発リスクが高い直腸癌の場合は，術前 CRT を行うことを弱く推奨する（推奨度2・エビデンスレベル B）。わが国では，欧州で標準である術前 CRT は積極的に行われていないのが現状であり，わが国における術前 CRT の有効性については，現時点で明らかなエビデンスはなく，適切に計画された臨床試験での評価が必要である。

2) 過去の局所進行直腸癌に対する CRT に関する研究と本 Key 論文との比較

① Dutch TME trial（オランダ）

- 切除可能な直腸癌に対する術前放射線療法（RT）＋手術と，手術単独を比較した多施設共同無作為化比較試験である。
- 本 Key 論文では術前 CRT ＋手術群の 10 年局所再発率が 7.1% であったのに対し，Dutch TMR Trial（術前 RT のみ）では 5% であった。
- また手術単独群の局所再発率は 11% であった。
- 以上の結果から，術前 RT は術後局所再発率を低下させることが明らかになった。
- しかしながら術前 RT の生存率への寄与は認められなかった。

② EORTC trial（ヨーロッパ）

- 切除可能な直腸癌に対し，術前 RT 単独群，術前 CRT 群，術前 RT ＋術後化学療法（CT）群，術前 CRT ＋術後 CT 群の 4 群に分類し，治療効果を判定した多施設共同無作為化比較試験である。
- 術前・術後の CT は OS の向上に寄与しないとの結果であった。
- しかしながら，CT 施行群の局所再発率は術前 RT 単独群と比べ有意に改善していた（術前 RT 単独群 17.1%，CT 施行群 8.7%，9.6%，7.6%）。
- 本試験の結果より，周術期の CT は局所再発率を低下させることが明らかになった。

③ FFCD 9203 trial（フランス）

- 切除可能な T3/T4 直腸癌に対する術前 RT 単独と術前 CRT を比較した多施設共同無作為化比較試験である。
- 術前 RT 単独の 5 年局所再発率は 16.5% であったのに対し，術前 CRT の 5 年局所再発率は 8.1% で有意に低いとの結果であった（本 Key 論文の術前 CRT 群の 5 年局所再発率は 5%）。
- 他の臨床試験同様に局所再発における CT の有用性が明らかになったが，OS の向上に寄与しないとの結果であった。

④ MRC CR07/NCIC-CTG C016 trial（英国, カナダ, 南アフリカ, ニュージーランド）

- 直腸癌に対する術前 RT と術後 CRT を比較した多施設共同無作為化比較試験である。
- 術後 CRT は術前 RT と比較して局所再発率は同等であり，生存率の向上にも寄与しないとの結果であった。
- 以上の結果から，直腸癌に対する周学的治療は術前に行うことが望ましいとの結論であった。

読んでおきたい関連文献

1) van Gijn W, et al (Dutch Colorectal Cancer Group): Preoperative radiotherapy combined with total mesorectal excision for resectable rectal cancer: 12-year follow-up of the multicentre, randomised controlled TME trial. Lancet Oncol 2011; 12: 575-82.

2) Bosset JF, et al: Chemotherapy with preoperative radiotherapy in rectal cancer. N Engl J Med 2006; 355: 1114-23.

3) Gerad JP, et al: Preoperative radiotherapy with or without concurrent fluorouracil and leucovorin in T3-4 rectal cancer: Results of FFCD 9203. J Clin Oncol 2006; 24: 4620-5.

4) Sebag-Montefiore D, et al: Preoperative radiotherapy versus selective postoperative chemotherapy in patients with rectal cancer (MRC CR07 and NCIC-CTG C016): A multicentre, randomized trial. Lancet 2009; 373: 811-20.

今後の課題と論点

大腸癌治療ガイドライン2019年版，CQ25での記載より

● オキサリプラチン，イリノテカンや分子標的治療薬を併用した術前CRT療法の治療開発が行われているが，生存率向上に寄与するかどうかは今後の検討を待つ必要がある。

● 欧米を中心として，術前CRTの著効例に対する直腸温存治療の可能性が検証されているが，まだ十分なデータがあるとはいえず，有効性と安全性は確立していない。

● 放射線照射による有害事象を回避し，遠隔転移の制御による生存率向上を目指した術前化学療法は，第二相試験において12〜25％のpCR割合，90〜100％のR0切除率が報告されているが，第三相試験や長期成績のデータはなく，有効性は確立していない。

Q1 に対する臨床判断：私はこう考える！

● 68歳の男性。血便と便柱狭小化を主訴に近医を受診した。下部消化管内視鏡検査（**図1**）と注腸造影検査（**図2**）で異常所見を認めたため紹介となった。

● 生検では腺癌の診断であり，CT検査（**図3**）およびPET-CT検査（**図4**）では，遠隔転移および周囲臓器浸潤は認めないが，両側側方リンパ節転移を認めた。

● 選択肢 a：症例問題の画像は，亜全周性の下部直腸癌（RbRa）である。

● 選択肢 b：正解。

● 選択肢 c：前述のとおり，現状では術前CRTは強く推奨できない。

● 選択肢 d：すでに血便と便柱狭小化をきたしており，経過観察とすべきではない。

● 選択肢 e：両側側方リンパ節転移を有するため，根治手術が可能であるとは言い難い。

Q1 正解：b

Q3. 臨床判断のための Key 論文および周辺知識の確認！

問）局所進行直腸癌に対する術前CRTの有用性について，正しい記載に〇，誤った記載に✕をつけよ。

1. CAO/ARO/AIO-94 試験は，局所進行直腸癌に対する術前 CRT の有用性を明らかにするために行われた無作為化比較試験である。
2. CAO/ARO/AIO-94 試験では，局所進行直腸癌に対する術前 CRT の生存率を向上させることが証明された。
3. CAO/ARO/AIO-94 試験では，局所進行直腸癌に対する術前 CRT は，局所再発の制御における有用性を認めなかった。
4. 大腸癌治療ガイドライン 2019 年版によると，局所進行直腸癌に対する術前 CRT は弱く推奨されている。

Q3 正解：1. 〇　　2. ✕　　3. ✕　　4. 〇

【其田和也】

大腸癌：根治手術不能な大腸癌に対する手術

12. 遠隔転移を有する大腸癌に対する原発腫瘍切除の意義

Q1. あなたの臨床判断は？

症例問題

70歳の男性。検診にて便潜血を指摘され近医を受診した。

下部消化管内視鏡検査で直腸Rbに図1の所見を認めたため紹介となった。生検では中分化腺癌との診断であり、胸部CT検査（図2）では両肺に多発転移および肺門・縦隔のリンパ節転移を認めた。なお、患者のPSは0であり、全身状態は良好である。

本症例の治療方針に関する以下の問いで最も適切なものを1つ選べ。

a. 原発腫瘍による症状を認める場合には、まず原発腫瘍の切除を行い、早期の全身化学療法を行うことが推奨されている。
b. 原発腫瘍による症状を認める場合には、術前化学療法を行った後、早期の外科的治療が推奨される。
c. 原発腫瘍による症状を認める場合には、根治的化学療法が推奨される。
d. 原発腫瘍による腸閉塞症を認める場合には、ステント留置よりも原発巣の切除が推奨される。
e. 原発腫瘍による症状を認めない場合であっても、原発腫瘍切除が推奨される。

（正解は298ページ）

図1 下部消化管内視鏡検査

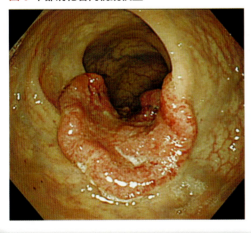

図2 胸部CT検査

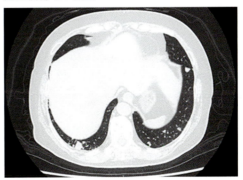

Q2. 臨床判断のための Key 論文および周辺知識にチャレンジ！

問）無症候性のStage IV大腸癌症例に対する原発腫瘍の治療（原発腫瘍切除先行群 or 化学療法単独群）について，正しい記載に〇，誤った記載に×をつけよ。

1. 化学療法単独群において全生存期間の有意な延長が認められた。
2. 原発腫瘍に起因する腸管続発症は，化学療法群で発症しやすい傾向にあった。
3. 化学療法単独群でのコンバージョン手術の治癒切除率は，原発腫瘍切除先行群よりも良好であった。
4. 原発腫瘍の切除は，入院期間を有意に延長させた。
5. 原発腫瘍の切除により化学療法の早期開始が可能となる。

Q2 正解：1. ×　　2. 〇　　3. ×　　4. 〇　　5. ×

治療前診断

- 直腸癌 Rb（中分化腺癌）。
- 両肺に多発転移および肺門・縦隔のリンパ節転移を認め，切除不能病変（cStage IV）。

治療前に求められる臨床判断

- 原発腫瘍による症状を認める場合
    - ―原発腫瘍の切除を先行させるべきか？
    - ―原発腫瘍の切除より，化学療法を先行させるべきか？
    - ―閉塞症状に対するステント留置の有用性は？
    - ―化学療法先行後のコンバージョン手術成績は？
- 原発腫瘍による症状を認めない場合
    - ―原発腫瘍の切除を先行させるべきか？
    - ―原発腫瘍の切除より，化学療法を先行させるべきか？
    - ―閉塞症状に対するステント留置の有用性は？
    - ―化学療法優先後のコンバージョン手術の手術成績は？

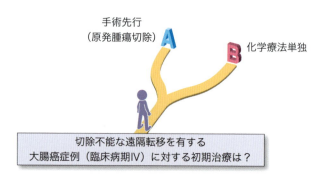

本項のテーマ

切除不能な遠隔転移を有する大腸癌（臨床病期Ⅳ）症例に対する治療方針（初期治療）を吟味する！

- A. 原発腫瘍切除先行：原発腫瘍切除（局所コントロール）⇒化学療法
- B. ステント治療：ステント治療（図3）⇒化学療法
- C. 化学療法単独：原則的に化学療法［⇒場合によってはコンバージョン手術（局所コントロール）］

図3 ステント治療

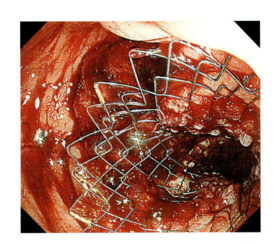

臨床判断のための Key 論文はこれだ！

World J Surg 2010; 34: 797–807.

Meta-analysis of survival of patients with stage IV colorectal cancer managed with surgical resection versus chemotherapy alone.

Stillwell AP, Buettner PG, Ho YH.

Quick Review
- オーストラリアから2010年に発表された論文である。
- **研究デザイン**：後ろ向き研究のメタアナリシス。
- **目的**：遠隔転移を有する，または切除不能な無症候性結腸／直腸癌の適切な治療方針を明らかにする。
- **対象（比較群）**：原発腫瘍切除先行 vs 化学療法単独（コンバージョン手術を含む）。
- **結論**：遠隔転移を有する結腸／直腸癌および切除不能な無症候性の結腸／直腸癌に対する原発腫瘍切除（緩和的切除）先行は，生存率の向上と患者QOL低下の軽減に寄与する可能性がある。

論文を読み解く！

1 研究背景

- 本 Key 論文以前の Temple LK らの研究報告によると，遠隔転移を有する大腸癌に罹患している症例の 65％が初回治療として原発腫瘍切除を受けていることが判明した。
- 原発腫瘍による症状を有する症例に対する原発腫瘍切除は正当化されうるものの，無症候性の場合には，原発腫瘍の切除は議論の余地がある。
- 無症候性の原発腫瘍に対する手術切除が支持される理由は，症状を認めるようになった場合に行われる緊急手術よりも術後合併症の減少，手術関連死亡率の低下，さらには予後改善を認めるためである。
- また，姑息手術により，体重減少，疼痛，栄養障害といった症状を予防できることも支持の理由として挙げられる。
- さらに手術により，腹腔内の転移巣検索が可能になるという利点も有している。
- 腫瘍容量（tumor burden）の減少は，その後の化学療法の効果を増加させる一方，術後合併症に伴う化学療法開始の遅延により，化学療法の効果を損なう可能性がある。
- 本研究は，遠隔転移を有する無症候性大腸癌に対する原発腫瘍切除先行の有用性を評価するためにデザインされたメタアナリシスである。

2 研究目的

（1）Primary Endpoint

- 遠隔転移を有する無症候性の大腸癌において，化学療法単独群（非手術療法）に対する原発腫瘍切除先行群（原発腫瘍切除後の化学療法）の全生存期間（overall survival：OS）における有用性を明らかにする。

（2）Secondary Endpoint

- 遠隔転移を有する無症候性の大腸癌において，化学療法単独群（非手術療法）に対する，原発腫瘍切除先行群の術後合併症の発症率および手術関連死亡率，原発腫瘍に起因する続発症の発症頻度，続発症に対する手術の必要性，化学療法後の治癒切除の可能性，入院期間における有用性を明らかにする。

3 対象：どのようにして症例選択バイアスを回避しているか

（1）適格症例と登録状況

1）適格症例

- キーワードとして「大腸新生物」「結腸新生物」「直腸新生物」「進行結腸直腸癌」「第IV期大腸癌」「緩和手術または原発腫瘍切除」を含む研究を抽出した。
- またヒトを対象とし，1980 年以降に英文で発表された研究のみ抽出した。
- そのなかで第IV期の無症候性の結腸直腸癌に対して，原発腫瘍切除先行または非切除に続く化学療法を行った症例を含む研究を抽出した。

2）登録状況（図4）
- 当初関連研究は588件の研究が抽出された。
- 著者，所属，住所などの情報を盲検化し，2名により公平に論文の質を評価した。
- コンセンサスが得られるまで，評価スコア間の不一致については議論された。
- 最終的に解析対象は8件の研究（表1）となった。

（2）除外研究
- 初回に転移巣切除術を行った症例を含む研究。
- 非切除手術（バイパス手術など）後に化学療法を行った症例を含む研究。
- 有症状の原発腫瘍に対して化学療法を行った症例を含む研究。

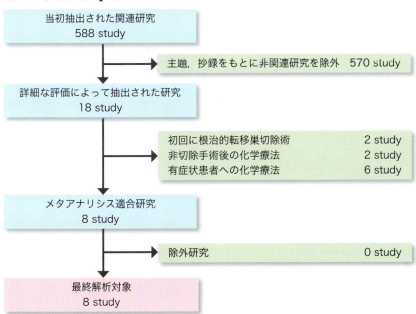

図4 登録症例（Key論文より）

表1 最終解析の対象となった研究（Key論文より）

著者	研究年	方法	観察期間	症例数（切除群/化学療法群）
Scoggins et al	1985～1997	単施設後ろ向き研究	－	66/23
Michel et al	1996～1999	単施設後ろ向き研究	－	31/23
Ruo et al	1996～1999	単施設後ろ向き研究	21	127/103
Tebbutt et al	1990～2000	単施設後ろ向き研究	30/19（切除群/化学療法群）	280/82
Benoist et al	1997～2002	単施設後ろ向き研究	24	32/27
Kaufman et al	1998～2003	単施設後ろ向き研究	－	115/21
Galizia et al	1995～2005	単施設後ろ向き研究	21	42/23
Bajwa et al	1999～2005	単施設後ろ向き研究	－	32/35

4 結果

(1) Primary Endpoint に対する結果（図5）

- 全生存期間（OS）の中央値は，原発腫瘍切除先行群で14～23カ月，化学療法単独群で6～22カ月であった。
- 8件の研究のうち7件において，原発腫瘍切除先行群のOSは，化学療法単独群と比較して有意に長かった。
- 原発腫瘍切除先行群の生命予後延長効果は6カ月と推定された。
- 2件の研究では，多変量解析において，原発腫瘍切除先行が独立した予後因子と規定された。
- 定量的メタアナリシスでは，原発腫瘍切除先行とそれに続く化学療法は，化学療法単独と比較してOSの有意な改善を認めた。

(2) Secondary Endpoint に対する結果

- 原発腫瘍切除先行群において術後合併症の発症率は23%（68/299例），手術関連死亡率は1.7%（5/330例）であった（表2, 3）。
- 原発腫瘍に起因する続発症（腸閉塞，出血，穿孔）は化学療法単独群で7.3倍発症していた。1件の不適当な研究を除くと，化学療法単独群では腸管合併症が11.3倍多かった。
- 化学療法単独群において腸管関連の続発症を22.2%に認め，続発症に対する手術を必要とした症例の頻度は18.3%であった。
- 化学療法単独群における根治手術が可能となった症例の割合は1.2～22%であり，原発腫瘍切除先行群（1.8～18.8%）と比べて有意差を認めなかった。
- 入院期間の検討では，1件の研究において，原発腫瘍切除先行群は化学療法単独群の2倍であり，有意差を認めたと報告している。他の研究では有意差を認めなかった。

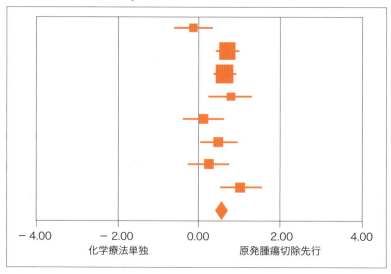

図5 原発腫瘍切除先行群と化学療法単独群のOSに関するフォレストプロット（Key 論文より）

表2 原発腫瘍切除先行群（299例）の術後合併症（Key 論文より）

合併症	症例数	%
創感染	20	6.7
心肺合併症	9	3.0
肺塞栓症，DVT	4	1.3
尿路感染症	8	2.7
縫合不全	5	1.7
腹腔内膿瘍／敗血症	11	3.7
長期の腸閉塞	4	1.3
その他	20	6.7

DVT：深部静脈血栓症

表3 原発腫瘍切除先行群の治療結果（Key 論文より）

著者	全症例数	レジメン	症例数	術後合併症 %	n	死亡率 %	n	治癒切除症例数	入院期間（日）	生存期間（月）	2年生存率
Scoggins et al	66	記載なし	0	30	20	4.6	1	－	－	14.5	17
Michel et al	31	オキサリプラチン イリノテカン	24 10	－		3.0	1	4	16.3	21.0	－
Ruo et al	127	記載なし 放射線治療	0 0	20	26	1.6	2	－	－	16.0	25
Tebbutt et al	281	5-FU ベース 他治療	±224 ±56	－		－		5		14.0	
Benoist et al	32	5-FU＋ロイコボリン オキサリプラチン イリノテカン 他治療	20 30 25 15	19	6	0	0	6	22	23.0	44
Kaufman et al	115	記載なし	58	－		－		－	－	22.0	－
Galizia et al	42	5-FU ベース オキサリプラチン イリノテカン	14 28 28	21	9	0	0	5	－	15.2	38
Bajwa et al	32	5-FU ベース オキサリプラチン イリノテカン	32 32 15	22	7	3.0	1	－	－	14.0	－

5 結論

- 無症候性あるいは症状が軽微な Stage IVの大腸癌症例に対しては，原発腫瘍の先行切除が有用である可能性が高い。
- 治療後の予後が良好な症例の特徴は，①肝転移巣のボリュームが全肝臓の50％未満，②大網または腹膜転移を認めない，③PS が良好な症例であった。

- 原発腫瘍の先行切除は入院期間を延長させ，また化学療法の開始を遅延させた。しかしながら，この遅延が化学療法の奏効率に影響を与え，根治切除率や生存率にも影響を与えたというエビデンスはない。
- 原発腫瘍の先行切除は，腸関連の続発症の発症率を減少させ，術後合併症や手術関連死亡率の高い緊急手術を回避することができる。
- 今回の解析は後ろ向き研究による結果であり，今後，新規抗癌剤の出現とともに再評価する必要がある。

執筆者からのコメント

- 本研究においては，無症候性あるいは症状が軽微な Stage IV の大腸癌に対しては，積極的に原発腫瘍の切除手術を先行したほうがよいという結果であった。
- しかしながら，QOL（腹痛，排便習慣の変化，貧血などの症状）に及ぼす原発腫瘍先行切除および化学療法の効果の評価がなされていなかった。
- 緩和手術の評価においては，初期治療（原発巣切除/化学療法）が及ぼす QOL への影響についてのさらなる研究が必要である。

Key 論文の影響－ガイドラインやその他の研究

1) 大腸癌治療ガイドライン 2019 年版での記載
- 切除不能な遠隔転移を有する症例に対する原発腫瘍切除の有用性は，原発腫瘍による症状，遠隔転移の状態，全身状態など，個々の状況に応じて異なる。
  ① 他の療法では制御困難な原発巣による症状があり，過大侵襲とならない切除であれば，原発巣を切除して全身薬物療法を行うことを強く推奨する。（推奨度 1・エビデンスレベル C）
  ② 原発巣による症状がない場合の原発巣切除の有用性は確立されていない。

2) Stage IV 大腸癌における原発腫瘍切除群とステント群の長期予後に関する検討（Lee WS, et al: Am J Surg 2012. 図 6）
- 観察期間は 2000〜2008 年。後ろ向き研究。
- OS は原発巣切除群 15.9 カ月，ステント群は 7.6 カ月（p = 0.002）であり，原発腫瘍切除群が有意に OS が長かった。
- しかしながら，背景因子として，ステント治療群にはより進行した腫瘍が含まれている可能性が考えられる。
- このような研究では，症例選択バイアスに留意する必要がある。

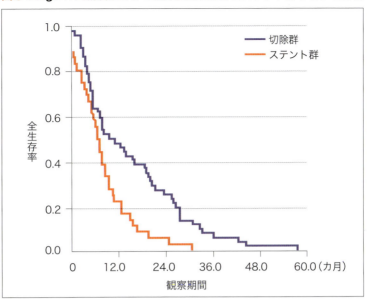

図6 Stage IV大腸癌における原発腫瘍切除群とステント群のOSの比較

(Lee WS, et al: Am J Surg, 2012. より引用改変)

読んでおきたい関連文献

1) Cummins ER, et al: Incurable colorectal carcinoma: the role of surgical palliation. Am Surg 2004; 70: 433-7.
2) Seo GJ, et al: Intestinal complications after palliative treatment for asymptomatic patients with unresectable stage IV colorectal cancer. J Surg Oncol 2010; 102: 94-9.
3) Lee WS, et al: The outcome after stent placement or surgery as the initial treatment for obstructive primary tumor in patients with stage IV colon cancer. Am J Surg 2012; 203: 715-9.

今後の課題と論点

- 本Key論文では，切除不能な遠隔転移を有する無症候性のStage IV大腸癌に対して，原発腫瘍の切除を先行したほうが化学療法を先行するよりもOSが延長し，また症状が出現した際の緊急手術が回避できると結論づけている．
- しかしながら，限られた生命予後のなかで原発腫瘍の先行切除が症状緩和などのQOLの改善にどれほど寄与するかを予測することは容易ではない．本病態は高度進行担癌状態であり，術後合併症や手術関連死亡のリスクが高いことから，原発腫瘍を切除せず全身化学療法を行うことが実臨床では多いように思われる．
- 一方，近年の全身化学療法の進歩によって，これまで切除不能だった転移巣が切除可能となる症例が経験されるようになり，症状の有無とは関係なく，根治も視野に入れ

た原発腫瘍の切除の意義が見直されてきている。しかしながら，実際に根治が得られることはまれであり，身体機能や免疫能の低下をもたらす手術を回避し，有効な全身化学療法を可及的速やかに開始することが原発巣のコントロールにも有効であるという考えもあり，議論が多い。

- 近年，原発腫瘍の続発症である腸閉塞症に対しては，ステント留置の有用性も報告されており，切除以外の手段による症状コントロールが可能な時代になっている。
- 以上から現時点では，原発腫瘍の切除の適応は，原発巣の症状，転移の状態，全身状態のほか，生命予後，手術のリスク，切除による症状緩和の効果予測などを臨床的な状況を総合的に判断して症例ごとに決定することが望ましいと考えられている。

Q1 に対する臨床判断：私はこう考える！

- 症例問題の画像は，直腸癌 Rb（中分化腺癌）である。
- 両肺に多発転移，肺門・縦隔のリンパ節転移を認め，根治手術は困難である。
- 大腸癌治療ガイドライン 2019 年版によると「他の療法では制御困難な原発腫瘍による症状があり，過大侵襲とならない切除であれば，原発巣を切除して早期に全身化学療法を行うことが強く推奨される。ただし，原発腫瘍による症状がない場合の原発腫瘍の切除の有用性は確立されていない。」とされている。
- 選択肢 a：正解。
- 選択肢 b：術前化学療法は推奨されていない。
- 選択肢 c：症状を認める場合には，根治化学療法ではなく，原発腫瘍の切除と早期の全身化学療法が推奨されている。
- 選択肢 d：原発腫瘍による腸閉塞症を認める場合のステント留置の有用性が報告されており，切除以外の手段による症状コントロールが可能な場合もある。
- 選択肢 e：原発腫瘍による症状を認めない場合の原発腫瘍切除の有用性は確立されていない。

Q1 正解：a

Q3. 臨床判断のための Key 論文および周辺知識の確認！

問）切除不能な遠隔転移を有する大腸癌に関して正しい記載に〇，誤った記載に✕をつけよ。

1. 本 Key 論文のメタアナリシスによると，原発腫瘍の切除を先行したほうが症状が出現した際の緊急的な対応が回避できると報告されている。
2. 大腸癌治療ガイドライン 2019 年版によると，症状を認める場合，原発腫瘍を切除して早期に全身化学療法を行うことが推奨されている。
3. 大腸癌治療ガイドライン 2019 年版によると，原発腫瘍による症状を認めない場合の原発腫瘍の切除の有用性はすでに確立されている。
4. 原発腫瘍の切除の適応は，原発腫瘍の症状，転移の状態，全身状態のほか，生命予後，手術のリスク，切除による症状緩和の効果予測など，臨床的な状況を総合的に判断して症例ごとに決定することが望ましい。

Q3 正解：1. 〇　　2. 〇　　3. ✕　　4. 〇

【嵯峨邦裕】

Key論文を紐解き，理解する
消化管癌に対する外科治療選択のPlatform

2019年12月25日　第1版第1刷発行

■ 編集　白石憲男　しらいし　のりお
　　　　二宮繁生　にのみや　しげお
　　　　嵯峨邦裕　さが　　くにひろ

■ 発行者　三澤　岳

■ 発行所　株式会社メジカルビュー社
　　　　〒162−0845　東京都新宿区市谷本村町2-30
　　　　電話　03 (5228) 2050 (代表)
　　　　ホームページ http://www.medicalview.co.jp/

　　　　営業部　FAX 03 (5228) 2059
　　　　　　　　E−mail eigyo @ medicalview.co.jp

　　　　編集部　FAX 03 (5228) 2062
　　　　　　　　E−mail ed @ medicalview.co.jp

■ 印刷所　シナノ印刷株式会社

ISBN978-4-7583-1538-8　C3047

©MEDICAL VIEW, 2019.　Printed in Japan

・本書に掲載された著作物の複写・複製・転載・翻訳・データベースへの取り込みおよび送信（送信可能化権を含む）・上映・譲渡に関する許諾権は，(株) メジカルビュー社が保有しています．
・JCOPY〈出版者著作権管理機構 委託出版物〉
本書の無断複製は著作権法上での例外を除き禁じられています．複製される場合は，そのつど事前に，出版者著作権管理機構（電話 03−5244−5088, FAX 03−5244−5089, e-mail：info@jcopy.or.jp）の許諾を得てください．

・本書をコピー，スキャン，デジタルデータ化するなどの複製を無許諾で行う行為は，著作権法上での限られた例外（「私的使用のための複製」など）を除き禁じられています．大学，病院，企業などにおいて，研究活動，診察を含み業務上使用する目的で上記の行為を行うことは私的使用には該当せず違法です．また私的使用のためであっても，代行業者等の第三者に依頼して上記の行為を行うことは違法となります．